Gutachtenkolloquium 14

Springer-Verlag Berlin Heidelberg GmbH

G. Hierholzer · G. Kunze · D. Peters
(Hrsg.)

Begutachtung der chirurgischen Therapie

Psychische Verarbeitung von Unfällen und Unfallfolgen

Nachgehende Begutachtung bei Rücknahmen und Änderungen von Verwaltungsentscheidungen

Cerebrale Krampfleiden als Unfallfolgen

Amputationen

Bearbeitet von
G. Hierholzer und S. Hierholzer

Mit 27, zum Teil farbigen Abbildungen
und 21 Tabellen

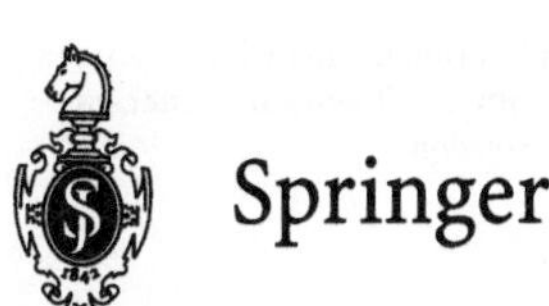

Springer

Professor Dr. med. Günther Hierholzer
Radolfzeller Str. 109
78476 Allensbach

Direktor Assessor Georg Kunze
Hauptgeschäftsführer der Maschinenbau- und Metall-Berufsgenossenschaft und Geschäftsführer des Landesverbandes Rheinland-Westfalen der gewerblichen Berufsgenossenschaften, Kreuzstraße 45, 40210 Düsseldorf

Direktor Assessor Dirk Peters
Stellv. Hauptgeschäftsführer der Hütten- und Walzwerks-Berufsgenossenschaft und stellv. Geschäftsführer des Landesverbandes Rheinland-Westfalen der gewerblichen Berufsgenossenschaften, Kreuzstraße 45, 40210 Düsseldorf

Das Buch erscheint im Auftrage des Landesverbandes Rheinland-Westfalen der gewerblichen Berufsgenossenschaften, Düsseldorf und des Hauptverbandes der gewerblichen Berufsgenossenschaften, Sankt Augustin

ISSN 1432-9514

Die Deutsche Bibliothek - CIP Einheitsaufnahme
Begutachtung der chirurgischen Therapie. Psychische Verarbeitung von Unfällen und Unfallfolgen [u. a.]. G. Hierholzer ... (Hrsg.). - Berlin ; Heidelberg ; New York ; Barcelona ; Hongkong ; London ; Mailand ; Paris ; Singapur ; Tokio : Springer, 2001 (Gutachtenkolloquium ; 14)
ISBN 978-3-540-65952-5 ISBN 978-3-642-56636-3 (eBook)
DOI 10.1007/978-3-642-56636-3

http://www.springer.de

Herstellung: PRO EDIT GmbH, 69126 Heidelberg
Satz: Zechner Datenservice + Druck, 67346 Speyer
SPIN: 10708113 24/3130/hs - 5 4 3 2 1 0

Zu Ehren Prof. Dr. G. Rompe

Das Gutachtenkolloquium sieht sich in der Verantwortung, aktuelle versicherungsrechtliche und damit verbundene klinische Fragen zu klären, in die Zukunft gerichtete Tendenzen zu erkennen und dem ärztlichen Gutachter insgesamt eine Hilfestellung zu geben. Der vor kurzem fertig gestellte Band 13 der Buchreihe ist ein erneuter Beweis der jährlich geleisteten Arbeit. Der Dank gilt allen, die in irgendeiner Weise mitgearbeitet oder unterstützt haben.

In der schnellebigen Zeit sollten wir die Arbeit der zurückliegenden Jahre nicht vergessen und den Dank an die Damen und Herren aussprechen, die sich anhaltend und in besonderem Maße um das Kolloquium verdient gemacht haben. So wurde in spontaner Übereinstimmung beschlossen, das diesjährige Kolloquium Herrn Prof. Rompe zu widmen und die hervorzuhebende fachliche Qualität seiner Mitarbeit zu würdigen.

Einige Anmerkungen zu seinem Curriculum vitae: Herr Prof. Rompe wurde als Sohn eines praktischen Arztes in Bochum geboren; seine Frau, eine geborene Erlenkämper, stammt aus Essen. Ist beider Herkunft nicht ein wirkliches Qualitätsmerkmal?

Nach dem Studium in Mainz, Bonn und Heidelberg erfuhr er seine klinische Weiterbildung in der Anästhesie bei R. Frey in Mainz, in der Chirurgie bei K.H. Bauer in Heidelberg, in der Neurologie bei R. Janzen in Eppendorf und schließlich in der Orthopädie bei Lindemann und später bei H. Cotta in Heidelberg.

Obwohl er sich in der Orthopädie 1967 habilitierte, ging sein fachliches Interesse weit über dieses Fachgebiet hinaus; es gilt zusätzlich der Sportmedizin, der Arbeitsmedizin, der Chirotherapie und der physikalischen Therapie. Im Jahr 1972 erhielt er in Heidelberg die Professur für Physiotherapie, die später in „Physiotherapie und Sportorthopädie“ erweitert wurde.

Das Gutachtenkolloquium hat er von Anfang an mit aktiven Beiträgen bereichert. Diskussionen fanden kaum ohne sein Votum zu ihrem Ergebnis, mir imponierte dabei besonders sein immer hellwacher Geist. Eine inkonsequente Argumentation entlarvte er sofort, dies aber nicht in einer kränkend korrigierenden Diktion, sondern mit einer eher spaßigen Anmerkung.

Herrn Rompe steht nicht selten der Schalk im Gesicht, und er kann immer wieder herzlich lachen, Eigenschaften, die ihn sympathisch machen.

Die folgende Frage könnte von Prof. Rompe selbst stammen.

„Wie kommen eigentlich die Chirurgen dazu, einen Orthopäden ehren zu wollen?“

Antwort 1: Ehre, dem Ehre gebührt.

Antwort 2: Lesen Sie die Bände unserer Buchreihe und sein eigenes Werk über die Begutachtung. Dann wissen Sie, warum!

Antwort 3: Es gibt derzeit längst überfällige Bestrebungen, die beiden Fächer wieder in einem noch zu definierenden engen Verbund unter ein gemeinsames fachliches Dach zu bringen. Daran haben zusammenführende Persönlichkeiten wie Herr Prof. Rompe ihren Anteil.

Sehr verehrter Herr Rompe, Ihre Eigenschaften, „Management by Love", „Kooperationswilligkeit bis an die Grenze des Erträglichen" sind bekannt. Auch Ihr Hobby „Familie" kann sicher jeder nachvollziehen. Zu den anderen Hobbies „Burggrafenamt, Theater, Kurzwellenjagd und Numismatik" würden wir heute Abend gerne noch ein paar erklärende Anmerkungen von Ihnen hören.

Ihnen nochmals herzlichen Dank, alles Gute für die Zukunft und eine herzliche Empfehlung an Ihre Frau Gemahlin.

Allensbach, Herbst 2000 G. Hierholzer

Inhaltsverzeichnis

Mitarbeiterverzeichnis

Böhm, H.-J., Dr. med., Berufsgenossenschaftliche Unfallklinik, Großenbaumer Allee 250, 47249 Duisburg

Dietmair, A., Dr., BV Bielefeld der Holz-Berufsgenossenschaft, Turner Str. 5–9, 33602 Bielefeld

Erlinghagen, N., Assessor, Sektion III, Steinbruchs-Berufsgenossenschaft, Hausdorffstr. 102, 53129 Bonn

Etzler, K., Dr. med., Thyssen Krupp Stahl AG, Kaiser-Wilhelm-Str. 100, 47166 Duisburg

Faschingbauer, M., Dr. med., Berufsgenossenschaftliches Unfallkrankenhaus, Bergedorfer Str. 10, 21033 Hamburg

Fabra, M., Dr. med., Medizinisches Gutachteninstitut, Mönckebergstr. 5, 20095 Hamburg

Grosser, V., Dr. med., Berufsgenossenschaftliches Unfallkrankenhaus, Bergedorfer Str. 10, 21033 Hamburg

Hansis, M., Prof. Dr. med., Medizinischer Dienst der Spitzenverbände der Krankenkassen, Lützowstr. 53, 45141 Essen

Hax, P.-M., Dr. med., Berufsgenossenschaftliche Unfallklinik, Großenbaumer Allee 250, 47249 Duisburg

Hierholzer, G., Prof. Dr. med., Radolfzeller Str. 109, 78476 Allensbach

Hoferichter, J., Prof. Dr. med., Gutachterkommission für ärztliche Behandlungsfehler bei der Ärztekammer Nordrhein, Tersteegenstr. 31, 40474 Düsseldorf

Kaiser, V., Dr. jur., BV Stuttgart der Holz-Berufsgenossenschaft, Vollmoellerstr. 11, 70563 Stuttgart

Keidel, M., Prof. Dr. med., Dipl.-Psych., Neurologische Universitätsklinik, Hufelandstr. 55, 45122 Essen

Klose, R., Dr. med., Berufsgenossenschaftliche Unfallklinik, Großenbaumer Allee 250, 47249 Duisburg

Kortmann, H.-R., PD Dr. med., Berufsgenossenschaftliche Unfallklinik, Großenbaumer Allee 250, 47249 Duisburg

Kotterba, Sylvia, Dr. med., Neurologische Klinik und Poliklinik, Berufsgenossenschaftliche Kliniken Bergmannsheil – Universitätsklinik, Bürkle-de-la-Camp-Platz 1, 44789 Bochum

Lehmann, U., Dr., Unfallchirurgische Klinik der MHH, Carl-Neuberg-Str. 1, 30625 Hannover

Mattes, K., Dr. med., Reha-Zentrum Bernkastel-Kues, Klinik Burg Landshut, 54470 Bernkastel-Kues

Naumann, D., Frau Dr., Reha-Zentrum Bernkastel-Kues, Klinik Burg Landshut, 54470 Bernkastel-Kues

Naumann, H. U., Dipl.-Psych., Klinischer Psychologe, Klinik am Rosengarten, Westkorso 22, 32545 Bad Oeynhausen

Paus, G., Dr. med., Berufsgenossenschaftliches Unfallkrankenhaus, Bergedorfer Str. 10, 21033 Hamburg

Peters, C., Assessorin, BV II der Berufsgenossenschaft Druck- und Papierverarbeitung, Hofkamp 84, 42103 Wuppertal

Press, M., Assessor, BV Köln der Bau-Berufsgenossenschaft Rheinland und Westfalen, Eulenbergstr. 13–21, 51065 Köln

Römer, W., Dr. jur., BG Norddeutsche Metall-Berufsgenossenschaft, Seligmannallee 4, 30173 Hannover

Schachtschneider, M., Pro-Med Medical GmbH & Co. KG, Viktoriastr. 66–70, 44787 Bochum

Schröter, F., Dr. med., Institut für Medizinische Begutachtung, Landgraf-Karl-Str. 21, 34131 Kassel

Seide, K., Dr. med., Berufsgenossenschaftliches Unfallkrankenhaus, Bergedorfer Str. 10, 21033 Hamburg

Schwerdtfeger, U., Assessor, BV Köln der Holz-Berufsgenossenschaft, Kalscheurer Weg 12, 50969 Köln

Wehking, E., Dr. Dr., Klinik am Rosengarten, Neurologie, Westkorso 22, 32545 Bad Oeynhausen

Wolf, E., Dr., Gutachterkommission für ärztliche Behandlungsfehler bei der Ärztekammer Nordrhein, Tersteegenstr. 31, 40474 Düsseldorf

Die Verantwortung des ärztlichen Gutachters für das Recht auf Entschädigung

G. Hierholzer

Einleitung

Mit der Einführung der staatlichen Gewerbeordnung von 1883 war die Ausübung des ärztlichen Berufes konzessionspflichtig geworden. Ärzte standen nun in einem besonderen Vertrauensverhältnis zum Patienten. Zu der Behandlungsaufgabe kam die Verpflichtung hinzu, als Sachverständige tätig zu werden. Durch die Einführung der Gesetzlichen Unfallversicherung erhielt die ärztliche Begutachtung quantitativ und qualitativ eine zunehmende Bedeutung.

Dazu ein Zitat von C. Thiem aus dieser Pionierzeit.

> Vom Arzt wird ein sachverständiges Urteil verlangt, von unserer Gewissenhaftigkeit, von unseren Kenntnissen und Erfahrungen hängt das Wohl und das Weh einer großen Zahl unglücklicher Menschen ab, und wir müssen unser Urteil objektiv und niemand zu liebe und niemand zu leide wie die Richter abgeben [10, 11].

Bei einer Bevölkerung im Jahre 1994 in Deutschland von 81 Mio. Menschen waren 50,6 Mio. in der Gesetzlichen Krankenkasse und 53,8 Mio. in der Gesetzlichen Unfallversicherung abgesichert. In diesem Jahr wurden 2,1 Mio. Arbeitsunfälle gemeldet und davon 64.500 mit einer erstmaligen Rente entschädigt.

Die Ausdehnung der Begutachtungsaufgabe für weitere Versicherungsträger, für Gerichte, für Institutionen wie Gutachterkommissionen der Ärztekammern u. a. umschreiben den Umfang und die Verantwortung der Sachverständigentätigkeit. Diese Feststellung führt zu den Begriffen der Qualitätssteigerung und Qualitätssicherung wie zu deren Grundlagen [7–9].

Allgemeine Anforderungen an den ärztlichen Gutachter

In der Gesetzgebung und in der Rechtsprechung gibt es zu dem Begriff und zu der Durchführung einer ärztlichen Begutachtung keine präzisen Beschreibungen. Die Art und der Umfang sind vielmehr aus der Literatur und aus der Entwicklung der Begutachtungspraxis abzuleiten. Man erwartet vom ärztlichen Sachverständigen, dass er über umfangreiche Fachkenntnisse und über die Fähigkeit verfügt, Erkrankungs- und Verletzungsfolgen zu erkennen und in der Lage ist, resultierende Funktionsbehinderungen beurteilen zu können. Sein Votum muss mit dem Stand der wissenschaftlichen Erkenntnisse übereinstimmen, er darf sich also nicht an Hypothesen orientieren. Die Ausführungen des Gutachters müssen unparteiisch und frei von jedwedem Gefälligkeitsmerkmal sein. Nur mit dieser Leitlinie kann er dem sozialrechtlichen Gleichheitsgrundsatz, der in unserem Grundgesetz verankert ist, gebührend Rechnung tragen. Der ärztliche Gutachter ist in dieser Funktion nur ein sachverständiger Berater und somit an den versicherungsrechtlichen Entscheidungen nicht bzw. nur indirekt beteiligt.

Kriterien zur Qualitätssicherung bei der Begutachtung

Trotz der im Vordergrund stehenden ärztlichen Begutachtungstätigkeit für die Gesetzliche Unfallversicherung muss der Gutachter die unterschiedlichen Beurteilungsrichtlinien für die verschiedenen Versicherungsträger, für die Gerichtsbarkeit und Prüfkommissionen beachten [3–5, 8, 9, 12].

Bereits in der täglichen Praxis wird der Unfallchirurg als Sachverständiger und als sachverständiger Zeuge tätig. Atteste zur Arbeitsunfähigkeit, Befundberichte und Stellungnahmen für Versicherungen und Behörden dürfen in ihrer Bedeutung nicht unterschätzt werden. Sie können dem Urkundenbeweis über vorangegangene Tatsachen und Diagnosen dienen, und sie unterliegen den gleichen formalen Anforderungen wie ausführliche Gutachten.

Zur Qualitätserfüllung ist die eingehende ärztliche Untersuchung nicht nur eine versicherungsrechtliche Notwendigkeit, die Verpflichtung leitet sich auch aus der ärztlichen Berufsordnung ab. Danach ist die Qualitätsverpflichtung in allen ärztlichen Tätigkeitsbereichen gleichrangig. Die klinische Befunderhebung und die daraus abgeleitete Einschätzung einer Funktionsbehinderung sind eine Voraussetzung zur Objektivierung von Verletzungs- oder Krankheitsfolgen. Sie stellen eine wesentliche Grundlage für die zu treffende versicherungsrechtliche Entscheidung dar.

Die Tatsache, dass dem Arzt die rechtliche Umsetzung aus den Befunden nicht obliegt, mindert keineswegs seine Verantwortung für die Feststellung medizinischer Tatsachen. Die Formulierung in einem ärztlichen Gutachten: „Die MdE beträgt …" weist auf ein mangelndes Verständnis für die ausschließliche Beraterfunktion in der Rolle des Gutachters hin. Die Unteilbarkeit der qualifizierten Berufsarbeit beinhaltet auch für die Tätigkeit als Gutachter das Gebot einer objektiven Beurteilung nach bestem Wissen und Gewissen und erfordert in der schriftlichen Ausführung schlüssige, nachvollziehbare und sprachlich verständliche Formulierungen.

Da der ärztliche Gutachter wie in den anderen Bereichen zur Einhaltung der inneren und äußeren Sorgfalt verpflichtet ist, haftet der Arzt nach § 823 BGB für Schäden, die sich aus einer nachweisbaren, fehlerhaften Begutachtung ableiten lassen [7].

Methodische Schritte zur Qualitätsprüfung und Qualitätssteigerung

Die Grundlagen der ärztlichen Begutachtung betreffen den medizinischen und den juristischen Sachverstand. Insofern erscheint es konsequent, die Kriterien für eine Qualitätsprüfung und für eine Qualitätssteigerung gemeinsam durch Juristen und Ärzte festzulegen und sie von Zeit zu Zeit fortzuschreiben. Es fehlen bis heute gemeinsam erarbeitete Instrumente einer internen und externen Prüfung. Diese erlaubten aber eine vergleichende Beurteilung von Gutachten, die Bewertung von Behandlungsverfahren, die Objektivierung von Heilerfolgen, und sie dienten damit insgesamt der Leistungsverbesserung. Prüfinstrumente beschränken sich also keinesfalls auf den Gesichtspunkt der Kontrolle.

Es empfiehlt sich, die Maßnahmen zur Qualitätssteigerung [1, 8, 9] zu gliedern in

- Strukturqualität,
- Prozessqualität,
- Ergebnisqualität.

Strukturqualität. Sie betrifft überwiegend die Qualifikation des Gutachters, wobei auch diese im Versicherungsrecht, in der Rechtsprechung, und in der Literatur nicht präzisiert ist. So müssen wir uns derzeit mit den o. g. allgemeinen Anforderungskriterien begnügen, sachverständige Entscheidungshilfen für das nichtärztliche Entscheidungsgremium zu leisten.

Mit dem Hinweis auf die seit über hundert Jahren bestehende sozialstaatliche Bedeutung unfallchirurgischer Gutachter, ist es zunehmend bemerkenswert, dass die ärztliche Aus- und Weiterbildung diesen Verantwortungs- und Aufgabenbereich nahezu unberücksichtigt lässt und es der Entscheidung des einzelnen Studenten und Arztes mehr oder weniger überlassen ist, sich dahingehend aus-, weiter- und fortzubilden. Daran hat auch die zunehmende politische Diskussion in den letzten Jahren um die Qualitätssicherung kaum etwas geändert. In gleicher Weise stellt sich die Frage, aus welchen Gründen sich die verschiedenen Auftraggeber mit den letztlich indirekten Anforderungsmerkmalen und empirischen Qualitätsnachweisen begnügen, obwohl sie als medizinisch nicht fachkundige Gremien darauf angewiesen sind, dass das Gutachten die Qualität eines Beweismittels hat, also die bestmögliche Qualität erwarten lässt.

Der quantitative Nachweis einer gewissen Erfahrung in der Begutachtung ist zwar eine der Voraussetzungen für die Zulassung zu bestimmten Behandlungsverfahren wie zum D-Arzt-Verfahren, der Qualifikationsnachweis ist von einem Gutachter dagegen nicht zu erbringen. Das ärztliche Examen und die Approbation erlauben zu der Qualifikation als Gutachter keinerlei Aussagen.

Entsprechend den zunehmenden Anforderungen an den Arzt, sich fortzubilden und den Fortschritt der medizinischen Erkenntnisse bei seinen diagnostischen und therapeutischen Entscheidungen nachweislich zu berücksichtigen, sollte dem Gutachter die Verpflichtung zur Aktualisierung seiner Kenntnisse auferlegt werden.

Im Sinne der Strukturqualität ist der ärztliche Gutachter auch aufgefordert, die eigene Zuständigkeit zu beachten bzw. sich darauf zu beschränken. Wir Chirurgen vertreten z. B. weder in der Therapie noch in der Begutachtung das fachneurologische Gebiet. Strukturqualität bedeutet schließlich, die medizinische Bewertung nur aus objektiven medizinischen Befunden abzuleiten, d. h. die gebotene Neutralität einzuhalten.

Prozessqualität. Die Abläufe, die zur Abfassung eines Gutachtens führen, werden der Prozessqualität zugeordnet. Dazu ist auf die qualitätssteigernde Standardisierung von klinischen und medizintechnischen Untersuchungen hinzuweisen. Dazu zählen einheitliche Messmethoden für klinische Befunde, die Standardisierung von Röntgenuntersuchungen und anderen bildgebenden Untersuchungstechniken sowie der Laboruntersuchungen. Ein wesentliches Qualitätsmerkmal für den Ablauf der Begutachtung bis zur schriftlichen Abfassung ergibt sich aus der Motivation und aus dem Qualitätsbewusstsein des Arztes und nicht zuletzt seine Bereitschaft, einen angemessenen Zeitraum bis zur Erstellung einzuhalten.

In erheblichem Maße wird die Prozessqualität auch durch die Verwaltungsarbeit beeinflusst, die Unterlagen aufzubereiten hat und die Fragestellung bestmöglich formulieren sollte. Allein die Unvollständigkeit der Information, z. B. auch des Vorerkrankungsverzeichnisses, kann die Qualität des Gutachtens in Frage stellen. Der Auftraggeber eines Gutachtens sollte nicht in den Fehler verfallen, dem Arzt ein eigentliches juristisches Wissen abzuverlangen.

Zur Prozessqualität sind für den ärztlichen Gutachter einheitliche Bewertungskriterien anzustreben. Die Forderung einer dahingehenden Harmonisierung wird vorgetragen, obwohl in den kommenden Jahren keine Erfolgsaussicht dafür besteht. Die Harmonisierung der Bewertungsrichtlinien hätte sicher qualitätssteigernde Auswirkungen.

Der Gesamtbereich der ärztlichen Dokumentation [6] ist sowohl der Struktur- als auch der Prozessebene zuzuordnen. Abgesehen von der qualitätssichernden Auswirkung ist die Pflicht zur Dokumentation hervorzuheben, da der Arzt für diesen Bereich – also auch in Zusammenhang mit der Begutachtung – von Beginn an die Beweispflicht trägt. Durch die ärztliche Berufsordnung ist der Chirurg aufgefordert, „über die in der Ausübung seines Berufes gemachten Feststellungen und getroffenen Maßnahmen die erforderlichen Aufzeichnungen zu machen".

Im sog. Dokumentationsurteil vom 27.06.1978 ist dem verantwortlichen Arzt auferlegt, seine Untersuchungsbefunde und Behandlungsmaßnahmen lückenlos zu dokumentieren. Dies trifft dann natürlich auch für die Untersuchung anlässlich der Begutachtung und für die schriftliche Darlegung zu. Aufzeichnungen sind somit nicht nur Gedächtnisstützen für den Arzt, sie dienen auch dem Interesse des Patienten an einer ordnungsgemäßen Dokumentation.

Eintragungen über Symptome erhalten eine hervorgehobene Bedeutung, sobald sie einen von der Norm abweichenden Verlauf bezeichnen, oder wenn eine Diskrepanz zwischen subjektiven Beschwerden und objektiven Befunden besteht.

Die Dokumentation als eine der Grundlagen für die Nachvollziehbarkeit medizinischer Bewertungen bestimmt also in erheblichem Maße die Qualität eines Gutachtens. Die Dokumentation in Schriftform stellt dabei nur einen der methodischen Wege dar. Die Fotodokumentation kann den medizinischen Aussagewert erheblich ergänzen. Darüber hinaus sind die inzwischen sehr weit entwickelten Techniken der Datenspeicherung und Datenverarbeitung zu nutzen. Insgesamt beinhalten die Dokumentationstechniken erhebliche Möglichkeiten im Sinne der Qualitätsverbesserung. Dem Datenschutz kann dabei durch eine Verschlüsselung Rechnung getragen werden.

Ergebnisqualität. Die Prüfung der Ergebnisqualität von Gutachten und die damit verbundene Qualitätssteigerung haben als Teil der Gesamtverantwortung den größten Diskussionsbedarf. Einleitend ist dazu festzustellen, dass die geeigneten Instrumente für eine interne und externe Prüfung derzeit nicht annähernd genutzt werden. Es entfällt damit weiterhin die Auswertung von Gutachten nach zu vereinbarenden Qualitätskriterien, die daraus ableitbare Anpassung der Richtlinien für die Begutachtungspraxis und nicht zuletzt die Möglichkeit, Rückschlüsse auf die Qualität neuer Behandlungsverfahren zu ziehen und Heilerfolge analytisch zu vergleichen. Derartige Prüfergebnisse würden auch der Beantwortung versicherungsrechtlicher Fragen dienen.

Die ärztliche Bereitschaft, mit der Ergebnisprüfung zur Qualitätssicherung beizutragen, wird seit Jahren im Rahmen der begrenzt zur Verfügung stehenden finanziellen Mittel objektivierbar umgesetzt. Aus unserer Sicht sollten die politisch verantwortlichen Gremien und auch die verschiedenen Auftraggeber einer Begutachtung die Forderung nach einer Qualitätsprüfung über die verbale Befürwortung hinaus konkret anstreben und dafür entsprechende Sachmittel bereitstellen. Es fehlt nicht an Modellvorschlägen, sie werden seit Jahren von verschiedenen Autoren, z. B. Wolter et al. [13] vorgetragen. Die Aufgabe kann in der alleinigen ärztlichen Selbstverantwortung nicht vorangetrieben werden, da wir keinen Zugang zu den Daten haben und nicht über die finanziellen Mittel verfügen.

Dem Gutachter bleiben in aller Regel auch die Möglichkeiten der persönlichen Ergebniskontrolle verschlossen, da nur ausnahmsweise eine Rückkoppelung über die Bedeutung seines Gutachtens besteht und er nur selten über die versicherungsrechtliche oder Gerichtsentscheidung informiert wird. Aus der ärztlichen Sicht ist der Verzicht auf ein derart qualitätssicherndes und qualitätssteigerndes Verfahren unverständlich.

Sieht ein Auftraggeber Anlass, eine weitere Stellungnahme oder ein anderes Gutachten einzuholen, so ist dies kein Grund für emotionale Reaktionen der ärztlichen Seite. In den meisten Fällen wird mit einer weiteren Begutachtung zur Qualitätssicherung beigetragen. Ganz offensichtlich sind bei dem ersten Gutachten Fragen offen geblieben oder missverständlich beantwortet worden. Schließlich kann die Komplexität einer Fragestellung im Sinne der zu treffenden rechtlichen Entscheidung die Hinzuziehung eines weiteren Gutachters rechtfertigen [2].

Zusammenfassung

- Die Aufgaben des Gutachters ergeben sich aus der ärztlichen Berufsordnung, aus dem Sozialgesetzbuch und aus ärztlichen Erfahrungswerten der Begutachtungsarbeit. Unter Hinweis auf die Unteilbarkeit der ärztlichen Berufausübung entspricht die Verantwortung des Gutachters derjenigen des Behandlungsvertrages. Der Arzt hat also auch als Gutachter der inneren und äußeren Sorgfaltspflicht zu entsprechen.
- Die Gesetzgebung und die Rechtsprechung haben zu dem Begriff der Begutachtung und des Gutachters bisher keine präzise Definition und keinen Katalog mit Qualifikationsmerkmalen formuliert.
- Die Bereiche, in denen die ärztlichen Gutachter selbstkritisch qualitätssteigernde Ergänzungen und Änderungen herbeiführen können, betreffen vornehmlich Strukturqualität und die Prozessqualität. Die Möglichkeiten der Ergebnisprüfung liegen derzeit ganz überwiegend in der Zuständigkeit der Gutachtenauftraggeber.
- Die Überlegungen führen auch zu der Forderung, die Begutachtungsaufgabe in den medizinischen Ausbildungskatalog, in die Weiterbildungsordnungen für Ärzte und in die Anforderungen zur ärztlichen Fortbildung aufzunehmen.
- Es liegt in der Verantwortung des Gesetzgebers, der Versicherungsträger und der ärztlichen Selbstverwaltung, Kriterien für die Bestellung zum Gutachter sowie Prüfmerkmale für die Gutachten zu erarbeiten und die Richtlinien zur Begutachtung der jeweiligen Zeit entsprechend weiter zu entwickeln.
- Die Errichtung einer aus Juristen und Ärzten zusammengesetzten Prüfinstanz müsste zu einer wesentlichen Steigerung der Struktur-, Prozess- und Ergebnisqualität führen.

Literatur

1. Bilow H, Kaiser V (1995) Qualitätsansprüche an den ärztlichen Gutachter. In: Hierholzer G, Kunze G, Peters D (Hrsg) Gutachtenkolloquium Bd 10. Springer, Berlin Heidelberg New York, S 289
2. Erlinghagen N (1994) Auswahl und Beauftragung des Gutachters. In: Hierholzer G, Kunze G, Peters D (Hrsg) Gutachtenkolloquium Bd 9. Springer, Berlin Heidelberg New York, S 257
3. Fischer AW, Molineus G (1939) Das ärztliche Gutachten im Versicherungswesen II. Barth, Leipzig
4. Fritze E (1992) Die ärztliche Begutachtung. Steinkopf, Darmstadt
5. Gitter W (1993) Grundlagen der gesetzlichen Unfallversicherung im Wandel der Zeit. Sgb 40/7: 297
6. Hierholzer G, Scheele H (1998) Aufklärung aus chirurgischer Sicht einschließlich Dokumentation. In: Hierholzer G, Kunze G, Peters D, Gutachtenkolloquium Bd 13. Springer, Berlin Heidelberg New York, S 313
7. Hierholzer G, Scheele H (1997) Ärztliche Haftung im berufsgenossenschaftlichen Heilverfahren und bei der Begutachtung. In: Oestern H-J, Probst J, Unfallchirurgie in Deutschland, S 186
8. Hierholzer G, Scheele H (1998) Der unfallchirurgische Sachverständige. In: Hierholzer G, Kunze G, Peters D, Gutachtenkolloquium Bd 13. Springer, Berlin Heidelberg New York, S 329
9. Kaiser V (1994) Qualitätssicherung bei der Begutachtung für die gesetzliche Unfallversicherung. In: Hierholzer G, Kunze G, Peters D, Gutachtenkolloquium Bd 9. Springer, Berlin Heidelberg New York, S 265
10. Thiem C (1898) Handbuch der Unfallerkrankungen. Enke, Stuttgart
11. Thiem C (1904) Über den Einfluss der neueren Unfallgesetzgebung auf die Heilbarkeit und Unheilbarkeit chirurgischer Krankheiten. Zentralbl Chirurg 33: 1230
12. Weltrich H (1996) 20 Jahre außergerichtliche Streitschlichtung in Arzthaftungssachen. Rhein Ärzteblatt 1: 21
13. Wolter D, Seide K, Grosser V (1997) Konzept einer zentralen Gutachtenauswertung. In: Hierholzer G, Kunze G, Peters D, Gutachtenkolloquium Bd 12. Springer, Berlin Heidelberg New York, S 251

Teil I

Die Begutachtung der chirurgischen Therapie

Komplikationen während und infolge der Behandlung

R. Klose und H. R. Kortmann

Einleitung

Bei jeder medizinisch therapeutischen Tätigkeit können unvorhergesehene Ereignisse auftreten, die den Heilerfolg nicht nur erheblich stören, sondern gar verhindern können.

Kardun u. Schipper [6] bezeichnen hierbei Komplikationen im Rahmen operativer Maßnahmen als „nicht-intentionale negative Effekte auf den Patienten, die ohne den Eingriff nicht aufgetreten wären und die nicht durch eine Ineffektivität der Therapie bedingt sind".

Winter hat zur Abschätzung der Bedeutung einer Komplikation für das Behandlungsergebnis eine Klassifikation in 5 Schweregrade vorgenommen [15]. Die Schwereklasse 1 bezeichnet hierbei Komplikationen, die zufällig entdeckt werden und keiner Therapie bedürfen. Komplikationen des Schweregrads 2 können mit rein konservativen Maßnahmen beherrscht werden, allerdings gehen die Autoren so weit, dass auch die Diagnose der Komplikation nicht invasiv gestellt werden muss. Bei Komplikationen der Klasse 3 sind bereits operative Revisionen erforderlich, ohne dass aber beispielsweise bereits eine vorzeitige Fremdmaterialentfernung erforderlich wird. Sollte diese erforderlich werden, ist diese Komplikation nur noch der Klasse 3 zuzuordnen, wenn hierbei der volle Erhalt des Operationsergebnisses gewährleistet ist. Sind operative Revisionen mit vorzeitiger Entfernung oder Austausch von Fremdmaterial allerdings ohne Zurücklassung eines Defektes oder aber Methodenwechsel erforderlich, werden die Komplikationen dem Schweregrad 4 zugeordnet. Die Schwereklasse 5 erfordert operative Sanierungen im Sinne einer radikalen Herdsanierung mit verbleibendem Defekt oder Arthrodese bzw. Amputation, also wesentlichen Funktionseinbußen.

Der Vorwurf des Behandlungsfehlers

Obwohl die operative Behandlung stetig sicherer geworden ist, stieg das forensische Risiko für den Chirurgen in den letzten 3 Jahrzehnten ständig an. Immer häufiger beschreiten Patienten den Rechtsweg, um überprüfen zu lassen, ob Fehlheilungen bzw. Komplikationen als schicksalhaft hinzunehmen sind oder ob ein schuldhafter Behandlungsfehler vorliegt.

Die Fachgebiete der Chirurgie bzw. Unfallchirurgie betreffen 40–45% aller Überprüfungen, dies jeweils zu gleichen Teilen. In der Unfallchirurgie werden im Wesentlichen Komplikationen, die bei der Versorgung von Extremitätenverletzungen auftreten können, begutachtet. Dabei führend ist die Behandlung der körperfernen Speichenfraktur, welche überproportional zu ihrer relativen Häufigkeit Anlass zu Vorwürfen eines Behandlungsfehlers gibt [2]. Die Zahl der *anerkannten Behandlungsfehler* ist in den letzten Jahren kontinuierlich gestiegen. Im Bereich der Norddeutschen Ärztekammern stieg die Rate von 23,3% aus dem Jahre 1985 auf 31,2% im Jahre 1990 [2]. Als Eigenkontrolle der Ärzteschaft etablierte sich die Qualitätssicherung. Dabei zeigte sich, dass durch eine konsequente Erfassung der operationsrelevanten Daten und postoperativen Verläufe häufige Komplikationen einerseits bewusster erkannt, andererseits nachfolgend aber auch an Hand neuer Therapierichtlinien verringert werden können [8, 17]. Darüber hinausgehend führen Nachuntersuchungen und die daraus resultierende Evaluation von Spätergebnissen erst zu einer echten Qualitätskontrolle [4].

Interessanterweise besteht aus juristischer Sicht die Notwendigkeit der Qualitätssicherung bei den Gutachterkommissionen selbst [14], da hier die Gefahr von Fehlurteilen, z. B. durch mangelndes rechtliches Grundwissen bei den medizinischen Gutachtern, gänzlich überzogene Anforderungen an die beschuldigten Kollegen sowie das Vertreten längst überholter Lehrmeinungen, als außerordentlich hoch eingeschätzt wird.

Dementsprechend wird die Frage, inwieweit eine Komplikation als Behandlungsfehler oder als schicksalhafter Verlauf anzunehmen ist, nur von qualifizierten Gutachtern zu beantworten sein.

Komplikationen

Typische Frühkomplikationen sind Wundheilungsstörungen, Infekte, Hämatome und Serome, Nachblutungen sowie Nervenschäden, welche teilweise zu Revisionen zwingen. Aber auch Hautschäden, die durch eine angelegte Blutsperrenmanschette, durch die Anwendung einer Diathermie oder eines Desinfektionsmittels verursacht werden, sind als Komplikationen aufzuführen.

Postoperative Nervenschäden können sowohl operationstechnisch als auch lagerungsbedingt entstehen. Besonders schwierig zuzuordnen sind Nervenschäden bei Patienten, die im intubierten Zustand die Klinik erreichen und sich somit einer präoperativen gezielten neurologischen Diagnostik entziehen.

Bei den Spätkomplikationen stehen im Vordergrund ausbleibende Knochenbruchheilungen mit Ausbildung von Falschgelenken, verbleibende Bewegungseinschränkungen der Gelenke sowie Achsabweichungen und schließlich verbleibende Längendifferenzen. Ein besonderes Problem stellen die chronischen Knocheninfekte dar, die im Extremfall zur Amputation führen sowie chronische Gelenkinfekte, die nahezu regelhaft einer Versteifungsoperation bedürfen.

Demgegenüber führen seltene bis außergewöhnliche Komplikationen nur in Ausnahmefällen zur Überprüfung des ärztlichen Handelns und werden dann auch nur in Ausnahmefällen als nicht schicksalhaft angesehen.

Fehleranalyse

Bezüglich der typischen oder auch indikationsspezifischen Komplikationen [16] ist es verständlich, dass sich jeder Patient darüber informiert, ob die bei ihm eingetretene

Komplikation nicht vermeidbar war und ob diesbezüglich nicht Strategien zur Vermeidung dieser Komplikationen vorliegen.

In der Industrie und hier insbesondere in Hochrisikobereichen wie in Kernkraftwerken, in der Flugzeugindustrie oder der Raumfahrt, hat die Fehleranalytik als eigene Wissenschaft seit Jahrzehnten eine zunehmende Bedeutung erlangt. Erste Ansätze in der medizinischen Wissenschaft sind diesbezüglich in der Kardiochirurgie erkennbar. Die Literaturrecherche zeigt jedoch, dass Fehleranalytik und daraus resultierende Vermeidungsstrategien bisher in der Medizin nur eine untergeordnete Rolle spielen [7, 10, 11, 13].

Die Fehleranalytik muss hierbei folgende Fragen beantworten können [13]:

1. Welche Komplikation ist exakt eingetreten?
2. Worin begründet sich die Ursache der Komplikation?
3. Wie kann der Fehler zukünftig vermieden werden?

Eine Komplikation als schicksalhaft hinzunehmen setzt im Rahmen der Fehleranalyse und Qualitätssicherung voraus, dass die strukturellen Gegebenheiten, welche die räumlichen sowie diagnostischen und therapeutischen apparativen Maßnahmen beinhalten, sowie die Anzahl und Qualität der Mitarbeiter ausreichend sind. Voraussetzungen sind weiterhin geordnete Prozessabläufe, wobei insbesondere beim Polytraumatisierten die interdisziplinäre Zusammenarbeit im Vordergrund steht.

Um es deutlicher zu sagen: wenn die strukturellen Voraussetzungen sowie die Prozessabläufe nicht stimmen, kann eine Komplikation von vornherein nicht als schicksalhaft bezeichnet werden.

Darüber hinausgehend und damit im Sinne der Fehleranalytik arbeitend, ist es erforderlich, dass jedes Haus für sich neben einer zunehmend üblich werdenden Infektionsstatistik auch eine allgemeine Komplikationsstatistik führt und entsprechend die Daten in einer Konferenz aufarbeitet, um zumindest in einer globalen Statistik die eigene Komplikationsrate nicht zuletzt gegenüber dem Patienten angeben zu können. Hierbei hat sich die patientenbegleitende Komplikationsabfassung mit sofortiger Dokumentation in einer Datenbank unmittelbar bei Auftreten der Komplikationen bewährt. Als Nebeneffekt wird sich unter diesen Bedingungen eine deutlich höhere Komplikationsrate darstellen, welche zur Entwicklung konkreter Vermeidungsstrategien führen kann [8]. Schließlich hilft die Komplikationsdokumentation, die unbekannt hohe Dunkelziffer möglichen Fehlverhaltens zu reduzieren.

Nach eigenen Erfahrungen sind es häufig nicht die Komplikationen selbst, die von Seiten des Patienten zu Schadenersatzforderungen führen, sondern vielmehr das mangelhafte Management des neu hinzugetretenen komplizierenden Schadens. Die Voraussetzung für das adäquate Handeln wiederum ist hierbei die Kenntnis einerseits der häufigsten, andererseits aber auch der operationsspezifischen Komplikationen.

Eine nicht zu unterschätzende Rolle spielt bei der Erkennung der Komplikationen der Zeitfaktor, wobei manche unmittelbar nach oder noch während des Eingriffs evident werden, beispielsweise Schraubenfehllagen, die ins Gelenk ragen. Andere Komplikationen können erst im Verlaufe deutlich werden, beispielsweise durch tägliche Wundinspektionen oder auch durch Laborkontrollen, die u. a. einen Infekt frühzeitig erkennen und behandeln lassen. Dabei muss betont werden, dass Verlaufsbeobachtungen am sinnvollsten von ein und derselben Person durchgeführt werden. Dies wird leider durch die Verkürzung der Arbeitszeit, insbesondere auch durch das neue Arbeitszeitschutzgesetz zunehmend eingeschränkt, so dass die Dokumentation auch hierdurch eine weiter größere Bedeutung erhält.

Spezifisches Komplikationsmanagement

Nervenschäden

Postoperativ auftretende Nervenschäden sind entweder durch übermäßigen Zug oder Druck auf den Nerven, im schlimmsten Falle auf dessen Durchtrennung zurückzuführen. Nur im letztgenannten Fall kann u. U. intraoperativ dieser Schaden bereits bemerkt und ggf. auch die entsprechende Versorgung vorgenommen werden. Auch nach neuerer Literatur beträgt die Rate der Nervenschädigungen nach Hüftprothesenimplantation, also einem Routineeingriff immer noch 2–3% [9].

Anzumerken ist diesbezüglich, dass Operationsberichte, beispielsweise bei der Versorgung komplexer Ellengelenksverletzungen, also einem Bereich, in dem Nervenschäden leicht auftreten können, viel zu oft den intraoperativen Umgang mit den betreffenden Nerven vermissen lassen (Abb. 1) und andererseits auch traumabedingte Quetschungen nicht beschrieben werden.

Aus dem Erinnerungsvermögen heraus im Nachhinein dokumentierte Schäden stellen – und dies muss betont werden – ein nicht unbeträchtliches juristisches Problem dar.

Die grobe Diagnostik eines Nervenschadens ist einfach. Sobald der Patient wach ist, erfolgt die Überprüfung von Sensibilität und Motorik. Liegen komplette Paralysen vor, muss ggf. an eine sofortige Revision gedacht werden. In anderen Fällen muss im weiteren Verlauf durch entsprechende diagnostische Maßnahmen nachgewiesen werden, ob eine Kontinuität oder Diskontinuität vorliegt, die möglicherweise dann wiederum einen Revisionseingriff bedingen würde. Schließlich muss bei Nervenschäden ohne Kontinuitätsunterbrechung immer in Betracht gezogen werden, dass es sich nicht um eine intraoperative Schädigung, sondern vielmehr um einen postoperativen Lagerungsschaden handelt, so dass auch hier entsprechende Maßnahmen durchzuführen sind.

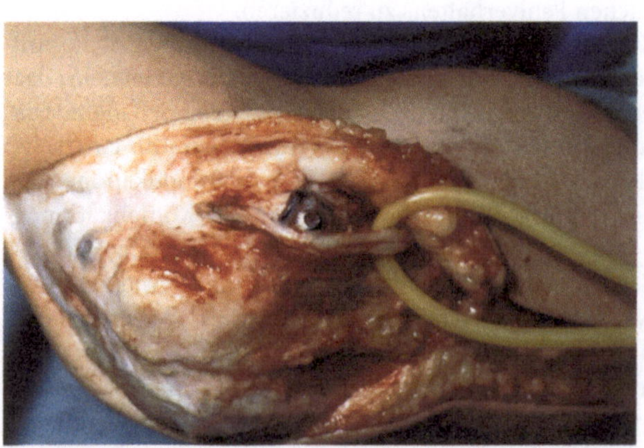

Abb. 1. Angeschlungener N. ulnaris anlässlich ausgedehnter Materialentfernung einer distalen Oberarmfraktur

Störungen im Heilverlauf, Infekte

Bei lokalen Komplikationen im frühen Heilverlauf handelt es sich im Wesentlichen um die Entstehung von Seromen oder Hämatomen sowie Wundheilungsstörungen, die bis zur Ausbildung von Nekrosen führen können und schließlich oberflächliche sowie tiefe Infekte.

Wenn überhaupt manch verzögerter stationärer Aufenthalt begründbar ist, dann unter dem wesentlichen Aspekt, dass lokale Frühkomplikationen auftreten können. Entsprechend muss als selbstverständlich gefordert werden, dass eine tägliche ärztliche Wundkontrolle erfolgt, um beim Auftreten derartiger Ereignisse entsprechend rasch zu handeln. In diesem Zusammenhang muss betont werden, dass es bedauerlich ist, dass „Pflegestrategen" dafür gesorgt haben, dass in vielen Kliniken die alte und bewährte Fieberkurve als solche häufig nicht mehr geführt wird.

Natürlich muss die klinische Kontrolle unterstützt werden durch entsprechende Laboruntersuchungen, die beispielsweise noch vor einer klinischen Relevanz einen Frühinfekt erkennen lassen können. Das frühzeitige Eingreifen lässt manche Situation noch retten, so lässt sich die akute Osteitis in jedem Fall besser beherrschen als die chronifizierte.

Ein besonderes Augenmerk ist auf die postoperative Infektion von Gelenken zu richten. Subfebrile Temperaturen, anhaltende über das Maß hinausgehende Schmerzen sind immer dringend verdächtig und verlangen unmittelbar die bakteriologische Untersuchung der Gelenkflüssigkeit. Um unnötige Wartezeiten bis zum Erhalt des endgültigen bakteriologischen Ergebnisses zu vermeiden, empfiehlt sich in derartigen Fällen ein unmittelbarer Abstrich und die mikroskopische Untersuchung des Grampräparates. Aber auch ohne Keimnachweis ist letztlich der führenden klinischen Symptomatik der Vorrang zu geben, und es muss ausdrücklich betont werden, dass ein Gelenkempyem ein akuter Notfall ist, der nicht bis zum nächsten Tag aufgeschoben werden kann, sondern unmittelbar operativ versorgt gehört.

Bei rechtzeitigem Erkennen kann es gelingen, den Infekt durch eine arthroskopische Synovektomie, ggf. auch durch mehrere arthroskopische Lavagierungen unter gleichzeitiger Antibiose in den Griff zu bekommen. Bei bereits fortgeschrittener Entzündung mit entsprechender Eiterbildung erlaubt die offene Gelenkbehandlung mit späterem Sekundärverschluss häufig noch den Erhalt des Gelenkes, allerdings regelhaft mit Funktionseinschränkungen.

Bei spätem Eingreifen wird fast immer der Gelenkverlust nötig mit operativer Versteifung beispielsweise des Kniegelenkes oder die Resektion eines Gelenkanteils, wie es häufig im Schulterbereich der Fall ist. Wenn der Ablauf des Managements in der Krankenakte nicht schlüssig dokumentiert ist, kann von einem schicksalhaften Verlauf nicht mehr gesprochen werden. Entsprechend hoch ist die Anerkennungsrate der vorgeworfenen Behandlungsfehler nach postoperativen Infekten [1].

Fallbeispiel

Ein 47-jähriger Patient erleidet eine Tibiakopffraktur, die mittels Plattenosteosynthese stabilisiert wird und zusätzlich erfolgt die Unterfütterung des lateralen Plateaus mit einem Knochenersatzstoff. Nach 1 Jahr erfolgt die Materialentfernung, nach der eine lokale Entzündung im Tibiakopfbereich auftritt. Dieser Bereich wird lokal debridiert. Wochen später besteht ein druckschmerzhafter Gelenkerguss, auf Grund dessen eine Arthroskopie sowie eine partielle Synovektomie durchgeführt wird. Weiterhin erfolgt die Anlage von Spül-Saugdrainagen, ohne dass der Infekt zur Beruhigung kommt. Entsprechend findet sich 4 Wochen nach Einleitung der Empyemtherapie das Vollbild eines chronifizierten Gelenkempyems mit nahezu vollständiger Destruktion der Gelenkflächen. Während des gesamten Zeitraumes bestanden wechselnd hohe Temperaturen sowie unerträgliche Schmerzen, die letztlich auch mit Morphinpräparaten nur noch partiell beherrscht wurden. Zum Zeitpunkt der Verlegung bestand eine Septikämie. In diesem Fall kommen alle gelenkerhaltenden Maßnahmen zu spät, so dass entsprechend die Arthrodese durchgeführt werden muss (Abb. 2a–c).

Ein besonderes Problem beinhalten die Hüftgelenksempyeme, die häufig verkannt werden, so dass tödliche Ausgänge bei Septikämie keinen Einzelfall darstellen. Der geringste Verdacht eines Hüftgelenkempyems erfordert die unmittelbare Punktion unter Bildwandlerkontrolle, die weitere Diagnostik entspricht der eines Kniegelenkempyems. In Zweifelsfällen kann gelegentlich die Kernspintomographie Aufschluss geben.

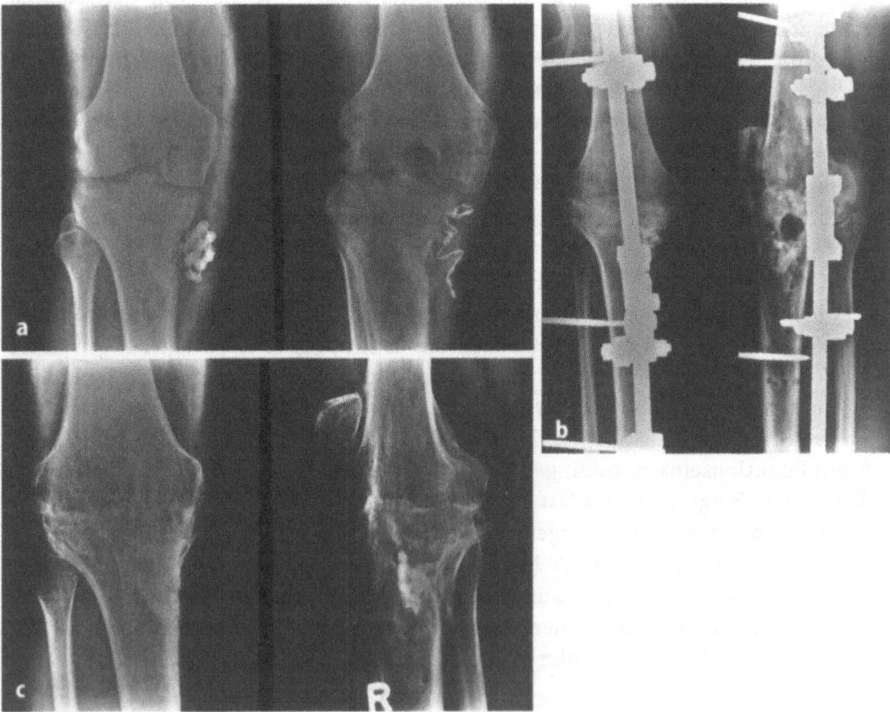

Abb. 2a–c. Kniegelenksempyem **a** im Beginn der Behandlung (links) mit Destruktion der Gelenkfläche nach 4 Wochen (rechts) und **b** entsprechend erforderlicher Arthrodese, **c** Ausheilungsergebnis nach 1 Jahr

Ausbleibende Knochenbruchheilung – Pseudarthrosen

Die Entstehung einer Pseudarthrose kann u.a. begünstigt sein durch die primäre Traumafolge mit lokalen Durchblutungsstörungen, wobei Prädilektionsstellen diese Entstehung weiter fördern. Dies betrifft beispielsweise den körperfernen Abschnitt der Tibia. Die Entstehung der Pseudarthrose kann aber auch operationsbedingt aus einer zu ausgedehnten Denudierung des Knochens resultieren und schließlich auch implantatbedingt sein.

Bei der Behandlung von offenen Frakturen, insbesondere bei Frakturen mit erheblichem Weichteilschaden verbieten sich innere Osteosyntheseverfahren, so dass hier die externe Fixation im Vordergrund steht. Diese Behandlungsstrategie hat zu einer deutlichen Reduktion der Infektrate wie auch der Wundheilungsstörung geführt, auf der anderen Seite aber auch zu einer erhöhten Pseudarthroserate.

Die ausbleibende Knochenbruchheilung mit Ausbildung eines Falschgelenkes führt nicht selten dann zu Klagen von Seiten des Unfallverletzten, wenn ein äußeres Osteosyntheseverfahren angewandt wurde und im weiteren Verlauf über Monate keine additiven oder andere Operationsverfahren im Sinne eines Verfahrenswechsels besprochen wurden. Der frühzeitig über die Leistungsfähigkeit eines Implantats aufgeklärte Patient erkennt das tatsächlich schicksalhafte Vorliegen dieser Entwicklung und wird mehrheitlich auf juristische Klärung verzichten.

Umgekehrt muss klar betont werden, dass die Anwendung dieses operativen Verfahrens sich auf entsprechende Indikationsbereiche beschränken muss. Es darf nicht etwa hieraus die Schlussfolgerung gezogen werden, dass zur Vermeidung von Infekten und Wundheilungsstörungen das externe Fixationssystem zur Senkung der Komplikationsrate das Allheilmittel ist.

Achsabweichungen

Im Gegensatz zur Entstehung einer Pseudarthrose stehen Patienten mit verbliebenen Achsabweichungen insbesondere dann, wenn sie korrekturbedürftig sind, dieser Fehlheilung meist mit Unverständnis gegenüber.

Während implantatbedingte Achsabweichungen im Fixateur externe, der häufig die primäre Reposition nicht halten kann, oft noch im weiteren Verlauf korrigierbar sind, wird die implantatbedingte Rotationsfehlstellung der Marknagelung nicht selten übersehen und häufig erst im Rahmen späterer Begutachtungen festgestellt. Derartige Achsabweichungen sind selten begründbar. Ihr Schicksalhaftigkeit ist unter Umständen nur dann anzuerkennen, wenn im Rahmen einer Mehrfachverletzung Eile geboten war.

Thrombose, Embolie

Die häufigste allgemeine Komplikation nach unfallchirurgischen Eingriffen stellt die Thrombose dar. Bei bis zu 50% der Patienten muss nach Becken-, Wirbelsäulen- oder

Oberschenkeleingriffen mit dieser schwerwiegenden Komplikation gerechnet werden. Aber auch bereits nach arthroskopischen Kniegelenkeingriffen liegt die Rate trotz ausreichender und konsequenter medikamentöser Thromboseprophylaxe in einzelnen Studien über 10% [12]. Wie bei der Wundkontrolle gilt auch hier die Bedeutung der täglichen Visite, die Kontrolle der Umfangsmaße der Extremitäten, die Überprüfung eines möglichen Wadenschmerzes sowie die Überprüfung der ausreichenden Thromboseprophylaxe. Beim geringsten Verdacht auf eine tiefe Beinvenenthrombose sollte nach unserer Auffassung der Patient einer phlebographischen Untersuchung zugeführt werden. Alternativ muss zumindest der Durchfluss der großen Venen ab dem Poplitealbereich sonographisch überprüft werden. Wesentlich erscheint weiterhin der Hinweis, dass eine regelmäßige Kontrolle der Thrombozyten unter Heparinisierung erforderlich ist, um eine heparinassoziierte Thrombozytopenie (HAT) auszuschließen.

Eine große Zahl tiefer Beinvenenthrombosen bleibt klinisch unerkannt, so dass erste Hinweise erstmalig im Rahmen eines embolischen Ereignisses auftreten. Intrathorakale Schmerzen, atemabhängige Schmerzen, paroxysmale Tachykardien sowie auch anderweitig eine nicht erklärbare Erhöhung der Pulsfrequenz müssen auch bei ansonsten noch stabilen Kreislaufverhältnissen den dringenden Verdacht auf dieses Ereignis lenken und die entsprechende Diagnostik (Röntgen Thorax, EKG, Szintigraphie sowie Phlebographie) einleiten. Das diagnostische und therapeutische Management von Thromboembolien stellt eine bedeutende Zahl anerkannter fehlerhafter Behandlungen dar.

Zusammenfassung

Eine komplikationsfreie chirurgische Behandlung ist selbst für den erfahrenen Chirurgen schon aus rein statistischen Gründen nicht möglich [3, 5]. Dabei stellen Behandlungsfehlervorwürfe nach Operationen am Stütz- und Bewegungsapparat die größte Anzahl juristischer Auseinandersetzungen zwischen Arzt und Patient dar. Eine Vielzahl der Patientklagen bezieht sich hierbei auf operationsbedingte bzw. postoperative Komplikationen und dies wiederum gilt insbesondere für das aus Sicht des Patienten fehlerhafte Komplikationsmanagement. Dies verweist auf die Bedeutung der Auseinandersetzung mit postoperativen Komplikationen in ihrer unmittelbaren Dokumentation und dem adaequaten und insbesondere zeitlich nachvollziehbaren Behandlungsschema.

Nur die kritische und möglichst vorurteilsfreie Aufarbeitung eigener Komplikationen kann zur effektiven Fehleranalyse und damit zur Entwicklung geeigneter Vermeidungsstrategien führen. Die konsequente Therapie aufgetretener Komplikationen und die gleichzeitig nachvollziehbare Dokumentation führt automatisch zur Reduktion anerkannter Behandlungsfehler. Unabhängig davon reduziert sich allein der Behandlungsfehlervorwurf bereits einerseits durch die Aufklärung des Patienten und andererseits durch das auch für den Patienten nachvollziehbare Management.

Literatur

1. Arens S, Müller L, Hansis M (1998) Vorgeworfene Behandlungsfehler nach postoperativen Infekten am Bewegungsapparat. Chirurg 69: 1263–1269
2. Ekkernkamp A, Muhr G (1992) Chirurgische Behandlungsfehler. Jahrbuch der Chirurgie. Biermann
3. Eypasch E, Köhler L, Troidl H (1996) „Keine Komplikationen“ - Traum jedes Chirurgen? Chirurg 67: 862–864
4. Grundmann RT (1996) Qualitätssicherung in der Chirurgie - mehr als nur die Erfassung postoperativer Komplikationen. Zentralbl Chir 121: 157–166
5. Hanley JA, Lippmann-Hand A (1983) If nothing goes wrong, is everything allright? JAMA 259: 1743
6. Kardun J, Schipper J (1988) Chemonucleolysis for lumbar nuclear pulposus hernia; efficacy and side effects. Nederlands Tijdschrift voor Geneeskunde 132: 285–289
7. Kreitner KF, Runkel M, Herrig A, Regentrop HJ, Grebe P (1998) MRT des Kniegelenkes: Fehleranalyse bezüglich der Meniskus- und Kreuzbanddiagnostik an einem arthroskopisch kontrollierten Patientenkollektiv. Fortschr Röntgenstr 169 (2): 157–162
8. Kundel K, Kraus E (1996) Patientenbegleitende Komplikationserfassung in der Unfallchirurgie. Chirurg 67: 1179–1183
9. Müller RT, Schürmann N, Lichtinger T (1999) Nervenläsion nach Hüftprothesenimplantation - Schicksal oder Behandlungsfehler? Z Orthop 137: 136–139
10. Rompe JD, Eysel P, Zöllner J, Heine J (1999) Intra- und postoperative Risikoanalyse nach lumbaler Bandscheibenoperation. Z Orthop 137: 201–205
11. Ruchholtz S, Nast-Kolb D, Waydhas C, Betz P, Schweiberer L (1994) Frühletalität beim Polytrauma. Unfallchirurg 97: 285–291
12. Schippinger G, Wirnsberger GH, Obernotsterer A, Babinski K (1998) Thromboembolic complications after arthroskopic knee surgery. Acta Orthop Scand 69 (2): 144–146
13. Troidl H, Bäcker B, Langer B, Winkler-Wilfurth A (1993) Fehleranalyse - Evaluierung und Verhütung von Komplikationen; ihre juristische Implikation. Langenbecks Arch Chir [Suppl] Kongreßbericht
14. Ulsenheimer K (1999) Die Begutachtung des Behandlungsfehlers aus juristischer Sicht. Akt Traumatol 29: 126–130
15. Winter T (1993) Zum Begriff der Komplikation. Orthop Praxis 5: 295–297
16. Winter T (1999) Zum Begriff der „Indikationsspezifischen Komplikation“. Orthop Praxis 35/6: 375–379
17. Wolters U, Müller JM, Pichlmaier H (1993) Prospektive Klinikdokumentation als Instrument der chirurgischen Qualitätssicherung. Z Chir 118: 600–608

Kriterien einer vorwerfbaren Fehlleistung einschließlich Dokumentation

M. L. Hansis

Rechtlicher Rahmen

Die rechtlichen Voraussetzungen, unter denen im Zivilrecht ein ärztlicher Behandlungsfehler anzunehmen ist, wurden zahlreiche Male dargestellt [1, 2, 3] u. v. a. Kurz zusammengefasst hat der Arzt zwei Pflichten – er muss den Patienten gut (nach den Regeln der ärztlichen Kunst) behandeln und er muss zuvor mit ihm Einigkeit über die Verfahrenswahl, die erwarteten Vorteile und die möglichen Risiken herstellen (Aufklärung). Verletzt er eine der beiden Pflichten, handelt er fehlerhaft – entweder falsch oder unerlaubt. Schadenersatzpflichtig gegenüber dem Patienten wird er dann, wenn sich aus der fehlerhaften Behandlung ein Schaden für den Patienten ergibt.

Beweispflichtig für die fehlerhafte Behandlung und den daraus entstandenen Schaden ist im Regelfall der Kläger (der Patient). In bestimmten Situationen wird dem Arzt die Beweislast auferlegt – er hat dann die Richtigkeit seines Handelns zu belegen. Rechtliche Würdigung im Zivilverfahren finden nur die belastenden bzw. entlastenden Argumente, die von den beiden Parteien tatsächlich vorgebracht werden. Eine Sachaufklärung „von Amts wegen" durch das Gericht findet dort nicht statt.

Das Strafverfahren kennt den Patienten nicht als Kläger, sondern allenfalls als Zeugen. Klägerin ist hier „die Allgemeinheit", in deren Interesse es liegt, ein bestimmtes fehlerhaftes Verhalten festzustellen und zu ahnden. Folge des Strafverfahrens ist mithin auch nicht ein Schadensersatz an den Patienten, sondern eine Bestrafung des Arztes. Das Strafverfahren kennt im übrigen keine Beweislastumkehr; hier ist ausnahmslos der zweifelsfreie Nachweis von Fehlverhalten und Fehlerfolge notwendig („in dubio pro reo").

Der Patient hat grundsätzlich das Recht auf Einsichtnahme in seine Behandlungsunterlagen [4]. Dies kann insofern differenziert werden, als z. B. persönliche Einschätzungen des Arztes oder Verdachtsdiagnosen nicht der Auskunftspflicht unterliegen, ebenso nicht Befunde, deren Kenntnis für den Patienten nachteilig sein kann. Am ehesten wird man dem Patienten eine kopierte Krankenakte/Karteikarte überlassen.

Die Mitwirkungspflicht des belasteten/beklagten Arztes in einem gegen ihn gerichteten Verfahren besteht vor allem in der Herausgabe der Behandlungsunterlagen und dem strikten Verbot, diese für den Rechtsstreit nachträglich zu „frisieren". Im Zivilverfahren besteht für die Parteien eine Wahrheitspflicht, wobei sich der Arzt jedoch nicht selbst belasten muss und darf (um nicht seinen Versicherungsschutz zu gefährden – s. auch unten).

Der rechtlichen Würdigung einer zur Debatte stehenden ärztlichen Behandlung geht die Klärung von drei Fragen voraus:

- Was ist geschehen?
- Was wurde im Rahmen der ärztlichen Aufklärung besprochen?
- Was war in der gegebenen Situation der „medizinische Standard“?

Die beiden erstgenannten Positionen wird das Gericht alleine abarbeiten (in der Regel in die Behandlungsunterlagen Einsicht nehmen, ggf. Zeugen hören) zur letztgenannten Frage wird es häufig einen ärztlichen Sachverständigen beiziehen. Dieser ärztliche Sachverständige ist „Helfer des Gerichts“, er wird mit ganz wenigen wohldefinierten Ausnahmen nicht selbst aktiv. Der Sachverständige ist quasi für das Gericht nur ein zweibeiniges Nachschlagewerk, eine personifizierte Meta-Analyse. Die Anforderungen an den Ärztlichen Sachverständigen sind hoch [5, 6, 7], seine Stellung gegenüber den Standeskollegen ist nicht unumstritten [8]. Das American College of Cardiology (ACC) hat entsprechende Gütekriterien für Sachverständige entwickelt [9].

Der „medizinische Standard“

„Behandlungsfehler sind Verstöße des Arztes oder sonstiger mit der Heilbehandlung befasster Personen ... gegen die Regeln eines guten Behandlungsstandards“ [10]. So und vergleichbar äußern sich zahlreiche Autoren, wenn es um die Definition dessen geht, was der Arzt seinem Patienten antun kann, ohne eine unerlaubte Handlung oder eine Sorgfaltspflichtverletzung zu begehen. Der „gute Behandlungsstandard“ kann dabei nicht einfach einer allgemeinen ärztlichen Praxis gleichgestellt werden, vor allem dann nicht, wenn es gilt, einen allgemein eingerissenen und eingebürgerten Schlendrian abzugrenzen [11]. Der gute medizinische Standard ist auch nicht einfach diejenige Praxis, die in einer bestimmten Situation seit jeher geübt wird – vielmehr wird er sich mit dem medizinischen Fortschritt weiterentwickeln. Andererseits kann der „gute Behandlungsstandard“ naturgemäß nicht mit dem Befolgen jedweder Innovation gleichgesetzt werden; es kann lange Zeit dauern, bis aus einer medizinischen Neuentwicklung ein allgemein akzeptiertes Konzept geworden ist. Die Frage, was denn nun „guter ärztlicher Behandlungsstandard“ sei, wird sich in der Beurteilung jedes einzelnen Behandlungsfehler-Falles zur Schlüsselfrage entwickeln. Sie wird – was die rechtliche Wichtung betrifft – naturgemäß von den (Instanz-)Gerichten entschieden – diese stützen sich jedoch gerade in dieser Frage notwendigerweise auf sachverständigen ärztlichen Rat. Damit kommt dem Ärztlichen Sachverständigen gerade in der Wichtung des aktuellen Handelns gegenüber dem allgemein akzeptierten Wissen eminente Bedeutung zu.

Insbesondere im Bereich *medizinischer Innovationen* drängen sich immer wieder Fragen auf: Ab wann ist ein Anschluss an eine medizinische Innovation erlaubt, ab wann ist sie zwingend? Welchen Stellenwert haben persönliche Erfahrungen, eigene Vorsicht, Skepsis gegen medizinische Modeströmungen, gegenüber der Publikation einer Novität in einem angloamerikanischen Journal? Ab wann muss ein Therapeut neue Therapieziele (nicht neue Techniken!) verinnerlichen? Diese und vergleichbare Fragen ziehen sich wie ein „roter Faden“ durch eine Vielzahl von Instanzentscheidungen und zusammenfassende Darstellungen.

Ähnliche Probleme ergeben sich bei der Abwägung *verschiedener Lehrmeinungen.* Auch hier kann ein belasteter Arzt unversehens zwischen zwei Schulen gelangen – im schlimmsten Falle wird für ihn die Wahl des Gerichtsgutachters zur Schicksalsfrage.

Schließlich wird kaum ein Arzt in der Lage sein, allein und vor Ort die immer wieder gestellte Frage nach der inhaltlich gleichwertigen, jedoch preisgünstigeren Behandlungsalternative zu beantworten.

Will man den einzelnen Arzt in diesen Fragen des „medizinischen Standards" nicht alleine lassen, bedarf es *zu dessen Schutz* der Formulierung nationaler fachgesellschaftsinterner Leitlinien. Nur diese sind in der Lage, den einzelnen Arzt davor zu schützen, dass er im Tagesgeschäft zum Spielball divergierender gesundheitspolitischer Ansprüche oder zum Spielball eines Expertenstreits wird.

Dokumentation

Die Dokumentation der ärztlichen Behandlung einschließlich der dort erhobenen anamnestischen Daten, Befunde, therapeutischen Maßnahmen, Behandlungsdaten und eingetretenen Probleme ist Bestandteil der Behandlung selbst. Sie dient der medizinischen Sicherheit sowohl in der akuten Situation zur soliden Information etwaiger Mitbehandler wie später (z.B. im Streitfalle) zur Klarstellung der seinerzeitigen Vorgänge, Befunde und Überlegungen. Der BGH betont eine ausdrückliche Pflicht des Arztes zu angemessener Dokumentation und führt diese auf die „selbstverständliche therapeutische Pflicht gegenüber dem Patienten" zurück [12]. Auch in der Dokumentation kommt es nicht auf viel oder wenig, auf defensiv oder stichwortartig an - auch die Dokumentation muss sich - wie Diagnostik und Therapie - an der medizinischen Erforderlichkeit orientieren [13]. Mit anderen Worten: Die Dokumentation muss es - für den Fachmann verständlich - möglich machen, dass auch ein mit dem konkreten Fall nicht Befasster noch nach längerer Zeit einen Behandlungsduktus nachzeichnen, nachvollziehen und verstehen kann. Dabei wird (wie Bergmann betont) das Ausmaß der erforderlichen Dokumentation wiederum *nicht* vom Juristen sondern allein vom Mediziner bestimmt - im Streitfall hat sich hierzu der ärztliche Sachverständige zu äußern; er hat fachkundig darzustellen, welches Maß an Dokumentation bei einem bestimmten Krankheitsbild bzw. in einer bestimmten Situation medizinisch geboten war, um den Vorgang für einen außenstehenden Fachmann begreifbar zu machen.

Fallbeispiele

Zwei Beispiele aus eigener Praxis:
Bei einem 25-jährigen Patienten kommt es nach Oberschenkelbruch zum knöchernen Infekt, welcher nach Entfernung toten Gewebes (Sequestrektomie) und vorübergehender antibiotischer Behandlung zur Ruhe kommt. Es schließt sich (im später beklagten Krankenhaus) eine langwierige, von Schmerzen und Rückschlägen begleitete Mobilisierungs- und Rehabilitationsbehandlung an. Monate später kommt es andernorts zu weiteren Operationen und erst danach zu einer definitiven Sanierung der Entzündung. Der Patient beklagt, man habe wesentlich früher erkennen können und müssen, dass das Bein noch nicht in Ordnung sei, er habe durch die Behandlungsverzögerung unnötig Zeit verloren und Schmerzen gehabt. Die Ärzte verteidigen sich mit dem Hinweis, zum Zeitpunkt ihrer Behandlung habe sich kein Anhalt für ein Fortschwelen des Infektes ergeben, man habe hieran durchaus gedacht, der Zustand habe sich jedoch wie eine - zwar schwierige, insgesamt jedoch ordnungemäß vonstatten gehende - Rehabilitation dargestellt.

Die Beurteilung des Falles war deswegen unbefriedigend, weil klinische Befunde, aktuelle Beschwerdeschilderungen oder differentialtherapeutische Überlegungen nur in Ansätzen niedergelegt waren. Der Gutachter konnte Jahre später nur noch mutmaßen, welche Überlegungen und Befunde der behandelnde Arzt wohl seinerzeit seinem Behandlungsduktus zugrundegelegt haben könnte.

Bei einem 16-jährigen Mädchen wird ein Unterarmbruch durch 2 Platten operativ stabilisiert; knapp zwei Jahre später sollen die Platten entfernt werden. Eine der Platten liegt so nahe am Ellbogengelenk, dass der tiefe Ast des Speichennervs (N. radialis) unmittelbar an ihr vorbei läuft. Mit der Plattenentfernung kommt es zur Schädigung dieses Speichennerven. Der Operationsbericht der Plattenentfernung jedoch gibt keine Hinweise darauf, welche Maßnahmen man zur Schonung des Nerven unternommen habe (z. B. besondere Präparationstechnik). Nirgends aus dem Operationsbericht oder der Patientenaufklärung oder dem sonstigen Krankenblatt geht hervor, dass *man sich der hohen Risikos des dortigen Eingriffs überhaupt bewusst war;* der knappe Text des OP-Berichts und auch die Wahl des Operateurs lassen eher das Gegenteil vermuten.

Wie auch immer in beiden Fällen entschieden wurde – die Entscheidung ist auf jeden Fall unbefriedigend: Wird der Arzt entlastet, dann deshalb, weil man ihm trotz bescheidener Dokumentation letztlich abnimmt, dass er sich seinerzeit bei seinen Maßnahmen adäquat Mühe gegeben hat; wird er verurteilt, dann nur vielleicht deshalb, weil seine damals tatsächlich untadelige Mühewaltung nicht Eingang in die Dokumentation gefunden hat. Eine derartige Situation ist zudem für den beklagten Arzt riskant. Denn der BGH stellt fest: „Unterlassene Aufzeichnungen im Krankenblatt ... können unter Umständen zu einer Umkehr der Beweislast für das Vorliegen von Behandlungsfehlern führen“ [14]. Dass eine aktive Entlastung des beklagten Arztes jedoch gerade dort kaum gelingen kann, wo diese Beweislastumkehr *wegen unzureichender Dokumentation* angenommen wird, liegt auf der Hand. Die diesbezüglichen Feinheiten der Rechtsprechung an dieser Stelle herauszuarbeiten, ist nicht geboten; denn gerade in diesem Bereich sollte sich der Arzt vernünftigerweise nicht an die Grenzen des eben noch Akzeptablen begeben.

Die *Technik* der Dokumentation ist im wesentlichen unerheblich – Ambulanzkarten – oder Krankenblatteinträge sind ebenso nützlich wie Memos, Aktennotizen o. Ä. Auch zeitnah angefertigte nachträgliche Dokumente (Gedächtnisprotokoll) sind in Ordnung, sofern sie als solche erkennbar sind. Nachträgliche *Änderungen* der Dokumentation sind selbstverständlich nicht zulässig. Für eine elektronische Dokumentation sind gesicherte Verfahren anzuwenden.

Eine ausreichende Dokumentation ist mithin nicht nur regulärer Bestandteil guter ärztlicher Behandlung, sie dient gleichermaßen der Sicherheit des Patienten und des Arztes. Auf den Punkt gebracht soll eine gute und adäquate Dokumentation einem fachkundigen aber fremden Kollegen Antwort geben auf nur die eine Frage: „Was habe ich mir hier gedacht?“

Zusammenfassung

Ein Arzt schuldet seinem Patienten eine gute Behandlung und eine adäquate Kommunikation darüber. Ein Patient, dem eine vermeidbar schlechte Behandlung widerfährt oder der nicht wusste, was warum mit ihm geschieht, soll dafür zumindest eine adäquate finanzielle Genugtuung erhalten. Ein Arzt andererseits, welcher sich in einer konkreten Situation nach besten Kräften bemüht hat, soll nicht für Folgen geradestehen müssen, welche er nicht zu vertreten hat.

Maßstab für gutes ärztliches Handeln ist der allgemein anerkannte ärztliche Standard. Unter den Bedingungen rasch wechselnder und auch divergenter wissenschaftlicher Positionen und wegen des Umstands, dass im übrigen häufig verschieden gute und verschieden teure Prozeduren miteinander konkurrieren, sollte dem einzelnen Arzt in seiner Tätigkeit vor Ort durch die eigene Fachgesellschaft bezüglich des „allgemein anerkannten Standards" der Rücken durch nationale fachgesellschftsinterne Leitlinien gestärkt werden. Solche würden maßgeblich zur Rechtssicherheit auf allen Seiten beitragen.

Die Dokumentation ist eine wichtige Informationsquelle aller an der Behandlung beteiligten Personen. Sie muss sich vor allem auf die Beschreibung des aktuellen Befundes und des Prozedere einschließlich etwaiger Begründungen (bei außergewöhnlichen Maßnahmen und Vorkommnissen) fokussieren.

Literatur

1. Gabriel F, Huckenbeck W (1998) Grundlagen des Arztrechts. Köster, Berlin
2. Bergmann O, Kienzle F (1996) Krankenhaushaftung. Deutsche Krankenhaus-Verlagsgesellschaft, Düsseldorf
3. Rumler-Detzel P (1999) Grundlagen des Arzthaftungsrechts. In: Steffen E, Dressler WD (Hrsg) Arzthaftungsrecht. Neue Entwicklungslinien der BGH – Rechtsprechung. RWS Script
4. Ankermann E, Kullmann HJ, Bischoff R (1999) Arzthaftpflicht-Rechtsprechung. E. Schmidt, Berlin, Kza 8060/2
5. Franzki H (1987) Das Gutachten des Ärztlichen Sachverständigen. Deutsche Gesellschaft für Chirurgie-Mitteilungen. 4: 119–124
6. Ulsenheimer K (1985) Die Stellung des medizinischen Sachverständigen im Zivil- und Strafprozeß. Informationen des Berufsverbandes Deutscher Chirurgen 5: 58–63
7. Kienzle HF (1996) Ärztliche Begutachtung in Zivil- und Strafrecht – Beurteilungsmaßstab ärztlicher Begutachtung. Z ärztl Fortbild 90: 592–596
8. NN (1997) Hackt die eine Krähe der anderen wirklich kein Auge aus? Pro und Contra. Ärztezeitung 25.9.1997
9. NN (1996) Recommended criteria for expert witnesses. JACC 27: 250
10. Rumler-Detzel R (1999) Grundlagen des Arzthaftungsrechts.In: Steffen E, Dressler WD (Hrsg) Arzthaftungsrecht. Neue Entwicklungslinien der BGH–Rechtsprechung. RWS Script
11. s. 4. Kza 2305/102
12. s. 4. Kza 6450/9
13. Bergmann O (1996) Dokumentation. In: Bergmann KO, Kienzle HF (Hrsg) Krankenhaushaftung. Deutsche Krankenhaus Verlagsgesellschaft mbH, Düsseldorf
14. s. 4. Kza 6450/1

Der grobe Behandlungsfehler

J. Hoferichter

Das Feststellen eines „groben" Behandlungsfehlers ist eine juristische Wertung, keine ärztliche. Der Begriff ergab sich im Rahmen einer sog. Beweiserleichterung, die die Rechtsprechung aus den Besonderheiten des Arzt-Haft-Pflicht-Prozesses entwickelt hat.

Im Zivilprozess muss der sich geschädigt fühlende Patient beweisen, dass der Fehler eines Arztes für einen erlittenen Schaden ursächlich war. Die Beweislast liegt bei ihm. Dazu ist er aber, wie es der Bundesgerichtshof 1967 formulierte, nicht in der Lage, wenn es durch einen schwerwiegenden Verstoß gegen die Regeln der ärztlichen Kunst nicht mehr erkennbar ist, wie der Heilverlauf bei ordnungsgemäßer Hilfe gewesen wäre[1].

Das erschwert dem Patienten, in der Regel ein medizinischer Laie, die Aufklärung des Behandlungsgeschehens. Das wirkt sich besonders auf die Feststellung der für die Schädigung in Betracht kommenden Ursachen aus. Bei Beweisnot des Patienten zieht der Bundesgerichtshof (BGH) deshalb Beweiserleichterungen bis zur Beweislastumkehr in Betracht, um ein Gleichgewicht zwischen ihm und der sachkundigen Behandlerseite zu schaffen (s. Liste).

Beweiserleichterung zu Gunsten des Patienten

- Aufklärungsrüge,
- Untersuchungsmängel,
- Dokumentationsmängel,
- Anscheinsbeweis,
- „grober" Behandlungsfehler,
- Beweisvereitelung.

Die juristische Bewertung eines Fehlers im Zivilprozess als „grob" richtet sich dabei nicht auf dessen eventuelle schweren Folgen und Auswirkungen. Diese Aussage richtet sich auch nicht gegen das eventuell nicht nachvollziehbare Fehlverhalten eines Arztes in einer bestimmten Situation.

Die Aussage „grob" zielt darauf, dass der Behandlungsfehler die Aufklärung des Behandlungsverlaufes besonders erschwert, da der Ablauf des Krankheitsgeschehens dadurch verändert wurde. Die damit gegebene Beweiserleichterung ist der Ausgleich dafür, dass „das Spektrum der für die Schädigung in Betracht kommenden Ursachen gerade durch den Fehler besonders verbreitert bzw. verschoben worden ist[2].

[1] BGH NJW 1967, 1508
[2] BGH, NJW 1983, 333

Definition

Eine Definition, wann ein Behandlungsfehler als grob gewichtet wird, hat der BGH mehrfach gegeben. Danach ist ein „grober“ Behandlungsfehler nur zu erkennen, bei einem deutlichen und sicheren Verstoß

- gegen gesicherte elementare Erkenntnisse der Medizin (BGH, 26.11.91 VI ZR 389/90),
- gegen bewährte und elementare Behandlungsregeln und Erfahrungen (BGH, 3.12.86 VI ZR 106/84),
- wenn dieses letztlich aus objektiver ärztlicher Sicht nicht mehr verständlich und verantwortbar ist (BGH, 20.4.93 VI ZR 178/92),
- einem Arzt schlechterdings nicht unterlaufen darf (BGH, VersR 1983, 729),
- und unter keinem denkbaren Gesichtspunkt entschuldbar ist (BGH, VI ZR 176/91).

Generelle Definitionen dieser Art sind aber, und auch dieses ist eine Feststellung des BGH, kein praktikabler Ansatz für eine Beurteilung des Einzelfalles[1].

Zivilprozess

Die Wertung eines Behandlungsfehlers im Zivilprozess durch den Richter als „grob“, ist dessen subjektive Einschätzung. Sie muss aber auf tatsächlichen Anhaltspunkten beruhen[2]. Diese ergeben sich aus dem Sachverhalt des Einzelfalles und aus der medizinischen Beurteilung des Behandlungsgeschehens durch den Fachsachverständigen. Die Wertung durch den Tatrichter hängt deshalb vor allem von der Qualität und Arbeitsweise der medizinischen Sachverständigen ab.

Die Aufgabe des medizinischen Gutachters im Zivilprozess ist es, für den Richter eine Verletzung der Sorgfaltspflicht so klar zu beurteilen, dass diesem auch eine Wertung des Behandlungsfehlers als „grob“ ermöglicht wird. Dieses ergibt sich aus der Darstellung und dem Tenor der Aussage, ohne dass deshalb expressis verbis ein „schwerwiegender“ Fehler im Gutachten formuliert werden muss. Der Gutachter kann dem Richter nicht die Bewertung „grob“ durch die Vorformulierung als „schwerwiegend“ abnehmen. Er würde damit klar die Kompetenzen eines Fachsachverständigen überschreiten, worauf der BGH mehrfach hingewiesen hat[3].

Trotzdem drängen viele Juristen den Sachverständigen zu solcher Festlegung.

Außergerichtliche Verfahren

Anders stellt sich die Situation für die Mitglieder einer Gutachterkommission dar. In dieser Institution arbeiten Richter und Ärzte als sachverständige Gutachter zusammen, um eine außergerichtliche Schadensregelung zu ermöglichen. In den hier erarbeiteten gutachterlichen Bescheiden wird ärztlich und wissenschaftlich begründet,

[1] BGH, 10.5.83 VI ZR 270/81; BGH, 4.10.94 VI ZR 205/93
[2] BGH, 19.11.96 VI ZR 350/95
[3] BGH, 3.12.85 VI ZR 106/84; BGH, NJW 1994, 801; 1996, 1589

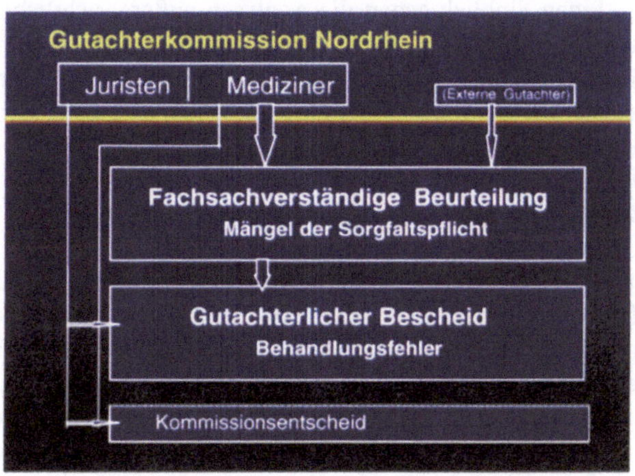

Abb. 1. Arbeit einer Gutachterkommission

ob eine Vernachlässigung der Sorgfaltspflicht vorliegt und im zu bejahenden Fall auch der Zusammenhang mit einem daraus folgenden Gesundheitsschaden (s. Abb. 1).

Die Kommission stellt dann einen vermeidbaren Behandlungsfehler fest. In diesem Bescheid ist die Festlegung auf „schwerwiegend" nicht notwendig. Gesundheitsschäden als Folge eines anerkannten Behandlungsfehlers werden hier nicht einfach ex cathedra verkündet, sondern fundiert wissenschaftlich erörtert. Dem Antragsteller wird mit dem Bescheid eine klare objektive Beurteilung, die ihm verständlich ist, gegeben. Sie wird in mehr als 90% angenommen [14].

Nur wenn der Zusammenhang eines Gesundheitsschadens nicht sicher mit einem Fehler oder als schicksalsbedingt geklärt werden kann – was selten ist – muss der Richter aus der medizinischen Beurteilung einen schwerwiegenden Fehler ersehen und eventuell als „grob" übersetzen können.

Die ausdrückliche Feststellung eines vermeidbaren ärztlichen Behandlungsfehlers in der fachsachverständigen Beurteilung eines gegebenen Sachverhaltes ist dazu nicht notwendig. Der Arzt ist gegenüber seinen Patienten ausnahmslos zur Einhaltung der Sorgfalt verpflichtet. In der Rechtssprechung wird der Ausdruck „ärztlicher Kunstfehler" auch nicht mehr verwandt, da er nicht der Realität ärztlicher Tätigkeit entspricht.

Erfahrene Gutachter, wie Reding [9], sprechen ausschließlich von einer möglichen „Verletzung der ärztlichen Sorgfaltspflicht". Anderes verlangt die Rechtssprechung nicht. Dieses ist Medizinern, wie Juristen, und auch allgemein besser verständlich. Dazu wird das Spektrum der gesamten medizinischen Versorgung – Diagnostik, Aufklärung, Dokumentations-, Überweisungs- und Organisationspflichten –, wie durch die wörtliche Festlegung auf einen „Behandlungsfehler", nicht eingegrenzt.

Häufigkeit

Die Häufigkeit von Beweiserleichterungen für den Kausalitätsnachweis und deren Auswirkungen ist nicht bekannt. Arzt-Haftpflicht-Prozesse sind statistisch von der Justizverwaltung nicht erfasst.

Einen Einblick geben die Analysen außergerichtlicher Verfahren. Die Ärztekammern, hier auch besonders die Gutachterkommission Nordrhein, haben in den letzten Jahren die außergerichtlichen Verfahren zahlenmäßig erfasst und deren Effektivität nachgewiesen. Darin enthaltene Aussagen zum „schwerwiegenden" Behandlungsfehler sind aber nicht komplett und nur mit Vorbehalt zu übernehmen. In diesen Zahlen ist z. B. keines der von mir erstellten etwa 300 Gutachten miterfasst, da ich eine solche wörtliche Feststellung „schwerwiegend" nicht treffe.

Durch die Gutachterkommission Nordrhein wurden in 22 Jahren, von 1975 bis 1997, 12.500 gutachterliche Bescheide erteilt. Dabei wurden fast 4.000 Behandlungsfehler festgestellt. Das waren 31% der Überprüfungen (s. Tabelle 1). Als schwerwiegend wurden davon 121 gewichtet. Das sind 3% der anerkannten Behandlungsfehler, aber von den erteilten Gesamtbescheiden weniger als 1%.

In der Inneren- und Allgemeinmedizin lag der Anteil bei 4–6 % (s. Tabelle 2). In den operativen Fächern wurden 2–3% der anerkannten Behandlungsfehler als schwerwiegend gewichtet. Im Fachbereich Chirurgie wurde dies bei 44 von 1.656 anerkannten Behandlungsfehlern angenommen. Die Gesamtzahl der so zu definierenden Sorgfaltspflichtverletzungen liegt nur wenig höher als die hier ermittelten 2,7%. Letztendlich sind dies also nur wenige Einzelfälle (s. Tabelle 3).

Die Tendenz zu solcher Bewertung durch Fachsachverständige ist aber deutlich zunehmend, auch durch das Drängen der Juristen. Das ist im Hinblick auf den Sinn als Beweiserleichterung nicht gerechtfertigt.

Tabelle 1. Behandlungsfehler, Gutachterkommission Nordrhein 1975–1997

Anträge auf Überprüfung	12524
Behandlungsfehler anerkannt	3927~31,4%
davon „schwerwiegend"	121~3,0%

Tabelle 2. Behandlungsfehler, Gutachterkommission Nordrhein 1975–1997. Fachgebiete

Fachgebiete	Anträge	Behandlungsfehler	„Schwerwiegend"
Innere Medizin	1153	332 (28,8%)	22 (6,6%)
Allgemeinmedizin	616	248 (40,3%)	11 (4,5%)
Dermatologie	173	55 (31,8%)	5 (9,1%)

Tabelle 3. Operatives Fachgebiet, Gutachterkommission Nordrhein 1975–1997

Operative Fachgebiete	Anträge	Behandlungsfehler	„Schwerwiegend"
Chirurgie	5002	1656 (33,1%)	44 (2,7%)
Orthopädie	1558	504 (32,3%)	10 (2,0%)
Urologie	489	113 (23,1%)	2 (1,8%)
Gynäkologie	1789	553 (30,9%)	17 (3,0%)

Kasuistik

Die Bedeutung der Beweiserleichterungen lässt sich nicht aus den formulierten allgemeinen Definitionen erkennen. Diese sind subjektiv interpretierbar. Deren Reichweite ergibt sich auch nicht aus den bisher bekanntgewordenen Zahlen. Die veröffentlichten Urteile des BGH zeigen aber, was die Judikatur im Einzelfall als Verstoß gegen elementare Erkenntnisse der Medizin und elementare Behandlungsregeln wertet. Zusammenstellungen unterscheiden dabei zwischen diagnostischen Irrtümern und therapeutischen Fehlern [10].

Diagnoseirrtümer – Zivilprozess

So ist ein Diagnoseirrtum im Sinne einer Fehlinterpretation der erhobenen Befunde nur „grob", wenn es sich um einen fundamentalen Irrtum handelt. Das lässt sich aus den wenigen publizierten Beispielen nur schwer nachvollziehen (s. Liste).

Grober Diagnosefehler im Zivilprozess

- Fehlinterpretation erhobener Befunde (nur bei fundamentalem Irrtum):
  - BGH 14.7.81 VI ZR 35/79,
  - BGH 10.11.87 VI ZR 35/79.
- Nichterheben notwendiger Befunde:
  - BGH 27.6.78 VI ZR 183/76,
  - BGH 21.9.82 VI ZR 302/80,
  - BGH 3.2.87 VI ZR 56/86.
- Unterlassen notwendiger Kontrollen:
  - BGH 17.2.56 VI ZR 248/54,
  - BGH 11.4.67 VI ZR 61/66,
  - BGH 10.5.83 VI ZR 270/81.

Häufiger wird das Nichterheben von Befunden, oder notwendigen Kontrollbefunden, als grob fehlerhaft gewertet:

- Keine manuelle Prüfung der Durchblutung bei Lähmung der Extremitäten (BGH, VI ZR 284/81).
- Keine weiterführende Diagnostik bei wiederholter Darmlähmung mit Koterbrechen (BGH, VI ZR 302/80).
- Keine Wundinspektion trotz alarmierender Temperatursteigerung (BGH, VI ZR 12/86).
- Keine Schnellschnittuntersuchung vor Brustamputation (BGH, VI ZR 216/91).
- Keine bakteriologische Untersuchung eines trüben Kniegelenkpunktates (OLG Köln, 27 U 25/90).
- Keine Phlebographie bei Wadenschmerzen nach Fußverletzung (OLG Köln, 27 U 23/90).
- Verschleiern des Krankheitsbildes vor Abklärung durch Schmerzmittel (BGH, VI ZR 302/80).

Als Verletzung der Sorgfaltspflicht lassen sich diese Beispiele vom Arzt nachvollziehen. Das Verständnis für eine Gewichtung als „grob" ergibt sich erst aus der genauen Kenntnis der zu beurteilenden seinerzeitigen Situation. Aber auch dann bleiben doch Zweifel an solchen Wägungen, zumal dann, wenn diese bei klarem kausalen Zusammenhang unnötig sind.

Diagnostische Irrtümer – Gutachterkommission

Bei den in der Gutachterkommission (GK) zu beurteilenden und als „schwerwiegend" eingestuften Sorgfaltspflichtverletzungen stehen die diagnostischen Irrtümer nicht so im Vordergrund, wie es für die Zivilprozesse aufgezeigt wurde. Mängel in der Diagnostik und fehlinterpretierte Befunde führen im chirurgischen Fachbereich vor allem zu einer falschen Indikationsstellung (s. Tabelle 4).

Typisches Beispiel ist der diabetische Fuß. Unterlassene Blutzuckerkontrollen bei bekanntem Diabetes und bekannter diabetischer Polyneuropathie wurden als schwerwiegend gewertet[1]. Aber auch Operationen bei erheblichen Vor- und Begleiterkrankungen, die eine Kontraindikation darstellen, waren Veranlassung für eine Bewertung als schwerwiegend. Insbesondere bei nicht dringlichen, wie Gastric banding bei Adipositas[2], oder nicht notwendigen Eingriffen, etwa dem Verdacht auf eine epigastrische Hernie, der dann nicht bestätigt werden konnte[3].

Die Verzögerung einer notwendigen Behandlung durch Fehldeutung harmlos erscheinender oder maskierter Symptome und klinischer Zeichen ist das tägliche Problem in der Chirurgie. Der Einsatz des gesamten diagnostischen Apparates ist dabei nicht immer möglich und muss kritisch erwogen werden. Zudem sind unterlassene oder zögerlich durchgeführte Untersuchungen, wie auch die Fehlinterpretation einzelner Befunde, oft erst retrospektiv erkennbar. Eine Bewertung als vermeidbare Sorgfaltspflichtverletzung setzt deshalb auch hier die Kenntnis der ex ante Situation voraus und kann selbst dann durchaus kontrovers beurteilt werden.

Wenn hier aber vernünftige und erklärbare Grenzen weit überschritten werden, kommt es zu den dann nicht mehr zu verstehenden Verschleppungen bei der Abklärung maligner Melanome, Mammatumoren und auch bei den Leiden „über die man nicht gerne spricht", aber offenbar auch ebenso ungerne untersucht. Die unterlassene digitale Untersuchung des Afters bei tödlich ausgehender Sepsis durch eine

Tabelle 4. 18 Indikationsfehler (schwerwiegende Irrtümer der Diagnostik), Gutachterkommission Nordrhein Fachgebiet Chirurgie 1975–1997. Zahl der Anträge 5002, Behandlungsfehler 1656, Mehrfachirrtümer 11

Untersuchungen unterlassen	14
Befunde fehlinterpretiert	2
Diagnose verfehlt	13
Kontraindikation missachtet	2
Kontrollen unterlassen	2

[1] GK, 96/1001
[2] GK, 95/546
[3] GK, 94/121

übersehene perirektale Infektion[1] oder Hämorrhoidenoperationen beim nicht erkannten tief sitzenden Rektumkarzinom[2] sind bekannt, aber trotzdem immer wieder zu beurteilen.

Sorgfaltsmängel durch ungenügende Abklärung sicherer Zeichen von Komplikationen, wie Perforationsperitonitis[3], Blutung[4] oder beim Darmverschluss[5], wiegen schwer. Die nur vom Chirurgen zu verstehende aktuelle Situation dabei führt zu kontroversen Diskussionen und Wägungen, zumal, wenn diese Fehler weder therapeutische Konsequenzen noch einen Schaden zur Folge hatten.

Therapiefehler – Zivilprozess

Grobe Fehler bei der Therapie kann der Chirurg aus der Sicht der Rechtssprechung begehen, wenn er eindeutige Befunde nicht für oder gegen die Indikationsstellung zur Operation verwendet, oder dazu gebotene Untersuchungen unterlässt. Des Weiteren, wenn er grundlos ein eingeführtes Verfahren (Standardmethode), insbesondere im Hinblick auf bekannte Risiken, nicht anwendet oder die Behandlung durch Fehlorganisation in nicht-geeignete Hände geraten lässt. Ebenso ist es grob fehlerhaft, wenn die gebotenen Kontrollen der Auswirkungen des Eingriffes unterlassen werden (s. Tabelle 5).

Bekannt gewordene Einzelurteile beziehen sich dabei selten auf intraoperative Fehler. Offenbar wird vom Fachsachverständigen in der Regel ein Operationsfehler so klar definiert, dass auch die Kausalität mit dem daraus resultierenden Gesundheitsschaden zweifelsfrei aufgezeigt werden kann. Somit entfällt die Notwendigkeit einer Beweiserleichterung für den Antragsteller. Es findet sich deshalb die Wertung „grob" vor allem bei unterlassenen Untersuchungen und Kontrollen, sowie bei Fehlern in der Organisation:

- Keine Kontrolle des Hodensitzes nach Rezidivhernienoperation (BGH, VI ZR 270/81).
- Keine Kontrolle der Durchblutung nach Reluxation einer Oberarmschaftfraktur (OLG Düsseldorf, 8U 223/85).
- Arthrographie und Meniskusoperation am gleichen Tag (OLG Hamm, 3U 338/86).
- Keine Mindesteinwirkungszeit vom 30 s für das Desinfektionsmittel vor der Injektion (OLG Stuttgart, 14 U 21/88).

Tabelle 5. Grobe Therapiefehler, Fachgebiet Chirurgie im Zivilprozess

Indikation	Keine Reaktion auf eindeutige Befunde OLG 11.6.87. 8U223/85; NAB 19.2.91 VI ZR 224/90
Methodik	Nichtanwenden einer Standardmethode ohne Grund BGH 29.1.85 VI ZR 69/83; BGH 6.12.88 VI ZR 50/86
Organisation	Qualifikationsmängel BGH 14.7.81 VI ZR 35/79; OLG 2.10.85 8U 100/83
Kontrolle	Mangelhafte Überwachung BGH 17.2.56 VI ZR 248/54; BGH 25.10.88 VI ZR 59/88

[1] GK, 96/1000
[2] GK, 91/704
[3] GK, 89/260
[4] GK, 94/1119
[5] GK, 95/400

Diese Einzelurteile verblüffen, wie die oben zitierten diagnostischen Irrtümer, in ihrer subjektiven Gewichtung und sind darin teilweise nur schwer nachzuvollziehen. Dabei zeigt sich aber vor allem, wie der hier Entscheidende auf eine exakte, klare und unmissverständliche Beurteilung durch den Fachsachverständigen angewiesen ist.

Therapeutische Fehler – Gutachterkommission

Die Gutachterkommission hat dagegen gerade die Sorgfaltspflichtverletzungen beim operativen Eingriff selbst zu beurteilen. Das entspricht dem am häufigsten vorgetragenen Vorwurf, dass ein Gesundheitsschaden auf eine unsachgemäß durchgeführte Operation zurückzuführen sei (s. Tabelle 6).

Beispiele für eine unzureichende Darstellung, die als schwerwiegend bewertet wurde, sind etwa bei Schnittwunden das Übersehen von tiefen Sehnen- oder Nervenverletzungen, die dann Sekundär-Eingriffe notwendig machten[1]. Aber auch die ungenügende Präparation, etwa der Gebilde im Leberhilus und deren Folgen, die Gang- und Gefäßverletzungen[2] (s. Liste).

Mangelhafte Sorgfalt bei Operationen, Fachgebiet Chirurgie

- Indikationsfehler:
  - Diagnostikmängel.
- Intraoperative Fehler:
  - unzureichende Darstellung der Situation,
  - ungenügende Ausdehnung des Eingriffs,
  - methodische Fehler,
  - unterlassene Maßnahmen zur Vermeidung von Komplikationen,
- Überwachungsfehler.

Die ungenügende Ausdehnung der Operation wurde als schwerwiegend angesehen, bei insuffizienten Manipulationen bei perianalen Fisteln in Lokalanaesthesie[3], bei zu knappen Darmresektionen, die dann Reoperationen notwendig machten[4], und bei nicht ausreichenden Eingriffen bei Hohlhandphlegmonen, die schließlich zur Amputation von Fingern und Resektionen von Mittelhandknochen führten[5].

Methodische Fehler, die als schwerwiegend gewichtet wurden, waren beispielsweise:

- Der falsche Zeitpunkt der operativen Versorgung einer Weber-C-Fraktur mit Weichteilschäden nach ungenügenden Repositionsversuchen und folgender Infektion (GK 89/125).
- Das gleichzeitige Spalten einer Fistel bei der Inzision eines periproktitischen Abszesses mit folgender absoluter Inkontinenz (GK 91/492).

---

[1] GK, 97/577
[2] GK, 97/425
[3] GK, 92/359
[4] GK, 96/942
[5] GK, 88/469

Tabelle 6. 44 Schwerwiegende Behandlungsfehler, Gutachterkommission Nordrhein, Fachgebiet Chirurgie 1975–1997. Zahl der Anträge 5.002, Behandlungsfehler 1.656, Mehrfachfehler 20

Indikation	17
Operationsmethodik	32
Nachsorge	6
Medikation	2
Aufklärung	1

- Der Versuch einer einzeitigen Korrektur bei beiderseits hochgradiger Hüftdysplasie mit folgender beiderseitiger Ischiadikusparese (GK 92/637).
- Die Exzision aus einem Hodentumor beim Zugangsweg durch das Skrotum (GK 92/862).

Das besondere Engagement des Sachverständigen auf seinem Spezialgebiet - von der Thromboseprophylaxe bis zur Rekurrensdarstellung - und die Unsicherheit damit unerwünschte Folgen wirklich vermeiden zu können, zwingen diesen zu einer zurückhaltenden Bewertung, die sich am Standard orientiert.

Seitenverwechslungen stellen demgegenüber eine klare Verletzung der Sorgfaltspflicht dar. Die Gutachterkommission ist damit nur selten befasst. So wurde

- die Thrombendarterektomie der kontralateralen A. carotis interna, wobei es auf der eigentlich zu operierenden Seite und den dort hochgradigen Veränderungen durch die Lagerung zum thrombotischen Verschluss und folgender Halbseitenlähmung kam, als schwerwiegend eingestuft (GK 88/614).

Organverwechselungen und Schwierigkeiten bei der Zuordnung von Leitgebilden ergeben ein weites Feld für die Beurteilung einer Sorgfaltspflichtverletzung. Ein eigenes Kapitel stellen die Irrtümer bei der Identifizierung zentraler Gallengänge während laparoskopischer Operationen dar. Deren Verletzung ist dabei nicht immer sicher vermeidbar. Das Nichterkennen solcher Gangverletzungen wird aber als Behandlungsfehler gewertet. Das Übersehen der Folgen und der darauf hinweisenden Symptome, über einen oft nicht mehr verständlichen Zeitraum, aber als schwerwiegend gewichtet [8].

Als schwerwiegend beurteilte die Kommission auch folgende Verwechselungen:

- Die Exzision eines Parotistumors als vermeintlichen Lymphknoten in Lokalanaesthesie mit folgender Speichelfistel (GK 97/577).
- Die Resektion des N. ulnaris in der Fehldeutung als Sehne bei Entfernung eines Tumors am Oberarm, der sich später als organisiertes Hämatom erwies (GK 88/183).
- Dann, was nun nicht mehr verständlich erscheint, bei einer Varizenoperation die Verwechselung der V. saphena magna mit der A. femoralis superficialis, die am Übergang zur A. femoralis communis ligiert, durchtrennt und, wie auch die A. femoralis profunda, zu entfernen versucht wurde (GK 92/205).
- Und schließlich eine Fehlhandlung, die einem Arzt schlechterdings nicht unterlaufen darf, wenn bei einer geplanten und nur darüber aufgeklärten Narbenrevision mit Adhäsiolyse, in der Annahme einer Ovarialzyste und nach Punktion von 1.000 ml Flüssigkeit, die Harnblase fast vollständig, unter Mitnahme des linken Ureters, entfernt und der belassene Blasenboden offen und unversorgt gelassen wurde (GK 90/612).

Diese gravierenden Fehlentscheidungen, zumeist bei extremen Veränderungen im Operationsgebiet oder in Extremsituationen, lassen sich kaum nachvollziehen. Das ist eine eigene Problematik. Aber gerade bei diesen krassen Einzelfällen ist der Zusammenhang mit dem daraus resultierenden Gesundheitsschaden zumeist sicher zu beurteilen. Es besteht deshalb selbst hier keine Notwendigkeit, diesen von Seiten des Gutachters als „schwerwiegend“ oder durch das Gericht als „grob“ zu bewerten. Eine Beweislastverschiebung ist keine Sanktion für besonders schweres ärztliches Verschulden [7] und hier bei zweifelsfreier Kausalität unnötig.

Zusammenfassung

Die Absicht der Rechtsprechung, durch Beweiserleichterungen einen Chancenausgleich im ärztlichen Haftpflichtprozess zu schaffen, lässt sich bei einem Überblick über die heutige Praxis, der hier versucht wurde, vom Arzt nicht so ohne weiteres nachvollziehen.

Die Formulierung eines groben Behandlungsfehlers durch das Gericht ist berechtigt, wenn eindeutig gegen fundamentale Regeln verstoßen und, wenn dadurch die Abklärung des Behandlungsverlaufs besonders erschwert wird. Es ist eine subjektive Wertung. In den zitierten Urteilen ist die Fundamentalität des Irrtums, die dazu gefordert ist, oft nicht zu erkennen. Dazu zeigt sich die Tendenz, trotz eindeutiger gutachterlicher Stellungnahme und klar definierter Kausalität, doch einen groben Behandlungsfehler zu konstruieren [4]. Daraus ist eine zumindest sehr flexible Praxis ersichtlich, wobei die gleitende Betrachtungsweise zu allgemeinen Unsicherheiten führt.

Die grobe ärztliche Fehlleistung ist, auch nach Ansicht von Juristen, ein ebenso konturloser wie folgenschwerer Begriff [15]. Das sollte, wie dessen inflationärer Gebrauch, nicht unüberlegt hingenommen werden. Dem auch dadurch verstärkten Trend in Richtung einer Gefährdungshaftpflicht [13] kann aber durchaus auch vernünftig begegnet werden.

Der ärztliche Gutachter tut dies, wenn er exakt, klar und verständlich eine Sorgfaltspflichtverletzung beurteilt. Er gibt damit dem Richter die solide Grundlage für dessen Bewertung. Dann sind Attribute wie „schwerwiegend“, unnötig. Voraussetzung ist, dass der Sachverständige weiß, worum es geht. Retrospektive Erörterungen im Konjunktiv sind dazu wenig geeignet.

Die Mitglieder der Gutachterkommission tun dies. Das bezeugt deren Arbeit. Eine Kritik daran ist unberechtigt. Das Misstrauen Einzelner, die hier und in anderen Foren persönliche Meinungsverschiedenheiten eigennützig mit anderen austragen wollen, ist unbegründet. Ein Entgegenkommen hier ist sinnlos. Ein schrittweises Aufgeben der ärztlichen Unabhängigkeit entzieht uns die Grundlage für unser Wirken.

Die offen vorliegenden Einzelbescheide, wie die publizierten Ergebnisse, zeigen, dass in diesen Gremien erfahrene Wissenschaftler und Praktiker sich vor allem dem Patienten verpflichtet fühlen. Jeder, der hier mit kritischer Objektivität um eine gerechte Beurteilung ringt, weiß um die Basis jeglicher ärztlicher Arbeit: Das ist das Vertrauen unserer Kranken. Diese Basis müssen wir erhalten.

Literatur

1. AHRS, Arzthaftpflicht – Rechtsprechung 1987. Erich Schmidt, Berlin
2. Carstensen G (1986) Vorwerfbare Behandlungsfehler. Chirurg 57: 288
3. Cyran W (1992) Vermeidbare Behandlungsfehler des Arztes. Gustav Fischer, Stuttgart
4. Dierks C (1996) Was ist ein grober Behandlungsfehler im Sinne der Gerichte? Ärztezeitung 02.10.1996
5. Hierholzer G, Löw H (1997) Wie begegnet der Chirurg den forensischen Gefahren? Dtsch Ges Chir Mitteilg 4: 292
6. Laufs A (1997) Entwicklungslinien des Medizinrechts. NJW 46, 1609
7. Müller G (1997) Beweislast und Beweisführung im Arzthaftungsprozess. NJW 46, 3049
8. Pichlmaier H, Wagner HJ, Said S (1995) Endoskopische Operationen. Dtsch Ärzteblatt 92: C-176
9. Reding R (1998) Ergebnisse der Begutachtung durch den Medizinischen Dienst der Krankenversicherung Niedersachsen von 1994–1997. Z betriebl Krankenvers 11
10. Steffen E (1995) Neue Entwicklungslinien der BGH-Rechtsprechung zum Arzthaftungsrecht. RWS, Köln
11. Ulsenheimer K (1997) Leitlinien in der Chirurgie: Aus Sicht der Rechtsprechung. Langenbecks Arch Chir Suppl II: 74
12. Weber R (1997) Muss im Arzthaftungsprozess der Arzt seine Schuldlosigkeit beweisen? NJW 50: 761
13. Weißauer W (1997) Die Medizin im Spannungsverhältnis zwischen Recht und Ökonomie. Chirurg 36: 149
14. Weltrich H, Beck L, Smentkowski U (1998) Erfolgreiche Streitschlichtung. Rhein Ärztebl 52: 10

Die Beurteilung der chirurgischen Therapie aus juristischer Sicht

E. Wolf

Einleitung

Im Rahmen des Themas „Die Begutachtung der chirurgischen Therapie" ist es mir aufgetragen, die vorangegangenen medizinischen Ausführungen aus juristischer Sicht zu ergänzen. Zunächst erscheint es vielleicht eigenartig, dass sich Juristen mit der Beurteilung einer medizinischen Therapie befassen, jedoch tun sie dies i. A. nur, weil diese Aufgabe an sie herangetragen wird und zwar meist von Patienten, die der Meinung sind, dem Arzt sei ein Fehler unterlaufen und deshalb stehe ihnen Schadensersatz zu. In diesen Fällen ist der Jurist ebenso zur Beurteilung der Sache verpflichtet wie z. B. in den Fällen, in denen einem Architekten ein Fehler bei der Bauplanung vorgeworfen wird. In beiden Bereichen muss der Jurist seine fehlenden Fachkenntnisse durch Heranziehung von Sachverständigen ersetzen, um den Fall unter Zugrundelegung der so erworbenen Fachkenntnisse nach juristischen Kategorien beurteilen zu können.

Die ärztliche Tätigkeit kann nach zwei Gesichtspunkten beurteilt werden, nämlich einmal aus strafrechtlicher Sicht, wenn es um die Frage geht, ob sich der Arzt durch einen Behandlungsfehler auch strafbar gemacht hat, und zum anderen aus zivilrechtlicher Sicht, wenn es darum geht, ob dem Patienten wegen eines Behandlungsfehlers ein Schadensersatzanspruch gegen den Arzt oder den Krankenhausträger zusteht. Ich darf mich hier auf die zivilrechtlichen Aspekte beschränken.

Rechtliche Grundlagen

Die zivilrechtlichen Ansprüche des Patienten beruhen einmal auf dem zwischen ihm und dem Arzt bzw. Krankenhaus geschlossenen Behandlungsvertrag, in dessen Rahmen der Behandlungsfehler eine Vertragsverletzung darstellt mit den sich daraus ergebenden Rechtsfolgen. Zum anderen beruhen Schadensersatzansprüche des Patienten auf der Vorschrift des § 823 BGB, wonach derjenige, der das Leben, den Körper oder die Gesundheit eines anderen widerrechtlich und schuldhaft verletzt, zum Ersatz des sich daraus ergebenden Schadens verpflichtet ist.

Keine Erfolgsgarantie

Aus der Sicht eines Mitgliedes der Gutachterkommission für ärztliche Behandlungsfehler fällt gerade bei den chirurgischen Fällen immer wieder auf, dass viele Patienten der Meinung sind, sie hätten einen Anspruch auf Erfolg ihrer Behandlung, also meist der Operation. Für den medizinischen Laien ist ja gerade dieser Aspekt auch ohne Fachkenntnisse am leichtesten greifbar, so dass er oft unter Hinweis auf das Misslingen der Operation das Verfahren bei der Gutachterkommission anstrengt. Es ist aber allgemein anerkannt, dass bei einer ärztlichen Behandlung gleich welcher Art eine Erfolgsgarantie niemals übernommen werden kann. Der Nichteintritt des Erfolges der Behandlung ist daher für sich allein kein Behandlungsfehler.

Es kommt also darauf an, was der Arzt dem Patienten an ärztlicher Leistung schuldet. Er schuldet die Heilbehandlung nach den Regeln der medizinischen Wissenschaft, oder in der Fachsprache eine Behandlung lege artis, wobei diese Behandlung dem jeweiligen medizinischen Stand entsprechen muss. Ein Verstoß gegen diesen Standard stellt einen Behandlungsfehler dar. Wenn der Arzt in besonderem Maße gegen diese Verpflichtung verstößt, sprechen wir vom groben bzw. schwerwiegenden Behandlungsfehler. Nach der Rechtsprechung des BGH ist Letzteres dann anzunehmen, wenn der Arzt eindeutig gegen bewährte Behandlungsregeln oder gegen gesicherte medizinische Erkenntnisse verstößt oder einen Fehler begeht, der aus objektiver Sicht nicht mehr verständlich erscheint, weil er schlechterdings nicht unterlaufen darf [1]. Die Bedeutung der Unterscheidung zwischen einem normalen und einem schwerwiegenden Behandlungsfehler liegt hauptsächlich darin, dass sich die Beweislast für die Folgen des Fehlers bei einem schwerwiegenden Behandlungsfehler umkehrt, d.h. nicht der Patient muss, wie sonst erforderlich, den Zusammenhang der gesundheitlichen Folgen mit dem Fehler beweisen, sondern es obliegt hier dem Arzt zu beweisen, dass die Folgen nicht auf dem Behandlungsfehler beruhen.

Einhaltung des medizinischen Standards

Wir hatten eben gesagt: Geschuldet wird die Leistung nach medizinischem Standard. Was ist nun Standard? Es handelt sich hier um einen im Laufe der Zeit wandelbaren Begriff, so dass man besser vom „jeweiligen Standard“ in der Medizin spricht, abhängig vom jeweiligen Stand der Wissenschaft und der klinischen Praxis. Der Standard wird geprägt durch den Stand der wissenschaftlichen Erkenntnisse, durch die ärztliche Erfahrung bei der Anwendung dieser Erkenntnisse und durch die Akzeptanz der sich daraus ergebenden Behandlungsmethoden in der allgemeinen Praxis. Dies gilt nicht nur für das unmittelbare ärztliche Handeln, sondern auch z.B. für die Ausstattung eines Krankenhauses oder einer Praxis. Aber gerade in diesem Bereich können in jüngster Zeit ökonomische Zwänge dazu führen, dass nicht immer der höchstmögliche Standard eingehalten werden kann. Das wird man dann aber nicht als fehlerhaft bezeichnen können, denn auch dann, wenn im Zeitpunkt der Behandlung neue und auch schon erprobte Geräte auf dem Markt sind, unterschreitet der Einsatz eines vorhandenen älteren, aber den Anforderungen entsprechenden Gerätes noch nicht den medizinischen Standard [2]. In diesem Zusammenhang ist auch eine kürzlich ergangene Entscheidung des OLG Köln von Interesse, wonach dann, wenn die apparative Ausstattung einer Klinik nicht ausreicht, um allen Patienten die nach neuesten Erkenntnissen optimale Versorgung zukommen zu lassen, der Patient die sich hieraus ergebende Benachteiligung hinnehmen muss, wenn die Behandlung im übrigen gutem Standard entspricht [3]. In diesen Fällen ist also der Nichteinsatz des Gerätes für diesen Patienten kein Behandlungsfehler.

Zur Beurteilung des jeweiligen medizinischen Standards sind auch die von den verschiedenen ärztlichen Gremien erlassenen Leitlinien, Richtlinien und Empfehlungen von Bedeutung, über deren unterschiedliche Qualität im Rahmen dieses Kurzreferats nicht zu sprechen ist. Ihnen allen gemeinsam ist, dass sie dazu beitragen, den Standard zu erkennen.

Nur der Vollständigkeit halber will ich noch darauf hinweisen, dass der zu fordernde Standard nicht auf allen Versorgungsstufen gleich ist und man von einem Kreiskrankenhaus nicht denselben Standard erwarten kann wie von einer Universitätsklinik. Allerdings besteht dann, wenn die personelle oder apparative Ausstattung des normalen Krankenhauses erkennbar nicht für den Einzelfall ausreicht, die ärztliche Verpflichtung, den Patienten in ein Krankenhaus der höheren Versorgungsstufe zu verlegen, das Unterlassen wäre ein Behandlungsfehler. Führt aber dieses Krankenhaus dennoch die Operation selbst durch, wird man einen dabei unterlaufenen Behandlungsfehler möglicherweise als ein sog. Übernahmeverschulden bezeichnen müssen, d.h. ein Verschulden wegen Übernahme der Behandlung trotz der unzureichenden Möglichkeiten.

Verschulden

Die Haftung des Arztes für die Folgen eines Behandlungsfehlers tritt bekanntlich nur dann ein, wenn er vorwerfbar fehlerhaft gehandelt hat. Diese Vorwerfbarkeit, im Zivilrecht Verschulden genannt, beruht entweder auf Vorsatz oder Fahrlässigkeit. Man wird wohl so gut wie nie ein vorsätzliches Fehlverhalten des Arztes annehmen können, so dass in den allermeisten Fällen zu prüfen ist, ob der Arzt fahrlässig gehandelt hat. In § 276 BGB ist die Fahrlässigkeit als das Außerachtlassen der erforderlichen Sorgfalt definiert, d.h. derjenigen Sorgfalt, die im jeweiligen Einzelfall objektiv geboten ist. Kann eine solche Fahrlässigkeit nicht festgestellt werden, scheidet die Haftung des Arztes aus, auch wenn er objektiv einen Fehler begangen hat, sich aber aus irgendwelchen Gründen exkulpieren kann, etwa weil der Patient ihm wichtige Fragen zur Anamnese falsch oder unzureichend beantwortet hat.

Dokumentationspflicht

Die Frage des Verschuldens ist neben der Frage nach der Einhaltung des Standards die wichtigste bei der Überprüfung der durchgeführten Behandlung. Die Feststellung des Verschuldens setzt natürlich voraus, dass derjenige, der einen Behandlungsfehler behauptet, also der Patient, und der die Behandlung Überprüfende, also der Jurist und der Gutachter, den Verlauf der Behandlung aus den Krankenunterlagen erkennen kann. Das kann er aber bei der chirurgischen Behandlung meist nur anhand des Operationsberichtes. Ich kann mir vorstellen, dass dem vielbeschäftigten Operateur die Abfassung dieses Berichtes oftmals eine lästige Pflicht ist. Dass dies so ist, sehe ich relativ häufig bei meiner Arbeit in der Gutachterkommission, wo ja die chirurgischen

Fälle einen ganz bedeutsamen Teil darstellen. Es gibt leider immer wieder die Schwierigkeit, den Operationsverlauf zu rekonstruieren, weil der Operationsbericht entweder ganz fehlt oder, besonders bei ambulanten Operationen, so knapp gehalten ist, dass auch der chirurgische Gutachter nur sehr rudimentär prüfen kann, ob die Operation nach den geltenden Regeln abgelaufen ist. Ich kann nur dringend dazu raten, Operationsberichte so abzufassen, dass man nachher die wichtigen einzelnen Schritte des Vorgehens auch nachvollziehen kann. Zwar ist an sich der Patient zum Beweis des Behandlungsfehlers verpflichtet. Wenn aber die Dokumentation so lückenhaft ist, dass sie nur ganz oberflächlich die Operation schildert, kann dies dazu führen, dass sich die Beweislast umkehrt. Wenn die aufzeichnungspflichtigen Schritte der Operation nicht dokumentiert sind, muss man nämlich eventuell davon ausgehen, dass sie auch nicht vorgenommen worden sind, wie z. B. bei der Schilddrüsenoperation die Darstellung oder jedenfalls Berücksichtigung des N. recurrens. Andererseits muss der Operationsbericht nicht so abgefasst sein, dass jeder Laie ihn verstehen kann. Er muss nur so gehalten sein, dass ein Fachmann, in diesem Falle ein Chirurg, aus den Aufzeichnungen den Hergang der Operation erkennen und beurteilen kann, wobei selbstverständliche Routinehandlungen nicht unbedingt vermerkt werden müssen.

Die fehlende oder unzulängliche Dokumentation ist zwar für sich allein kein Behandlungsfehler, kann aber den wegen eines behaupteten Behandlungsfehlers in Anspruch genommenen Arzt in die unangenehme Lage bringen, dass er für den sachgerechten Verlauf der Operation beweispflichtig wird [4]. Das wird in vielen Fällen nicht gelingen mit der Folge der Schadensersatzpflicht.

Aufklärungspflicht

Auch bezüglich der präoperativen Aufklärung sind Dokumentationsdefizite recht oft festzustellen. Während in den meisten Kliniken die vom Perimed-Verlag herausgegebenen Merkblätter als Grundlage der Aufklärungsgespräche dienen, ist dies gerade bei ambulanten Operationen oft nicht der Fall. Aber auch bei Anwendung dieser Vordrucke werden häufig die Anforderungen an eine rechtswirksame Aufklärung nicht erfüllt, wenn zu den bereits im Vordruck genannten Behandlungsrisiken im Einzelfall weitere, nicht genannte Risiken hinzutreten. Diese werden dann oft nicht handschriftlich eingetragen, obwohl möglicherweise doch darüber gesprochen worden ist. Wenn aber der Patient nach Verwirklichung des nicht genannten Risikos die Aufklärung auch hierüber bestreitet, wird man in der Regel dem Arzt insoweit die Beweispflicht auferlegen müssen. Das hätte er vermeiden können, wenn er sich die Mühe gemacht hätte, die Aufklärung auch insoweit zu dokumentieren.

Auch der Zeitpunkt der Aufklärung sollte tunlichst dokumentiert werden, da nach der Rechtsprechung eine zeitlich zu kurz vor der Operation liegende Aufklärung im Hinblick auf die Entscheidungsfreiheit des Patienten nicht mehr als sachgerecht und damit als rechtsunwirksam anzusehen ist. Es sollte also besonders dann, wenn die Aufklärung wie oft am Vortag der Operation erfolgt, auch die Uhrzeit eingetragen werden, um beweisen zu können, dass der Patient noch genügend Zeit hatte, sich für oder gegen den Eingriff zu entscheiden [5]. Die Feststellung einer mangelhaften präoperativen Aufklärung führt ja sogar zur Rechtswidrigkeit des gesamten Eingriffs, weil die

Einwilligung in die Operation wegen der mangelhaften Aufklärung rechtsunwirksam ist und somit die grundsätzliche Rechtswidrigkeit eines körperlichen Eingriffs nicht beseitigt ist.

Beweislast

Bei den dargelegten Konstellationen – dürftiger oder fehlender Operationsbericht, unzulänglich dokumentierte Aufklärung – kommt es immer wieder zur Frage, wer was im Streitfall zu beweisen hat. Grundsätzlich ist es bei Arzthaftungsprozessen genau so wie in den anderen zivilrechtlichen Angelegenheiten: Wer einen Anspruch geltend macht, muss das Vorliegen der tatsächlichen Voraussetzungen des Anspruchs beweisen. Also muss hier der Patient beweisen, dass dem Arzt oder dessen Erfüllungsgehilfen, z.B. der Arzthelferin, ein Behandlungsfehler unterlaufen ist. Unter Beweis ist zu verstehen, dass zur Überzeugung des objektiven Betrachters feststehen muss, dass der Fehler, entweder durch positives Handeln oder durch Unterlassen einer notwendigen Maßnahme, begangen worden ist. Dabei ist nicht zu verlangen, dass auch die letzten denkbaren Zweifel ausgeräumt sind, aber es muss eine „praktische Gewissheit“ bestehen, die eventuellen Zweifeln Schweigen gebietet, wie es einmal vom BGH ausgedrückt worden ist.

Wir haben vorhin davon gesprochen, dass sich aus dem Operationsbericht der Hergang des ärztlichen Vorgehens manchmal nicht erkennen lässt. In solchen Fällen hilft gelegentlich der Beweis des ersten Anscheins, Prima-facie-Beweis genannt. Diesem Beweis liegen typische Geschehensabläufe zugrunde, also etwa eine sog. Routine-Operation, bei der aber ein Gesundheitsschaden eingetreten ist, ohne dass man im Einzelnen erkennen kann, worauf er beruht. In einem derartigen Fall kann man vielleicht vom Eintritt und der Art des Schadens darauf schließen, dass ein vorwerfbarer Behandlungsfehler begangen worden sein muss.

Fallbeispiel

Bei einer Varizen-Operation, einem Venen-Stripping, die keinerlei Besonderheiten aufwies, ist es unmittelbar nach der Operation zu einer Parese des N. femoralis gekommen. Hier kann man wohl davon ausgehen, dass angesichts der anatomischen Lage dieses Nervs dessen Verletzung nur durch ein unsorgfältiges Vorgehen bei der Operation verursacht worden sein kann, denn bei sorgfältigem Handeln könnte ein solcher Schaden nicht eintreten.

Ein anderes Beispiel: Beim Transport des Patienten vom Aufwachraum zum Krankenzimmer fällt dieser aus dem Bett. Hier spricht so viel für ein Fehlverhalten des Krankenhauspersonals, dass man dieses Verschulden schon auf den ersten Blick annehmen darf, es sei denn, es sind andere Ursachen möglich [6].

Gegenüber dem Anscheinsbeweis hat der Arzt jedoch die Möglichkeit, darzulegen und zu beweisen, dass etwa angesichts der Konstitution und des Krankheitsbildes eben dieses Patienten die Möglichkeit eines atypischen Geschehensablaufs ernsthaft in Betracht kommt. Dann muss der Patient seinerseits nun den Vollbeweis führen.

Kausalität Fehler/Schaden

Zum Schluss meiner Ausführungen noch ein Paar Worte zum Schaden und zur Kausalität zwischen Fehler und Schaden. Alle Verfahren zur Feststellung eines Behandlungsfehlers, sei es bei Gericht oder bei der Gutachterkommission, werden mit dem Ziel durchgeführt, Schadensersatz zu erhalten. Nach dem bereits zitierten § 823 BGB ist derjenige, der einen anderen rechtswidrig und schuldhaft an Leben, Körper oder Gesundheit verletzt, zum Ersatz des daraus entstandenen Schadens verpflichtet. In unseren Fällen handelt es sich naturgemäß in erster Linie um Gesundheitsschäden, aus denen aber dann auch wirtschaftliche Schäden erwachsen können. Auch der Eintritt des Schadens muss vom Patienten bewiesen werden, ebenso der ursächliche Zusammenhang zwischen Behandlungsfehler und Schaden. Lediglich beim schwerwiegenden (groben) Behandlungsfehler kommt es zur Umkehr der Beweislast hinsichtlich des ursächlichen Zusammenhangs zwischen Fehler und Gesundheitsschaden, d.h. der Arzt muss beweisen, dass der Gesundheitsschaden nicht auf dem Behandlungsfehler beruht.

Nun finden wir immer wieder Fallgestaltungen, in denen zwar ein Behandlungsfehler festzustellen ist, jedoch entweder überhaupt kein Schaden eingetreten ist oder es fehlt am ursächlichen Zusammenhang des Fehlers mit dem eingetretenen Schaden, weil eben andere Gründe dafür maßgeblich waren. Der Kausalzusammenhang zwischen Fehler und Schaden muss aber zur Überzeugung des objektiven Beurteilers feststehen, oder anders ausgedrückt, der Behandlungsfehler darf nicht hinweggedacht werden, ohne dass auch der Schaden entfallen würde. Wenn man also zu der Feststellung kommt, dass der Gesundheitsschaden auch bei einer fehlerfreien Behandlung im selben Ausmaß eingetreten wäre, fehlt es am ursächlichen Zusammenhang mit der Folge, dass der Arzt trotz seines Behandlungsfehlers nicht zum Schadensersatz verpflichtet ist. Das ist für die Patienten oft schwer verständlich, weil sie nur sehen, dass es nach der Operation zu einer Schädigung gekommen ist, aber nicht erkennen können oder auch nicht erkennen wollen, dass dies auch ohne Behandlungsfehler so gekommen wäre. Am ehesten wird dies noch beim Tode unheilbar Kranker verstanden, wenn man z.B. sagen muss, der Tumor sei zwar vorwerfbar verspätet diagnostiziert worden, jedoch hätte der Tod auch bei früherer Diagnose nicht mehr verhindert werden können.

Sind sowohl ein vorwerfbarer Behandlungsfehler als auch ein daraus entstandener Schaden festgestellt, ist der Arzt zum Schadensersatz verpflichtet. Für den immateriellen Schaden, also den Gesundheitsschaden, steht dem Patienten ein Schmerzensgeld zu, jedenfalls dann, wenn § 823 BGB die Rechtsgrundlage des Anspruchs bildet, für den materiellen Schaden, etwa Verdienstausfall, der entsprechende Ersatz in Geld. Dies ist aber ein Thema, das ein gesondertes Referat erfordern würde.

Zusammenfassung

Für die juristische Beurteilung der chirurgischen Therapie sind naturgemäß juristische Begriffe und Denkweisen maßgeblich. Diese mögen dem Arzt teilweise befremdlich erscheinen. Sie dienen jedoch nicht dazu, ihn in juristische Zwänge einzubinden, sondern haben den Zweck, einen medizinischen Vorgang nach objektiven Kriterien beurteilen zu können und z.B. durch das Erfordernis der Aufklärungs- oder der Dokumentationspflicht sowohl den Interessen des Arztes als auch denen des Patienten gerecht zu werden. Letztlich dienen sie - neben anderen, von ärztlicher Seite zu erbringenden Maßnahmen - auch dazu, Schadensfälle zu vermeiden.

Literatur

1. BGH, Urt. v. 10.05.1983 IV ZR 270/81, AHRS 6551/7
2. OLG Düsseldorf, Urt. v. 19.12.1985
3. OLG Köln, Urt. v. 19.10.1998 5 U 103/97, VersRecht 1999, 847
4. BGH, Urt. v. 07.06.1983 VI ZR 284/81, AHRS 6450/17
5. BGH, Urt. v. 17.03.1998 VI ZR 14/97, NJW 1998, 2734
6. BGH, Urt. v. 18.12.1990 VI ZR 169/90, AHRS 6338/1

Diskussion*

Zusammengefasst und redigiert von G. Hierholzer**

Einleitend wird die grundsätzliche Frage aufgeworfen, ob die gesetzliche Unfallversicherung im Zusammenhang mit dem BG-Heilverfahren für die Beurteilung der chirurgischen Therapie zuständig ist. Bei den jeweiligen Ärztekammern gibt es dafür Gutachterkommissionen für ärztliche Behandlungsfehler oder sog. Schlichtungsstellen, die z. T. unterschiedliche rechtliche Statuten haben und auf Antrag eine Behandlung bewerten und beurteilen. Die Zuständigkeit der gesetzlichen Unfallversicherung für alle Bereiche des BG-Heilverfahrens ist zweifelsfrei. Dies trifft in besonderem Maße für die Steuerung des Heilverfahrens zu. Es erscheint nun zumindest diskussionswürdig, ob die Berufsgenossenschaften eine eigene Prüfinstitution einrichten sollen, die auf Antrag von Patienten, Einzelberufsgenossenschaften oder Ärzten und nach festzulegenden Regeln einen Behandlungsablauf prüft. Das Prüfinstitut diente der Gesamtverantwortung für das Berufsgenossenschaftliche Heilverfahren und entspräche der Forderung nach Transparenz und nach Qualitätssicherung.

Der Gestaltungsrahmen der Selbstverwaltung könnte in weiteren Bereichen des BG-Heilverfahrens genutzt werden.

Es wird diskutiert, ob dazu der bestehende gesetzliche Auftrag an die Unfallversicherung ausreichend ist und mit diesem Instrument Konflikte unter den Vertragspartnern provoziert würden. Selbstverständlich müsste eine entsprechende Kommission nach rechtlich zu vereinbarenden Grundsätzen arbeiten und neutral zusammengesetzt sein. Insbesondere sollte man unabhängige Juristen einbeziehen, ihren Sachverstand bei der Entscheidungsfindung nutzen und ihnen aus Gründen der gebotenen Neutralität die Moderation überlassen.

Für den Bereich der Berufsgenossenschaften könnte eine derartige Prüfinstanz sich auch den immer wieder auftretenden Problemen der Steuerung des Heilverfahrens und der Begutachtungstätigkeit widmen und damit den Interessen der Patienten, der berufsgenossenschaftlichen Verwaltung und der behandelnden Ärzte dienen. In dem diskutierten Zusammenhang sollte man ein Prüfinstrument nicht vorwiegend unter dem Gesichtspunkt der Kontrolle, sondern vielmehr als ein Element der Transparenz, der Objektivierung der Arbeitsabläufe und damit der Unterstützung aller am

* Zu den Beiträgen von S. 1–43.

** Teilnehmer: Baumgärtel, Brandt, Erlinghagen, Gerstmann, Gissel, Hansis, Hierholzer, Hoferichter, Kaiser, Kortmann, Ricke, Römer, Rompe, Wolf.
Leitung: Hierholzer und Wolf.

Heilverfahren aktiv und passiv beteiligten Personen sehen. Aus der Systematik der Zuständigkeit ist abzuleiten, dass die gesetzliche Unfallversicherung diesen Aufgabenbereich nur mit Nachteil anderen Institutionen überlassen kann. Diese sind dann aber mit den rechtlichen Grundlagen, mit der fachlichen Konzeption und mit dem organisatorischen Aufbau des berufsgenossenschaftlichen Heilverfahrens nicht in dem wünschenswerten Maße vertraut.

Im Zusammenhang mit der Überwachung des berufsgenossenschaftlichen Heilverfahrens, der damit verbundenen ärztlichen Behandlung und der Begutachtungstätigkeit ist für die Zukunft die Einrichtung einer Prüfinstitution wünschenswert. Die Ärztekammern haben seit vielen Jahren bereits entsprechende Gremien.

Aus der Sicht einiger Diskussionsteilnehmer müssten einige rechtliche und organisatorische Fragen des Vorschlages vorab geklärt werden. Der alternative Hinweis auf Leit-Nr. 105 ff des Ärzteabkommens greift nicht, da diese Prüfmöglichkeit erfahrungsgemäß nahezu nicht genutzt wird.

Aus dem Verständnis einer Selbstverwaltung lässt sich die Berechtigung ableiten, die übertragenen Aufgaben dynamisch und in die Zukunft gerichtet weiter zu entwickeln. Die als notwendig erachteten Neuerungen und Änderungen sollten nicht grundsätzlich dem Verordnungsgeber überlassen sein. Dies würde den Gestaltungsrahmen der Selbstverwaltung ungenutzt lassen und u. U. eine zu starke politische Einflussnahme hervorrufen.

Mit der Diskussion wird auch deutlich, dass man die zukünftigen Aufgaben nicht mit Regressüberlegungen allein sinnvoll lösen kann. Der Antrieb unseres Handelns darf nicht aus dem Haftungsgedanken entstehen, er ergibt sich vielmehr aus der Verantwortung für die Qualitätssicherung und Qualitätsverbesserung. So sehr wir in den zurückliegenden Jahrzehnten erfreuliche Fortschritte bei den Behandlungsverfahren erreicht und über die Ergebnisprüfung, die Schulung und die Patientenaufklärung eine verbesserte Transparenz erzielt haben, so mangelt es dennoch an der Institutionalisierung der Auswertung von Behandlungsabläufen, Steuerungen von Heilverfahren, Begutachtungen u. a.

Die Verpflichtung zur Qualitätssicherung und zur Qualitätsverbesserung wird allerdings nicht nur mit dem Appell an den Einzelnen zu erfüllen sein. Dazu sei mit einem Beispiel auf die Erfahrungen der Gutachterkommissionen für ärztliche Behandlungsfehler hingewiesen. Das Bewusstsein um die Notwendigkeit einer sachgerechten und transparenten Dokumentation ist nicht mit dem Appellieren an die Notwendigkeit, sondern ganz entscheidend in Verbindung mit neutralen Prüfungen von Sprechstunden- bzw. der Krankenblattunterlagen und Behandlungsabläufen sowie durch entsprechende Bescheide der Gutachterkommissionen vorangetrieben worden.

Trotz aller Fortschritte bei der Behandlung, bei der Steuerung des Heilverfahrens und bei der Begutachtung mangelt es heute noch an der Institutionalisierung für entsprechende Auswertungen. Diese sind aber für die Qualitätssicherung und für die Qualitätsverbesserung erforderlich.

Der Hinweis darauf, dass die Industrie seit langem eine sehr ins Einzelne gehende Qualitätsprüfung und Qualitätssicherung betreibe, lässt diese für technische Fertigungsabläufe bewährten Normen und Regeln nicht ohne weiteres auf die Medizin und damit auf den unfallchirurgischen Bereich übertragen. Biologische Abläufe in einem verletzten oder erkrankten Organismus und die geeignet erscheinenden Behandlungsmassnahmen können nicht wie bei rein technischen Prozessen gesteuert und festgelegt werden. Diese Erkenntnis darf uns in der Medizin jedoch nicht daran hindern, eine bestmögliche Qualitätsprüfung anzustreben. An dieser Stelle wird darauf hingewiesen, dass der Hauptverband der gewerblichen Berufsgenossenschaften einen Arbeitskreis gebildet hat mit der Aufgabe, die Zusammenhänge zwischen Qualität und Kosten einer Behandlung nachprüfbar zu erläutern. Dieses Beispiel sollte in anderem Zusammenhang mit weiteren Fragestellungen aufgegriffen werden.

Die präventive Steuerung des Heilverfahrens wird in der Diskussion einheitlich als ein besonders wichtiges qualitätssicherndes Instrument bezeichnet. Entsprechend verpflichtet uns der Behandlungsauftrag zur Qualitätssicherung und zur Qualitätsverbesserung.

Nach Auffassung anwesender Verwaltungsjuristen ergibt sich aus dem SGBVII nicht die gewünschte Kompetenz für die oben diskutierten Maßnahmen. Diese Meinung wird aber keineswegs einheitlich vertreten, so dass Klärungsbedarf besteht. Die Toleranz gegenüber Behandlungsabläufen sei in den verschiedenen berufsgenossenschaftlichen Verwaltungen nicht deckungsgleich. Andererseits befassten sich zuständige Gremien inzwischen vermehrt mit Auffälligkeiten im Berichtswesen über Behandlungen und Ergebnisse, sie würden zunehmend aufgegriffen.

In Form einer EDV-gestützten Überwachung des Heilverfahrens hat die BG Nahrungsmittel und Gaststätten in Mannheim als eine der ersten Berufsgenossenschaften ein Beispiel gebendes Konzept vorgelegt. Diese Entwicklung ist nach übereinstimmender Auffassung voranzutreiben. Der Ablauf der Diskussion zeigt, dass die aufworfenen Grundsatzfragen zukünftig weiter erörtert werden müssen.

Die Überlegungen zu qualitätsfördernden Maßnahmen sollten sich keineswegs auf die ärztliche Tätigkeit beschränken. Bezüglich der Steuerung des Heilverfahrens sind die berufsgenossenschaftlichen Sachbearbeiter insbesondere aber die Geschäftsführer der Bezirksverwaltungen bzw. der Sektionen in der entsprechenden Verantwortung. Unter Hinweis auf nachrückende Generationen von Sachbearbeitern muss auch die Schulungsaufgabe immer wieder neu aufgenommen werden. In allen Bereichen sollte die Fortbildungsaktivität mit Nachweis und Zertifikat verbunden sein. In den USA ist z.B. die ärztliche Fortbildung mit Zertifizierung seit Jahrzehnten obligat.

Die Fortbildungsaufgabe für alle am BG-Heilverfahren beteiligten Berufsgruppen erfordert eine wiederkehrende Schulung mit Zertifizierung.

Wie für die Behandlung, so sollte es auch für die gutachterliche Tätigkeit vereinbarte und veröffentlichte fachliche Leitlinien geben, zu denen u.a. das „Gutachtenkolloquium" beitragen kann. Die Buchbände, die nach jedem Kolloquium erscheinen, ver-

folgen bereits dieses Ziel. Es ist aber zu prüfen, wie Ergebnisse mit Leitliniencharakter noch besser und breiter vermittelt werden können. Ergebnisse der Gutachtenkolloquien könnten vermehrt in Fortbildungsseminare aufgenommen werden. Im Zusammenhang mit der Qualität von Gutachten wird der Begriff „Standard“ diskutiert und eine entsprechende Norm gefordert. Das Wort „Leitlinie“ verweist aber mehr auf den dynamischen Prozess der sich weiterentwickelnden Erkenntnisse, der sich in dem allgemeinen Verständnis des Wortes „Standard“ nicht widerspiegelt. Dieser Auslegung wird von juristischer Seite zugestimmt und in den Empfehlungen der Fachgesellschaften zunehmend entsprochen.

Wie für die Therapie sollten auch für die ärztliche Begutachtung vermehrt Leitlinien formuliert und vermittelt werden.

Teil II

Psychische Verarbeitung von Unfällen und Unfallfolgen

Neurologische Diagnostik und präventives „case management" nach HWS-Distorsion

M. Keidel

Definition

Die Beschleunigungsverletzung der Halswirbelsäule (HWS-BV; sogenanntes HWS-Schleudertrauma) ist Folge einer brüsken, passiven Schleuderbewegung des Kopfes. Im klassischen Falle eines Heckauffahrunfalles führt diese bei in der Regel zu tief positionierten Nackenstützen zu einer initialen Reklination mit gefolgter Inklination von Kopf- und Kopfhalteapparat in der sagittalen posterior-anterioren Ebene. Die Schleuderbewegung kann nach derzeitigem Verständnis auch in beliebiger Richtung erfolgen, d.h. nach Schräg- oder Seitaufprall in lateralen Ebenen. Voraussetzung für eine isolierte HWS-Beschleunigungsverletzung ist die indirekte Energiewirkung wie etwa via Sitzlehne bei Pkw-Auffahrunfällen.

Ist die HWS-BV mit einer Kontaktverletzung des Schädels verbunden, sollte von einem Kombinationstrauma z.B. im Sinne eines Schädel-Hirn-Traumas (Grad I–III) mit einer HWS-Distorsion gesprochen werden, da der „Impact" direkt auf den Schädel einwirkt. Auch bei direkter Einwirkung auf den Nacken (z.B. Schlag oder Tritt) sollte bei entsprechender Klinik von einer HWS-Distorsion und nicht von einer HWS-Beschleunigungsverletzung gesprochen werden. Im klinischen Alltag sollten neben der Hauptdiagnose einer HWS-Distorsion weitere Diagnosen (wie zervikale Wurzelschädigung, einseitiger zervikogener Kopfschmerz, Thoracic-outlet-Syndrom, Vertebralis-Dissekat, HWK-Fraktur etc.) im Sinne von „whiplash associated disorders" zusätzlich festgehalten werden.

Posttraumatisches Syndrom

In einer prospektiv angelegten Untersuchung haben wir mit einem standardisierten Interview bei 80 Patienten mit akuter HWS-BV (QTF Grad I bzw. II; Grad I bzw. I/II nach Erdmann) ohne radiologische HWS-Auffälligkeiten und ohne neurologische Defizite im Mittel 3 Tage nach dem Pkw-Unfall die posttraumatischen Akutbeschwerden analysiert [4]. Die vielfältigen Beschwerden, die von den Verunfallten angegeben wurden, sind in Abb. 1 barographisch mit abnehmender Häufigkeit von oben nach unten dargestellt.

Es zeigt sich die Kardinalsymptomatik mit Nackenschmerz, -verspannung, -steife und Kopfschmerz bei 87–100% der Patienten. Überraschend häufig werden vegetative Beschwerden von 3/4 der Patienten angegeben. Zu dem klassischen „dorsalen" Zervikalsyndrom tritt bei der Minderheit der Patienten (4–12%) ein ventrales Zervikalsyndrom durch Überdehnung der vorderen Halsweichteile bei traumatischer HWS-Rekli-

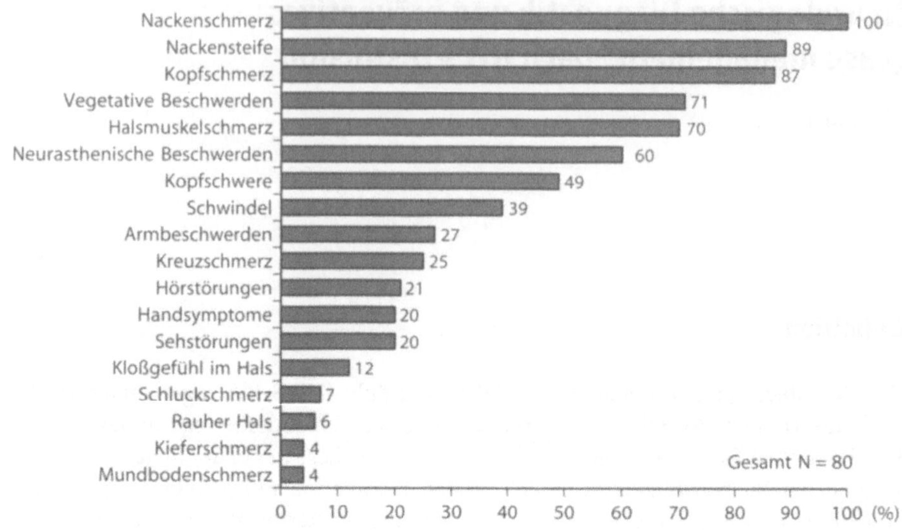

Abb. 1. Posttraumatische Beschwerden in der Akutphase nach leichtgradiger HWS-Distorsion in absteigender prozentualer Häufigkeit von oben nach unten. (Nach [4, 5, 7])

nation mit „rauhem Hals", Schluckbeschwerden mit „Kloßgefühl" und Mundbodenschmerz auf. Diese Symptome sind in der Akutphase nicht als „psychische Fehlverarbeitung" aufzufassen. In ca. 30% der HWS-BV-Patienten lassen sich posttraumatisch retropharyngeale Ödeme nachweisen. Das Schmerzsyndrom beschränkt sich nicht auf zervikale posttraumatische Schmerzen, die zephal, interskapulär oder brachial ausstrahlen können, sondern gehen bei einem Viertel der Patienten mit einem akuten lumbalen Schmerzsyndrom einher.

Generell ähnelt das Beschwerdebild dem posttraumatischen Syndrom nach Schädel-Hirn-Trauma. So können vegetative und neurasthenisch anmutende Beschwerden mit subjektiver Leistungsminderung zu dem zervikozephalen Schmerzsyndrom hinzutreten [11]. In Tabelle 1 ist die komplexe Beschwerdevielfalt des posttraumatischen Syndroms nach HWS-Distorsion vier Subsyndromen zugeordnet worden.

Tabelle 1. Vier „Subsyndrome" (Schmerzsyndrom, vegetatives Syndrom, neurasthenisch-sensorisches Syndrom, depressives Syndrom), die in unterschiedlicher Ausprägung bei der komplexen Beschwerdevielfalt des posttraumatischen Syndroms vorliegen. (Nach [10])

Schmerzsyndrom	Vegetatives Syndrom	Neurasthenisches Syndrom	Depressives Syndrom
Zervikalsyndrom	Orthostatische Dysregulation	Irritabilität	Antriebsreduktion
Zervikozephalgie	Hyperhidrose	Schlafstörung	Affektlabilität
Zervikobrachialgie	Schwindelgefühl Tinnitus Tremor	Erschöpfbarkeit Leistungsminderung Reduzierte Konzentration	Stimmungsreduktion Angstzunahme Reduzierte Befindlichkeit

Neurologische Diagnostik

Die apparative Basisdiagnostik des primärversorgenden Arztes bzw. Durchgangsarztes besteht in der Durchführung von Nativ-Röntgenaufnahmen der HWS in Neutralstellung (p.a. und seitlich) mit Darstellung des kraniozervikalen Übergangs und peroraler Darstellung. Nach Ausschluss von gefügeschadenbedingter HWS-Instabilität sind passiv gehaltene Funktionsaufnahmen der HWS (meist nach Abklingen des akuten Nackenschmerzes) zum möglichen Nachweis von ligamentären Läsionen oder Subluxationen optional. Ergänzende apparative Untersuchungen können symptomgeleitet und aufgrund differentialdiagnostischer Erwägungen im Rahmen eines interdisziplinären Gesamtbehandlungskonzeptes erforderlich werden.

Eine detaillierte Anamnese ist deshalb in der Akutphase erforderlich. Insbesondere gilt es neurologischerseits einer möglichen Beteiligung des Nervensystems (und Gefäßsystems) nach einer Beschleunigungsverletzung der HWS nachzugehen. Es gilt im Einzelnen unter anderem zu erfragen: einseitiger Nackenschmerz (Vertebralis-Dissekat), einseitiger Halsschmerz (Carotis-Dissekat?), einseitiger Gesichtsschmerz und/oder periorbitaler Schmerz (Schmerzprojekion bei Carotis-Dissekat?), seitenbetonter Kopfschmerz (Subduralhämatom nach Brückenveneneinriss?; cave: Alkoholiker, marcumarisierte Patienten, Kontaktverletzung SHT), seltene posttraumatische Kopfschmerzformen (Clusterkopfschmerz, Migräne, zervikogener Kopfschmerz), sonstige Schmerzen außer Nacken-/Kopfschmerz (Kreuzschmerz? via direkten impact), Schulter-/Hüftschmerz (u. a. Gurt), Armschmerz (traumatischer Diskusprolaps, Plexusschädigung, Thoracic-outlet-Syndrom), Vorliegen einer Erinnerungslücke (SHT?). Es gilt darüber hinaus mit Allgemeinanamnese, Unfallanamnese und spezieller Anamnese schon in der Akutphase möglichen Faktoren der Schmerzchronifizierung nachzugehen (vgl. Auflistung S. 60).

Im Rahmen der neurologischen Diagnostik schließt sich der Anamnese die neurologische Untersuchung an, die in standardisierter Weise Hirnnervenbereich, Sensibilität, Motorik, Reflexe und Koordination überprüft. Anamnestisch geleitet kann im Untersuchungsgang auf unterschiedliche Syndrome, die als „whiplash associated disorders" auftreten können, besonders geachtet werden. Auf die wichtigsten neurologischen Syndrome, die aufgrund spezifischer therapeutischer Konsequenzen nicht übersehen werden sollten, wird im Folgenden eingegangen.

Hirnstammsyndrom

Eine akute Hirnstammsymptomatik kann auch nach leichtgradiger HWS-BV als Ausdruck einer arterioembolischen Hirnstammischämie als Folge eines traumatisch-bedingten Vertebralis-Dissekates in Erscheinung treten [5, 7, 9, 19]. Die neurologische Symptomatik kann sich mit gestörter Okulomotorik mit Doppelbildern, Dysarthrie, Dysphagie, (nukleärer) Gesichtslähmung, gekreuzter motorischer oder sensibler Symptomatik oder mit Tetraparese manifestieren. Zusätzlich können ein Drehschwindel, Kopfschmerz, Übelkeit, Erbrechen, Verschwommensehen oder eine gerichtete Fallneigung angegeben werden.

Die neurologische apparative Diagnostik beinhaltet zur Sicherung eines Vertebralis-Dissekates eine farbkodierte duplexsonographische Untersuchung der hirnversorgenden Gefäße sowie ein axiales zervikales Kernspintomogramm mit Angio-NMR zur Wandhämatomdarstellung, darüber hinaus zur Darstellung der Hirnstammischämie ein kraniales NMR, ggf. auch mit Diffusionswichtung. Nach Diagnosesicherung muss eine Antikoagulation eingeleitet werden.

Wurzelreiz- oder -ausfallssyndrom

Bei höhergradigen HWS-Akzelerationstraumata (z. B. Grad III/IV, Quebec Task Force, [17]) kann es zu einer traumatischen Diskus-Protrusio oder einem Diskus-Prolaps mit mechanisch bedingter zervikaler Wurzelreizung oder -schädigung kommen [2, 12]. In der neurologischen Untersuchung lassen sich meist elektrisierende, radikuläre Schmerzen durch definierte Kopfstellung provozieren. Es können sich wurzelbezogene, streifenförmige Sensibilitätsdefizite, Reflexauffälligkeiten oder Lähmungen nachweisen lassen. Akute OP-Indikation besteht bei Zeichen der bandscheibenbedingten medullären Kompression z. B. mit Blasenstörung.

Die apparative neurologische Diagnostik besteht in einem zervikalen CT, besser noch NMR zum Nachweis bzw. Ausschluss einer medullären Kompression und zum Nachweis des Diskus-Prolaps mit Wurzelkontakt. Bei länger als 2 Wochen bestehender Wurzelschädigung können elektromyographisch Denervierungszeichen in Form pathologischer Spontanaktivität nachgewiesen werden. Diese findet sich bei Wurzelbedingtheit auch paravertebral. Später können sich Reinnervationspotentiale zeigen, im weiteren Verlauf ein neurogener Umbau. Elektroneurographisch können F-Wellen-Verzögerungen fassbar werden [15].

Thoracic-outlet-Syndrom

Eine ernst zu nehmende differentialdiagnostische Erwägung bei posttraumatischer Brachialgie ist ein mögliches Thoracic-outlet-Syndrom (TOS), das in ca. 30% der Fälle nach HWS-BV autritt [4, 5, 7, 15]. Ursächlich wird von einer Gefäßnervenbündelenge beim Durchtritt durch die seitliche Halsmuskulatur aufgrund einer traumabedingten Verspannung der Mm. scalenii ausgegangen. Der Armschmerz ist nicht radikulär dermatombegrenzt, sondern diffus. Er tritt in der Regel nicht spontan auf, sondern ist belastungsabhängig. Die Schmerzen treten vorwiegend bei Arbeiten über Kopf auf und sind meist mit einem Schweregefühl des Armes verbunden. Die Beschwerden remittieren in hängender entspannter Armlage innerhalb von Minuten.

Bei der neurologischen Untersuchung im Stehen zeigt sich meist ein positiver Adson-Test mit Pulsdefizit der A. radialis bei Armelevation und Hyperabduktion verbunden mit Auftreten der auch anamnestisch angegebenen sensiblen Reizerscheinungen. Häufig wird der N. ulnaris aufgrund der Gefäßnervenbündelenge proximal affiziert.

Die apparative neurologische Diagnostik besteht deshalb in einer fraktionierten Neurographie des Nervus ulnaris inklusive F-Wellenbestimmung sowie bei längerer Beschwerdepersistenz oder klinischen Hinweisen auf Paresen der N.-ulnaris-versorgten Muskulatur in einem EMG des m. abductor digiti minimi mit Frage der aktiven Denervierung oder des neurogenen Umbaues. Ergänzend empfiehlt sich die Ableitung somatosensorisch evozierter Potentiale nach Stimulation des N. ulnaris unter Einbezug der Ableitregion des Erb'schen Punktes im Seitenvergleich. Dopplersonographisch kann das Pulsdefizit der A. radialis in Provokationsstellung des Armes (am besten im Stehen) verifiziert werden und eine Stenose der A. subclavia ausgeschlossen werden. Andere Ursachen eines TOS, wie etwa das Vorliegen einer Halsrippe, können nativ-radiologisch ausgeschlossen werden.

Plexusaffektion

Selten ist eine Brachialgie nach HWS-BV Ausdruck einer Plexus-brachialis-Affektion. Eine solche ist meist nur bei Seitaufprall mit Zerrung von Plexusanteilen durch unphysiologische Lateralflexion des Kopfes möglich. In der neurologischen Untersuchung lässt sich mitunter ein in den Arm ausstrahlender Schmerz durch Druck in der Supraklavikulargrube provozieren. Sensible Reiz- oder Ausfallserscheinungen sind in den entsprechenden Versorgungsgebieten der peripheren Nerven vorhanden. Eine zusätzliche Hilfe bei der Zuordnung der Schädigung spezifischer Plexusanteile bietet das Verteilungsmuster möglicher Paresen und Reflexauffälligkeiten. Elektrophysiologische Diagnostik mit Neurographie der Stammnerven (N. medianus/N. ulnaris), insbesondere F-Wellen-Ableitungen erhärten die anamnestische und klinische Verdachtsdiagnose. Zum Ausschluss hämatombedingter Druckläsionen des Plexus kann ein Weichteil-NMR von kaudal der Axilla beginnend mit Einschluss der unteren Zervikalregion erforderlich werden. Elektromyographisch lässt sich die neurogene Schädigung indirekt über Veränderungen in der muskelelektrischen Aktivität bestätigen. Das EMG ermöglicht Aussagen über Ausmaß des Muskelfaseruntergangs durch Beurteilung der pathologischen Spontanaktivität, über die Prognose durch das Ausmaß von Reinnervations-Potentialen und über das Alter der Nervenläsion durch das Vorliegen und Ausmaß eines chronisch neurogenen Umbaus.

Schwindel

Häufig wird in der akuten posttraumatischen Phase nach HWS-BV über Schwindel geklagt; nach Untersuchungen unserer Arbeitsgruppe von ca. 39% bei leichtgradiger HWS-BV. Meist wird ein „unsystematisierter" Schwindel angegeben, der innerhalb von einigen Tagen remittiert. Der Schwindel wird pathogenetisch als Otholithenschwindel angesehen [1]. Es wird nicht von einem zervikogenen Schwindel ausgegangen [1]. Ein zervikogener Schwindel lässt sich elektronystagmographisch nicht als spezifische Traumafolge objektivieren, da entsprechende Veränderungen unter Kopfrotation bei stabiler Rumpfposition auch bei Normalpersonen provoziert werden können. Einer Contusio labyrinthi bei begleitender Kontaktverletzung des Schädels sollte HNO-ärztlicherseits nystagmographisch mit kalorischer Reizung des Vestibularorgans nachgegangen werden. Von einem zentralen Schwindel sollte nur ausgegangen werden, wenn entsprechende nystagmographische Hinweise vorliegen, anamnestisch und bei Neurostatuserhebung zusätzliche Symptome einer Hirnstammschädigung nachzuweisen sind und eine (indirekte) Hirnstammschädigung (via arterioembolischer Genese bei traumatischem Vertebralis-Dissekat) kernspintomographisch nachgewiesen werden kann [10].

Schmerzsyndrom

Kardinalsymptome nach HWS-BV sind Nacken- und Kopfschmerz. Die Basisdiagnostik des zervikozephalen Schmerzsyndroms besteht in Nativ-Röntgen der HWS in 2 Ebenen in Neutralstellung sowie perorale Densdarstellung. (Passiv) gehaltene Aufnahmen der HWS in Funktionsstellung mit maximaler Re- und Inklination können nach Abklingen des akuten zervikalen Schmerzsyndroms erfolgen. Die Nativ-Röntgendiagnostik sollte eine Beurteilung des kraniozervikalen Überganges ermöglichen.

Bei asymmetrischem Nackenschmerz ist zum Ausschluss eines traumatischen Vertebralis-Dissekates eine duplexsonographische Untersuchung sinnvoll (s. folgende Auflistung); bei brachialer Ausstrahlung des Nackenschmerzes wird weitere apparative Diagnostik entsprechend der differentialdiagnostischen Verdachtsmomente erforderlich (s. oben, zudem Auflistung weiter unten).

Differentialdiagnostische Überlegungen zum posttraumatischen Zervikalsyndrom nach HWS-Beschleunigungsverletzung (nach [10])

- neurogen (Wurzelaffektion, Plexusaffektion, pseudoradikulär?)
- ossär (Fraktur, Subluxation)
- ligamentär (Längsbänder, Ligamentum interspinosum, Ligamenta alaria?)
- artikulär (Facettengelenke, Kapseleinblutung)
- diskogen (Bandscheibenvorfall)
- vaskulär (Vertebralisdissektion)
- muskulär (Muskelfaserzerrung, -riss, -ödem, -mikroeinblutung)

Mögliche, differentialdiagnostisch zu erwägende Ursachen der posttraumatischen Zervikobrachialgie nach HWS-Beschleunigungsverletzung sind im Folgenden zusammengestellt (nach [10])

- Nervenwurzelaffektion (kaudale Zervikalwurzeln),
- Plexus-brachialis-Affektion (Distorsion, Hämatom),
- Thoracic-outlet-Syndrom mit sekundärem Sulcus-ulnaris-Syndrom,
- sympathische Reflexdystrophie (selten),
- pseudoradikulär:
  - arthrogen: Facettengelenke, Schultergelenk,
  - kapsulär: Rotatorenmanschettensyndrom,
  - tendogen: Ansatztendinose,
  - myogen: Zerrung, Tonuserhöhung, Myogelosen (Triggerpoints).

Orientierende, differentialdiagnostische Überlegungen zum posttraumatischen Kopfschmerz nach HWS-Beschleunigungsverletzung sind im Folgenden dargestellt. Detaillierte differentialdiagnostische Algorithmen sind in Tabelle 2 angegeben.

Tabelle 2. Posttraumatische Nacken- und Kopfschmerzen nach HWS-Distorsion: Differentialdiagnostische Überlegungen auf Grund unterschiedlicher Schmerzlokalisation und unterschiedlichen Schmerzcharakters. (Mod. nach [9])

Lokalisation	Charakteristik	Differentialdiagnose	DD-Kriterien
Holozephal	dumpf-drückend, ziehend	PK vom Spannungstyp (90%)	Okzipitale Betonung (67%)
		Hirndruck	Bewusstseinslage (vegetative Hirndruckzeichen, Benommenheit, Übelkeit, Erbrechen, Schwindel
		Subarachnoidalblutung	Nackenbeugezeichen, Fokalneurologie
		analgetikainduzierter Dauerkopfschmerz	Medikamenteneinnahme
		Intrakranielle Blutung	Seitenbetonung, Fokalneurologie
Hemikraniell	pulsierend, stechend, dumpf-drückend, ziehend	PK vom Migränetyp (3%)	Seitenwechselnd, pulsierend
		Contusio capitis	Zirkumskripte Kalotten-Schmerzlokalisation
		Kalottenfraktur	Röntgenbild
		Skalpverletzung (subgaleales Hämatom)	kraniales Computertomogramm
		einseitig intrakranielle Blutung	Fokalneurologie, kraniales Computertomogramm
Periorbital, frontotemporal	stechend, pulsierend, ziehend	PK vom Clustertyp	Lokales vegetatives Syndrom (Lakrimarrhö, Rhinorrhö, konjunktivale Injektion, Hornersyndrom
		Carotis-Dissekat	Gesichts- und Halsschmerzen, Hornersyndrom
		Gesichtsschädelfraktur	Hämatom, Röntgenbild
Nuchal	dumpf-drückend, ziehend	zervikogener Kopfschmerz (8%)	Ziehend, einseitig, provozierbar
		Vertebralis-Dissekat	einseitig bzw. seitenbetont, Hirnstammsymptomatik, auch transient
		Diskusprolaps	Brachialgie, radikuläre Defizite
		Subarachnoidalblutung	Beidseits, allenfalls seitenbetont, evtl. meningeale Dehnungszeichen und Fokalneurologie, ungewöhnlich heftiger Schmerz

Differentialdiagnostische und -pathogenetische Aspekte des Kopfschmerzes nach HWS-Beschleunigungsverletzung (nach [10])

- Muskelkontraktions- und Muskelansatzschmerz,
- zervikogener Kopfschmerz (einseitige obere Wurzelirritation mit C2-V/1-Anastomosierung),

- Vertebralisdissektion,
- Karotisdissektion (mit periorbital betontem Gesichtsschmerz),
- begleitendes Schädel-Hirn-Trauma,
- Spannungskopfschmerz,
- medikamenteninduzierter Dauerkopfschmerz.

Die apparative Zusatzdiagnostik wird bei Zeichen der Schädigung des peripheren und/oder zentralen Nervensystems aufgrund der neurologischen Untersuchung mit entsprechenden fokal-neurologischen Zeichen erforderlich.

Dies gilt auch für asymmetrischen Kopfschmerz mit (oder im Zweifelsfalle ohne) auffälliger Fokalneurologie zum Ausschluss einer traumatisch bedingten intrakraniellen Blutung mit kranialem CT, bei Verdacht auf SAB mit ergänzender Liquorpunktion sowie bei der Frage des Nachweises von Kontusionsherden bei begleitendem Schädel-Hirn-Trauma mit kranialem NMR. Die seitens des neurologischen Fachgebietes angestellten dfferentialdiagnostischen Überlegungen und einzelne wegweisende typische Befunde bei akutem posttraumatischem Kopfschmerz nach HWS-BV sind in Tabelle 2 zusammengestellt.

Im Verlauf der posttraumatischen Kopfschmerzen wird bei auffälligem Wechsel von Kopfschmerzlokalisation und/oder -charakter sowie bei Auftreten neurologischer Auffälligkeiten erneute bildgebende Diagnostik erforderlich. Bezüglich der mitunter oft schwierigen Begutachtung chronischer posttraumatischer Kopfschmerzen mit Abgrenzung von einem chronischen Spannungskopfschmerz oder chronischem medikamenteninduziertem Dauerkopfschmerz wird auf Referenz 10 verwiesen.

„Sensorisches" Syndrom

In der posttraumatischen Akutphase werden mitunter Sehstörungen in Form von Verschwommensehen angegeben. Dieses beruht meist auf einer Fusionsschwäche, möglicherweise bei relativem Sympathikusdefizit [4, 7]. Eine diesbezügliche ophthalmologische Zusatzuntersuchung sollte erfolgen. Bei monokulärem Verschwommensehen oder Amblyopie ist eine Contusio bulbi bei entsprechender Anamnese mit begleitender Schädelkontaktverletzung auszuschließen. Darüberhinaus sollte mit Funduskopie und Spaltlampenuntersuchung eine mögliche Netzhautablösung oder Traktion des Nervus opticus („whiplash maculopathy") ausgeschlossen werden, bei schwerem HWS-Akzelerationstrauma auch eine (seltene) Netzhautablösung, Netzhauteinblutung oder Glaskörperablösung. In der neurologischen Untersuchung objektivierbare Doppelbilder sowie homonyme Gesichtsfelddefizite im Rahmen der fingerperimetrischen Untersuchung (z. B. A.-cerebri-posterior-Infarkt nach Vertebralis-Dissekat) bedürfen der kernspintomographischen bildgebenden Diagnostik.

Die neurologische Untersuchung des Sehsystems beschränkt sich auf Pupillen- und Papillenbeurteilung, qualitative Visusbestimmung, fingerperimetrische Gesichtsfeldüberprüfung sowie Erfassung der Konvergenzreaktion und Untersuchung der Okulomotorik.

Querschnittssyndrom

Kompressive, medulläre Schädigungen des zervikalen Marks bzw. des Hirnstamms kommen lediglich bei schweren HWS-BV (Grad IV, Quebec Task Force, 17) mit meist frakturbedingtem Gefügeschaden der HWS und dislokationsbedingter Einengung des zervikalen Spinalkanals vor [3]. Klinische Zeichen des zervikalen Transversalsyndroms sind eine Tetraparese unterschiedlichen Ausmaßes, ein zervikales oder oberes thorakales sensibles Niveau, Blasenstörung und Schädigung der langen Bahnen mit Pyramidenbahnzeichen und Zeichen der Hinterstrangschädigung mit Hyp- bzw. Anpallästhesie.

Die apparative Diagnostik besteht in einem zervikalen und ggf. kranialem NMR mit Beurteilung der kraniozervikalen Übergangsregion. Zusätzlich kann der zentrifugale Tractus corticospinalis (Pyramidenbahn) mittels transkranieller Magnetstimulation und der zentripetale Tractus spinothalamicus mittels zervikaler und kortikaler Ableitung N. tibialis evozierter Potentiale untersucht werden [3, 18, 19]. Bei Blasenstörung wird eine urologische Zusatzuntersuchung mit Bestimmung des Restharns und ggf. zystomanometrischer Untersuchung erforderlich.

Die Annahme einer Contusio spinalis bedarf einer richtungsweisenden Anamnese, klinisch eines auffälligen Neurostatus, diagnostisch einer elektrophysiologischen Überprüfung der langen Bahnen, des Nachweises eines intramedullären Ödems in der T2-Wichtung des zervikalen NMRs und/oder des Nachweises einer Schrankenstörung bei kontrastmittelangehobener kernspintomographischer Untersuchung.

Case-Management

80–90% der Verunfallten mit leichtgradiger HWS-BV zeigen eine vollständige Beschwerderemission innerhalb eines halben Jahres. Der apparativ-druckalgesimetrisch quantifizierte posttraumatische Nackenschmerz remittiert innerhalb von 6 Wochen [6], neuropsychologische Auffälligkeiten innerhalb eines halben Jahres [4, 11]. Mittels visueller Analogskala quantifizierte Nacken- und Kopfschmerzen remittieren in prospektiven Untersuchungen im Mittel innerhalb von 3 Wochen [4, 9, 14], posttraumatische antinozizeptive Hirnstammreflexauffälligkeiten nach HWS-BV bilden sich innerhalb eines Vierteljahres zurück [4].

Eine Ausnahme bilden 10–20% der Verunfallten, deren posttraumatische Beschwerden chronifizieren, d. h. länger als ein halbes Jahr bestehen [16]. Eine verzögerte Rückbildung posttraumatischer Nacken- und Kopfschmerzen lässt sich in der Akutphase nach einer HWS-BV bei den Verunfallten prädizieren, die eine ausgeprägt hohe Schmerzintensität angeben, deren Schmerzen brachial ausstrahlen, die höheren Alters sind, über somatisch-vegetative Beschwerden klagen, depressiv verstimmt sind und die HWS-Mobilität insbesondere bezüglich Inklination deutlich eingeschränkt ist. Die prognostisch ungünstigen Verlaufsfaktoren anhand eigener Untersuchungen und von Literaturangaben sind nachstehend bezüglich der Bereiche Anamnese, klinische Untersuchung und apparative Untersuchung getrennt zusammengefasst [7, 9, 10].

Risikofaktoren der Chronifizierung

Posttraumatisches zervikozephales Syndrom nach HWS-Beschleunigungstrauma

Patientenangaben
- Allgemeine Anamnese:
  - höheres Alter,
  - weibliches Geschlecht,
  - prätraumatisches SHT,
  - prätraumatischer Spannungskopfschmerz.
- Unfallanamnese:
  - inklinierte Kopfhaltung,
  - rotierte Kopfposition,
  - unerwarteter Aufprall.
- Spezielle Anamnese:
  - hohe Nackenschmerzintensität,
  - hohe Kopfschmerzintensität,
  - schlechte Befindlichkeit,
  - depressive Verstimmung,
  - somatisch-vegetative Beschwerden,
  - interskapulärer/lumbaler Schmerz,
  - Parästhesien,
  - multiple Symptome.

Untersuchungsbefunde
- Klinische Befunde:
  - Einschränkung der HWS-Mobilität,
  - neurologische Defizite.
- Radiologische Befunde:
  - degenerative HWS-Veränderungen,
  - enger zervikaler Spinalkanal,
  - traumatischer HWS-Gefügeschaden: HWK-Fraktur, HWK-Luxation, HWS-Knickbildung.

Untersuchungen weisen darauf hin, dass ein chronisches posttraumatisches Syndrom, das länger als 2 Jahre anhält, in der Regel nicht mehr in Remission gebracht werden kann. Es gilt deshalb solche für den Patienten lebensqualitätsarme und für das Gesundheitswesen kostenreiche Langzeitverläufe nach HWS-BV zu verhindern.

Die *Primärprävention* zur Reduktion der Chronifizierungsrate besteht in einer Senkung der verkehrsunfallbedingten bzw. wegeunfallbedingten Auftretenshäufigkeit akuter HWS-Beschleunigungsverletzungen. Hierzu ist eine Zusammenarbeit der Unfallversicherer mit der Automobilindustrie zur Optimierung der technischen PKW-Ausstattung (z. B. Optimierung der Nackenstütze, automatische Höheneinstellung der Nackenstütze etc.) erforderlich. Da falsch eingestellte Nackenstützen keinen Schutz vor einer HWS-BV bieten und nur ca. 20% der Nackenstützen korrekt höhenpositioniert sind, ist eine breite Aufklärung der Bevölkerung über die Mechanismen der HWS-BV und die Notwendigkeit der korrekt positionierten Nackenstütze und anderer

Sicherheitsvorkehrungen im Straßenverkehr sinnvoll. Es empfiehlt sich eine Zusammenarbeit der Unfallversicherer mit den politischen Gremien, dem Verkehrsministerium, den Automobilherstellern, den Automobilclubs, den ärztlichen Fachgesellschaften, dem Gesundheitsministerium, den Krankenkassen und den Selbsthilfegruppen, um nur einige Kooperationspartner zu nennen, mit welchen versucht werden sollte, die Akutrate und damit die Chronifizierungsrate der posttraumatischen Beschwerden nach unfallbedingter HWS-BV zu senken.

Eine gesundheitsfördernde und kostensenkende *„Sekundär"-Prävention* der Chronifizierung des posttraumatischen Syndroms nach HWS-BV durch die geseztliche Unfallversicherung sollte aus folgenden Schritten bestehen: Evaluierung anamnestischer und klinischer Prädiktoren prolongierter Beschwerdeverläufe, die es ermöglichen in der posttraumatischen Akutphase „patients at risk" zu identifizieren und einem erweiterten multimodalen Therapiekonzept zuzuführen; Erstellung von Leitlinien bezüglich Diagnostik und insbesondere Therapie zur Optimierung des „case managements" einer HWS-BV; Schulung der Ärzte, die mit den Verunfallten Erstkontakt haben. Dies gilt insbesondere für die Durchgangsärzte zur Vermeidung von Chronifizierungsfaktoren, die auf der Arzt-Patienten-Interaktion beruhen. Der Verunfallte sollte bei Erstkontakt verständlich über die Pathomechanismen der Beschleunigungsverletzung und die gute Prognose aufgeklärt werden. Zusätzlich sollte dem Patienten Informationsmaterial ausgehändigt werden. Auch die weiterbehandelnden Ärzte sollten sich an standardisierten Therapieleitlinien orientieren und diese einhalten. Im Sinne des Qualitätsmanagements scheint hier zur Verbesserung des Outcome eine wechselseitige, engmaschige Kommunikation der Leistungsfinanzierer mit den Leistungserbringern sinnvoll zu sein. Spätestens nach 6 Wochen sollte der Verunfallte von einem kompetenten beratenden Arzt der Unfallversicherung gesehen werden. Zumindest zu diesem Zeitpunkt muss über eine Therapiemodifikation bzw. multimodale Erweiterung der Therapie entschieden werden. Bei noch anhaltenden posttraumatischen Nackenbeschwerden und Kopfschmerzen sollte der Verunfallte auf dem Boden des biopsychosozialen Modells der Schmerzchronifizierung einer interdisziplinären Schmerztherapie zugeführt werden. Dies ist in einem gut strukturierten Netz niedergelassener Ärzte möglich, zudem an Schmerztageskliniken oder durch interdisziplinäre Schmerzambulanzen, die meist an größeren Kliniken oder Universitätskliniken angesiedelt sind bzw. von den Unfallversicherern in den Rehabilitationsbereichen bereitgestellt werden. Das multimodale interdisziplinäre Therapiekonzept basiert auf simultan durchgeführten unterschiedlichen therapeutischen Schwerpunkten wie physikalischer Therapie, Physiotherapie, roborierenden Maßnahmen, medikamentöser Therapie (biologischer Bereich) sowie auf Schmerzpsychotherapie z. B. auf kognitiv-behavioraler Ebene, nicht medikamentösen Verfahren wie funktionellem muskelzentrierten Entspannungstraining nach Jacobson, ergänzenden Entspannungsverfahren, Stressbewältigungsverfahren, Self-asserting-Verfahren (psychologischer Bereich) sowie auf Einbeziehung des sozialen Umfeldes (Familie, Arbeitskollegen, Arbeitgeber) zur möglichen Änderung von Schmerzeinstellung und Schmerzverhalten mit schrittweiser Wiedereingliederung in das Berufsleben (sozialer Bereich). Diese verlaufsadaptierte mulitmodale Therapie ist in nachstehendem Stufenschema (Tabelle 3) in Anlehnung an die Empfehlungen der DMKG [8, 9, 13, 16] verdeutlicht.

Auf entsprechende Programme der Unfallversicherungen in Kanada und in der Schweiz (SUVA) zur Verhinderung der Chronifizierung des posttraumatischen Syn-

Tabelle 3. Empfehlungen des therapeutischen Vorgehens bei posttraumatischem Syndrom nach leichtgradiger HWS-BV ohne neurologische Defizite und ohne radiologisch nachweisbare strukturelle Läsion. (Mod. nach [7, 8])

Akut	
Nacken-Kopf-Schmerz: Analgetika/Antiphlogistika, (nicht länger als 4 Wochen)	Paracetamol (Suppositorien oder Tabletten) 3×500 mg/Tag Acetylsalicylsäure (ASS) 1000 mg/Tag Diclophenac (Voltaren®) 3×50 mg/Tag Ibuprofen 400–600 mg/Tag Naproxen 500–1000 mg/Tag
Myotonolytika	Tetrazepam (Musaril®) 2×50 mg/Tag
Physikalische Therapie	Immobilisation (Halskrause: so kurz wie möglich), Wärme/Kälte (Fango, Rotlicht, Eisbeutel)
Physiotherapie	Lockerung der Nackenmuskulatur, isometrische Spannungsübungen, passive und aktive Bewegungsübungen, Kräftigungsübungen, Haltungsaufbau
Roborierende Maßnahmen	Vegetative Stabilisierung (Wechselduschen, Bürstenmassagen, Sport, geregelter Tagesablauf, ausreichend Nachtschlaf, Meidung von Genussmitteln wie Alkohol, Nikotin, Koffein)
Prolongierte Remission	
Medikamentöse Therapie	Amitryptilin (Saroten®) oral bis 25–0–75 mg/Tag, Amitryptilin-Oxid (Equilibrin®) oral, 0–0–90 mg/Tag
Schmerzpsychologische Therapie, psychosomatische/psychiatrische Therapie	Psychotherapeutische Verfahren, u. a. Verhaltenstherapie, Stressbewältigungstraining, progressive muskelzentrierte Relaxationstechnik nach Jacobson
Neuropsychologische Therapie	Neuropsychologisches Leistungstraining (Konzentration, Kognition, Mnestik)
Soziotherapie, berufliche Rehabilitation	Arbeitserprobung und berufliche Wiedereingliederung

droms nach HWS-BV wird hingewiesen. Zur Vermeidung prolongierter Verläufe sollten nachstehend aufgeführte Faktoren nicht unberücksichtigt bleiben.

Empfehlungen zur Verbesserung des Outcome und zur Risikoreduktion einer verzögerten Beschwerderückbildung nach HWS-Beschleunigungsverletzung

HWS-Beschleunigungsverletzung: „Do's" der Therapie

- Aufgeschlossene Annahme,
- Aufklärung gute Prognose,
- kontrollierte Führung,
- keine/kurze Immobilisation,
- keine/kurze AU-Schreibung,
- Analgetika <4 Wochen:
  - medikamentös induzierter Dauerkopfschmerz!
- aktive Patientenbeteiligung an Therapie,

- rasche Klärung:
  - Forensik,
  - psychosoziale Probleme,
- rascher Beginn:
  - physikalische Therapie,
  - Physiotherapie
  - Roborierung,
- interdisziplinäre, multimodale Therapie.

Zusammenfassung

Das posttraumatische Syndrom nach unfallbedinger HWS-BV stellt hohe Anforderungen an ein interdisziplinäres ärztliches Tun bezüglich Diagnostik und verlaufsadaptierter individueller Therapieplanung. Häufig beschränkt sich die HWS-BV auf ein posttraumatisches zervikales Syndrom, das unfallchirurgischerseits und traumatologisch-orthopädischerseits abgeklärt und betreut wird. Werden Beschwerden angegeben und Pathologica gefunden, die über eine ossäre, diskoligamentäre, artikuläre oder myofasziale Schädigung hinausgehen, wird die Hinzuziehung von Nachbardisziplinen erforderlich.

Eine neurologische Diagnostik mit fachspezifischer Anamnese, Neurostatuserhebung und hiervon abhängige apparative Diagnostik wird erforderlich, wenn Reiz- oder Ausfallserscheinungen seitens des peripheren Nervensystems, des Rückenmarks, des Gehirns oder der Hirnnerven bzw. der Sinnesorgane vorliegen oder aber auch wenn eine traumatisch bedingte Gefäßschädigung vorliegt. Der Neurologe sollte ebenso bei Schmerzsyndromen, die sich nicht muskuloskelettal erklären lassen, hinzugezogen werden. Hierzu zählt auch der posttraumatische Kopfschmerz oder atypische Schmerzen. Störungen der Sinnesorgane (z.B. Hörstörung, Schwindel, Sehstörung) sollten initial zusätzlich HNO-ärztlicherseits bzw. ophthalmologischerseits abgeklärt werden.

In der Regel bildet sich das posttraumatische Syndrom innerhalb von 6 Wochen zurück. Eine besondere Herausforderung auf medizinischem, gesundheitspolitischem, sozialmedizinischem, versicherungsrechtlichem und allgemein-forensischem Gebiet stellen jedoch 10–20% der Verunfallten mit chronischen Verläufen dar. Es ist eine Aufgabe der Unfallversicherer bei der Prävention der Chronifizierung posttraumatischer Beschwerden mitzuwirken. Als Bereiche mit sinnvoller Einflussnahme werden angesehen: Optimierung der Fahrsicherheit mit Aufklärung über die korrekte Einstellung der Nackenstütze, Schulung der Durchgangsärzte, Erforschung der Prädiktoren der Chronifizierung, Mitwirkung bei der Erarbeitung von Qualitätsstandards mit Erstellung von diagnostischen und insbesondere therapeutischen Leitlinien zur Verbesserung der Outcome-Qualität in Zusammenarbeit mit den Krankenversicherungen und gesundheitspolitischen Gremien, Ausübung von Qualitätskontrolle in enger Zusammenarbeit mit den behandelnden Ärzten bei persistierendem posttraumatischem Syndrom, spätestens 6 Wochen nach dem Unfall Hinzuziehung eines den Leistungsfinanzierer beratenden Arztes zur Therapie- und Verlaufsevaluierung und ggf. Einleitung einer multimodalen Therapie zur Vermeidung von Schmerzchronifizierung mit Einbeziehung schmerzpsychotherapeutischer Maßnahmen und verstärkter Berücksichtigung psychosozialer Faktoren unter individueller Gewichtung der biopsychosozialen Anteile am Schmerzgeschehen.

Literatur

1. Dieterich M (1994) Der zervikogene Schwindel. In: Weller S, Hierholzer G (Hrsg) Traumatologie aktuell. Bd 14. Thieme, Stuttgart
2. Grifka J, Hedtmann A, Pape HG, Witte H, Tyws J (1998) Diagnostik und Therapie bei Beschleunigungsverletzungen der Halswirbelsäule. Dtsch Ärztebl 95: 152–155
3. Jörg J, Menger H (1998) Das Halswirbelsäulen- und Halsmarktrauma. Dtsch Ärztebl 95: 1307–1314
4. Keidel M (1995) Der posttraumatische Verlauf nach zerviko-zephaler Beschleunigungsverletzung. Klinische, neurophysiologische und neuropsychologische Aspekte. In: Kügelgen B (Hrsg) Neuroorthopädie VI. Springer, Berlin Heidelberg New York Tokyo, S 73–113
5. Keidel M, Pearce JMS (1996) Whiplash injury. In: Brandt T, Caplan LR, Dichgans J, Diener HC, Kennard C (eds) (1996) Neurological disorders: course and treatment. Academic Press, San Diego, pp 65–76
6. Keidel M, Eisentraut H, Lüdecke C, Nebe J, Diener HC (1996) Algesimetrische Quantifizierung des Schulter-Nackenschmerzes nach HWS-Trauma im prospektiven Verlauf. Krankengymnastik 48: 194–198
7. Keidel M (1998) Schleudertrauma der Halswirbelsäule. In: Brandt T, Dichgans J, Diener HC (Hrsg) Therapie und Verlauf neurologischer Erkrankungen. 3. Aufl. Kohlhammer, Stuttgart, S 69–84
8. Keidel M, Neu IS, Langohr HD, Göbel H (1998) Therapie des posttraumatischen Kopfschmerzes nach Schädel-Hirn-Trauma und HWS-Distorsion. Empfehlungen der Deutschen Migräne- und Kopfschmerzgesellschaft. Schmerz 12: 350–367
9. Keidel M, Ramadan N (2000) Acute posttraumatic headache. In: Olesen J, Welch KMA, Tfelt-Hansen P (eds) The Headaches. 2nd ed. Lippincott-Raven, Philadelphia, pp 765–770
10. Keidel M (2000) Beschleunigungsverletzung der Halswirbelsäule. In: Rauschelbach HH, Jochheim KA, Widder B (Hrsg) Das neurologische Gutachten. 4. Aufl. Kap. 34. Thieme, Stuttgart New York, S 408–421
11. Keidel M (2000) Neuropsychologische Defizite nach HWS-Schleudertrauma. In: Sturm W, Herrmann M, Wallesch CW (Hrsg) Lehrbuch der Klinischen Neuropsychologie. Swets & Zeitlinger, Lisse, S 581–592
12. Krämer J (1994) Bandscheibenbedingte Erkrankungen, 3.Aufl. Thieme, Stuttgart New York
13. Kügelgen B (1998) Ärztlich-therapeutische Begleitung und Basistherapie beim HWS-Schleudertrauma. In: Castro WHM, Kügelgen B, Ludolph E, Schröter F (Hrsg) (1998) Das „Schleudertrauma" der Halswirbelsäule. Beschleunigungseinwirkung – Diagnostik – Begutachtung. Enke, Stuttgart, S 55–62
14. Pöllmann W, Keidel M, Pfaffenrath V (1997) Headache and the cervical spine: a critical review. Cephalalgia 17: 801–816
15. Puhlmann HU (1998) Neurologische Sicherung des primären Schadensbildes. In: Castro WHM, Kügelgen B, Ludolph E, Schröter F (Hrsg) Das „Schleudertrauma" der Halswirbelsäule. Beschleunigungseinwirkung – Diagnostik – Begutachtung. Enke, Stuttgart, S 36–43
16. Ramadan N, Keidel M (2000) Chronic posttraumatic headache. In: Olesen J, Welch KMA, Tfelt-Hansen P (eds) The Headaches. 2nd ed. Lippincott-Raven Publishers, Philadelphia, pp 771–780
17. Spitzer WO, ML Skovron, LR Salmi, JD Cassidy, Duranceau J, Suissa S, Zeiss E (1995) Scientific monograph of the Quebec Task Force. Spine 20: 2S-73 S
18. Tegenthoff M (1993) Neurophysiologische Kriterien für die Feststellung von Folgeschäden nach HWS-Verletzungen. Nervenheilkunde 12: 236–238
19. Welter FL, Berwanger C (1998) Beschleunigungsverletzungen der Halswirbelsäule. Beitrag der Neurologie zu Diagnostik, Therapie und Begutachtung. Orthopäde 27: 834–840

Psychogene Störungen nach Unfällen mit geringem Körperschaden

M. Fabra

Gerade nach Unfällen mit geringen Körperschäden sind lang hingezogene, multilokuläre Beschwerdekomplexe nicht selten. Dabei korrelieren Beschwerdeausmaß und auf den Körper des Verletzten unfallbedingt einwirkende Energie nicht, oder, wie etwa im Falle des sog. „Halswirbelsäulenschleudertraumas", sogar umgekehrt [12]. Mit anderen Worten werden die Symptome des sog. „late whiplash syndrome" [2] von Verletzten mit nachgewiesenen Strukturverletzungen der HWS signifikant seltener geklagt als von Verletzten, bei denen, etwa mittels eines technischen Sachverständigengutachtens, allenfalls geringe Krafteinwirkung auf das Fahrzeug und damit den Körper resp. die HWS der verletzten Person wahrscheinlich gemacht werden kann [12]. Darüber hinaus finden sich derartige Beschwerdekomplexe bei unfallgeschädigten Personen signifikant häufiger als unter Unfallverursachern [13].

Bereits diese Konstellation legt die Vermutung nahe, dass es sich bei den geschilderten Symptomenkomplexen vorranging um psychosomatische Krankheitsbilder i. S. der somatoformen Störungen (ICD 10, F 45...; [3]) bzw. Dissoziativen Störungen (ICD10 F 44 ...; [3]) handelt.

Die Symptome des sog. „late Whiplash syndrome" nach [2] sind in Tabelle 1 dargestellt. Betrachtet man nun Krankheitsbilder aus ganz anderen Bereichen, für deren Entstehung somatische Faktoren diskutiert, jedoch bisher nicht bewiesen wurden, etwa das sog. „*multiple chemical sensitivity syndrome*" [15], das „*sick building syndrome*" [1] oder auch das „*chronic fatigue syndrome*" [5], die jedenfalls großenteils mit hoher Wahrscheinlichkeit als psychogene Störungen einzuordnen sind, so sticht die frappante Ähnlichkeit der Symptome ins Auge (Tabelle 1). Sogar das aus unserem heutigen Blickwinkel abstruse Folgebild nach sog. „*Telefonunfall*" unterscheidet sich in seiner Beschwerdenkonstellation [7, 14] kaum.

Gemeinsam ist allen diesen Krankheitsbildern, dass die von ihnen betroffenen Menschen (und ihre Rechtsbeistände) mit hohem Aufwand um ihre Anerkennung als somatisch Geschädigte kämpfen und in vielen Fällen eine materielle Entschädigung oder Entlastung anstreben.

Um einen Anhalt für die Häufigkeit psychogener Störungen in der Normalbevölkerung zu erlangen, haben Schepank et al. [4, 8] im Rahmen ihrer Ende der 70er-Jahre begonnenen *Mannheimer Kohortenstudie* 600 willkürlich aus dem Mannheimer Melderegister ausgewählte Personen, je 200 der Geburtsjahrgänge 1935, 1945 und 1955, mittels eines aufwendigen tiefenpsychologisch fundierten Erhebungsinstrumentes untersucht, und zwar unabhängig davon, ob die Probanden Kontakt zur medizinischen Versorgung hatten bzw. gehabt hatten. Hierbei gaben 574 Probanden (96%) an, innerhalb der der Erhebung vorausgehenden 7 Tage unter einem psychogenen Symptom gelitten zu haben, und zwar in der Reihenfolge ihrer Häufigkeit unter innerer

Tabelle 1. Störungen bei verschiedenen Syndromen

Late whiplash syndrome	Multiple chemical sensitivity syndrome	Sick building syndrome	Chronic fatigue syndrome	Telefonunfall
Kopfschmerz	Kopfschmerz	Kopfschmerz	Kopfschmerz	Kopfschmerz
Nacken-/Schulter-schmerz	–	–	Muskelschwäche und -missempfindungen	Muskelschmerzen und -krämpfe
Schwindel, Ohrgeräusche und Sehstörungen	Schwindelgefühl, Sprachstörungen	Geruchs- und Geschmacksstörungen	Gesichtsfeldausfälle	Schwindel, Lähmung der Stimmbänder, Sensibilitätsstörungen
Leistungsabfall (Erschöpfung, Antriebsdefizit, Schwächegefühl, Vergesslichkeit)	Allgemeine Schwäche, Störungen der Merkfähigkeit und Konzentration	Abgeschlagenheit, Konzentrationsschwäche, Gedächtnisstörung	Erschöpfung nach früher als leicht bewerteten Aktivitäten, Vergesslichkeit, Verwirrtheit, Denk- und Konzentrationsschwäche	„Hochgradigste Erschöpfungen", Erschöpfbarkeit der Gehirntätigkeit
Wachheitsstörungen (Benommenheit, Müdigkeit, Schlaflosigkeit)	Müdigkeit, Schlafstörungen, Ohnmacht	Müdigkeit	Müdigkeit, leichte Ermüdbarkeit ... (Hauptkriterium), Schlaflosigkeit oder vermehrtes Schlafbedürfnis	Ohnmachten, tonisch-klonische Krämpfe
Befindlichkeitsstörung (Labilität, Ängste, Depressionen, Einsamkeit, Gereiztheit	–	–	Depressionen, Lichtempfindlichkeit, Übererregbarkeit	–
Vegetative Symptome (Schweißausbrüche, Herzklopfen, Übelkeit, Würgen, Erbrechen, Kollaps)	Blähungen, Durchfälle, Verstopfung, krampfartige Leibschmerzen	–	–	Krampfartige Schmerzen im Unterleib, Herzkrämpfe, -stiche und Pulsunregelmäßigkeit, Schwellung der Extremitäten

Unruhe (33%), depressiver Verstimmung (31%), Ermüdung und Erschöpfung (26%), Ängsten (25%), Kopfschmerzen (24%), Konzentrations- und Leistungsstörungen (24%), Schlafstörungen (23%) u. a. Auch hier fällt die Ähnlichkeit zu den wie oben dargelegt häufig als Unfallfolgen geltend gemachten Beschwerden auf.

Mittels eines von Schepank et al. [9] entwickelten Beeinträchtigungsschwerescores (BSS) wurden 156 der 600 Probanden (26%) als manifest psychogen erkrankt eingestuft, davon 70 (11,7%) mit somatoformen Störungen. Dies bedeutet, dass jeder neunte der befragten „Normalbürger" unter einer krankheitswertigen somatoformen Störung litt. Nach [11] leiden 17% aller Patienten (19% der Frauen, 12% der Männer), die die Praxis eines Allgemeinarztes aufsuchen, unter somatoformen Störungen.

Beschwerden, wie sie z.B. das sog. „late whiplash syndrome" kennzeichnen, sind damit auch in der nicht verunfallten Bevölkerung überaus häufig. In der Diskussion einer möglicherweise gegebenen Kausalbeziehung zu einem Unfall wird man damit sowohl aus der Sicht des Somatikers, vor allem aber auch aus der Sicht des Psychosomatikers als Gutachter besonders sorgfältig vorzugehen haben. Mit Schönberger et al. [10] wird es bei der Einschätzung psychogener Unfallfolgen in erster Linie darum zu gehen haben, im Spannungsfeld

a) der seelischen Beeindruckung durch den Unfall,
b) der persönlichkeitsgebundenen, d.h. lebensgewachsenen und damit unfallunabhängig womöglich gestörten Bewältigungsstrategien („coping behaviour") sowie schließlich
c) unfallunabhängiger seelischer Beastungen, die von dem Betroffenen durchaus als unfallassoziiert erlebt werden können, dies aber im sozialmedizinischen Sinn nicht sind – etwa auf den Unfall folgende Kündigung des Arbeitsplatzes, finanzielle Einbrüche, Ehe- und Partnerkrisen,

die Rolle des Unfallerlebens bei der Symptomentstehung herauszuarbeiten. Dabei wird man erfahrungsgemäß nicht dem Großteil der Verletzten bewusste und willensgesteuerte Beschwerdebetonung oder gar -vorspiegelung unterstellen können, sondern wird im Gegenteil in der Regel echten Krankheitswert der geklagten Beschwerden festzustellen haben. Andererseits wird man jedoch bei der Kausalitätsbetrachtung berücksichtigen müssen, dass sich viele Menschen heute aufgrund der Gegebenheiten des sich nach wie vor verschärfenden Arbeitsmarktes, zunehmender Isolierung des Einzelnen und anderer gesellschaftlicher Phänomene an der Grenze ihrer Leistungsfähigkeit empfinden. Ein „Kürzertreten" wird dabei vielfach objektiv durch die Anforderungen des täglichen Lebens, ebensooft aber auch durch unbewusste sog. „innerseelische Gebote" verhindert. Wenn dann ein in einer solchen Lebenssituation stehender Mensch unverschuldet einen Unfall erleidet, so ist es oft nur zu verständlich, dass er im Rahmen eines unbewusst ablaufenden innerseelischen Vorganges, von P. Joraschky [6] erforscht an der Klientel einer Umweltsprechstunde als *Komplexitätsreduktion* bezeichnet, einen psychogenen Symptomenkomplex entwickelt bzw. einen solchen bereits vorbestehenden verstärkt wahrnimmt und auf den Unfall zurückführt:

... wenn wir uns eine ca. 50-jährige Sekretärin, die nach einem aus ihrer Sicht von D-Arzt und Unfallversicherungsträger unterbewerteten Wegeunfall mit leichter Gehirnerschütterung dauerhaft unter Kopfschmerzen, Übelkeit, Müdigkeit und Konzentrationsstörungen leidet, in einem Großraumbüro vorstellen, bei künstlichem Licht, konstanter Temperatur, luftdichten Fenstern, Bildschirmarbeit und intriganter Nachbarin und einer generellen Bedrohung durch Stellenkürzung und Mobbing, mit praktisch fehlender Möglichkeit zum Arbeitsplatzwechsel, unter Geräuschbelastung und Normendruck, ausgestattet mit der Einstellung, alles übergenau zu machen, sich wenig Spielräume zu geben, sich bei der Arbeit zu verkrampfen und mit familiären Problemen im Genick, dann muss es geradezu wie ein klärendes Gewitter wirken, diese Komplexität auf ein monokausales Schädigungsmuster zu reduzieren... (mod. nach [6]).

Literatur

1. Brede-Weisflog B (1996) Das Sick-Building-Syndrom. Versicherungsmedizin 48/5: 170–174
2. Claussen CF, Claussen E (1996) Neurootologische Aspekte der medizinischen Begutachtung des HWS-Schleudertraumas. Neurootology Newsletter vol 2/2: 1–20
3. Dilling H, Mombour W, Schmidt MH (Hrsg) (1993) Internationale Klassifikation psychischer Störungen, ICD 10. Hans Huber
4. Franz M, Schmitz N, Liebertz K, Schepank H (1998) Das Multiple somatoforme Syndrom in der Allgemeinbevölkerung. In: Rudolf G, Henningsen P (Hrsg) Somatoforme Störungen. Schattauer, S 41–52
5. Holmes GJE, Kaplan NM, Gantz AL et al. (1988) Chronic Fatigue Syndrome. A working case definition. Ann Intern Med 108: 387–389
6. Joraschky P (1998) Umweltbezogene Ängste und Körperbeschwerden. In: Rudolf G, Henningsen P (Hrsg) Somatoforme Störungen. Schattauer, S 63–75
7. Podoll K (1991) Der Telefonunfall – ein Beitrag zur Geschichte der traumatischen Neurosen. Fortschr Neurol Psychiat 59: 387–393
8. Schepank H (1987) Psychogene Erkrankungen der Stadtbevölkerung, eine epidemiologisch-tiefenpsychologische Studie in Mannheim. Springer, Berlin Heidelberg New York
9. Schepank H (1995) Der Beeinträchtigungsschwerescore (BSS). Ein Instrument zur Bestimmung der Schwere einer psychogenen Erkrankung. Beltz, Weinheim
10. Schönberger A, Mehrtens G, Valentin H (1998) Arbeitsunfall und Berufskrankheit. Erich Schmidt, Berlin, S 250–265
11. Tress W, Kruse J, Heckrat C, Schmitz N, Alberti L (1997) Der psychosomatische Patient beim Hausarzt – Ergebnisse einer Felduntersuchung. In: Franz M, Tress W (Hrsg) Psychosomatische Medizin, Ankunft in der Praxis. Frankfurt, VAS, S 55–67
12. Weber M (1995) Die Aufklärung des Kfz-Versicherungsbetruges; Grundlagen der Kompatibilitätsanalyse und Plausibilitätsprüfung. Schriftenreihe Unfallrekonstruktion, Kap. 10, S 497–513
13. Wehking E, Hanisch L, Bartsch H (1993) Die Distorsionsverletzung der Halswirbelsäule. Versicherungsmedizin 45, 5: 163–164
14. Wendriner H (1905) Über Unfälle durch den elektrischen Starkstrom. Inaugural Dissertation, Berlin
15. Wolf C (1996) Multiple chemical sensitivity (MCS) – die sogenannte chemische Vielfachempfindlichkeit. Versicherungsmedizin 48, 5: 175–178

Unfallfehlverarbeitung: Risikogruppen, Früherkennung, Management und interdisziplinäre Therapiekonzepte

E. Wehking

Einleitung

Erste ärztliche Veröffentlichungen über grotesk anmutende Unfallschäden datieren von 1879, darin diskutiert der Bahnarzt Dr. Riegler angebliche Verletzungen des Rückenmarks nach Eisenbahnfahrten. Eine umfangreichere medizinische Darstellung über nervöse Erkrankungen nach Eisenbahnunfällen wurde im Jahre 1918 von Horn verfasst, der die Beobachtung machte, dass nervöse Symptombildungen nach Eisenbahnunfällen am besten durch rasche und umgehende Zahlung einer Abfindung und die Wiederaufnahme einer geregelten beruflichen Tätigkeit zum Abklingen zu bringen waren [1].

Nachdem die psychischen Leiden durch Grundsatzurteile des Bundessozialgerichtes den körperlichen Leiden gleichgestellt worden sind, erfolgt auch in der gesetzlichen Unfallversicherung die Behandlung und Entschädigung psychischer Störungen nach Arbeits- und Wegeunfällen.

Hier gilt abweichend von der Schadensversicherung die Theorie von der wesentlichen Bedingung bei der Abgrenzung des Leistungsumfanges gegenüber der gesetzlichen und privaten Krankenversicherung.

Kurze Statistik

Pro Jahr ereignen sich über 1,4 Mio. Arbeitsunfälle, die unter dem Schutz der gesetzlichen Unfallversicherung stehen. Hinzu kommen über 200.000 Wegeunfälle.

Im Jahre 1996 berichten die Psychosomatiker um Professor Tress, dass etwa 25% der erwachsenen Durchschnittsbevölkerung in Deutschland unter psychogenen oder psychogen mitbedingten Beschwerden leiden und dass sich unter den Patienten von Hausärzten und Internisten diese Rate sogar auf 40% beziffern lasse [2]. Diese Zahlen belegen eindeutig, dass es schon rein statistisch zu einer Überschneidung von Personengruppen kommen muss, wenn bei jedem 4. Deutschen psychische bzw. psychosomatische Leiden vorliegen und wenn sich hierbei jährlich wenigstens 1,6 Mio. Unfälle unter dem Schutz der gesetzlichen Unfallversicherung ereignen. Hinzu kommt die wesentlich größere Zahl von Personen, die in Verkehrsunfälle verwickelt werden, ohne hierbei eine körperliche Verletzung zu erleiden. Dabei hat die Zahl der sogenannten Bagatellunfälle kontinuierlich zugenommen [3]. Die ansteigende Häufigkeit psychogener Beschwerden in der Gesamtbevölkerung erklärt, weshalb psychische Schädigungen nach Unfällen in steigendem Maße geltend gemacht werden. Das Spannungsfeld zwischen Psyche und Unfallschaden kann nur dann verständlich gemacht werden, wenn die häufigsten Formen spontaner psychischer Erkrankungen, typische Formen unfallbedingter psychischer Störungen und schließlich auch der zivil- und sozialrechtliche Hintergrund für die Schadensregulierung bekannt sind.

Psychische Störungen

In Deutschland existieren sehr gründliche epidemiologische Erhebungen zu Art und Umfang spontaner psychischer Erkrankungen. Maximal 1% der erwachsenen Bevölkerung leidet unter schwerwiegenden Geisteskrankheiten wie Schizophrenien oder Gemütserkrankungen, wesentlich häufiger sind Depressionen und Angststörungen. Die Arbeitsgruppe um Herrn Professor Maier konnte nachweisen, dass diese Krankheitsbilder in der hausärztlichen Praxis weit im Vordergrund stehen, gefolgt von der Alkoholabhängigkeit [4].

Die psychischen Beschwerden nach Unfallereignissen unterscheiden sich nur graduell von den häufigsten spontanen psychischen Erkrankungen in der Durchschnittsbevölkerung. Ein Teil der Beschwerdeklagen betrifft anhaltende Schmerzen nach dem häufigsten Personenschaden, nämlich der leichten HWS-Zerrung. Sowohl die Schadenssachbearbeiter als auch die mit der Behandlung und Begutachtung befassten Ärzte kennen das Problem fehlender bzw. unzureichender körperlicher Verletzungstatbestände. Auch bei anderen leichteren Verletzungen wie z.B. einer Schädelprellung mit Gehirnerschütterung oder einer Extremitätenprellung können chronifizierende Schmerzerkrankungen auftreten, deren Ursachen trotz gründlicher medizinischer Befunderhebung nicht im organischen Bereich zu sehen sind. Werden die Unterlagen derartiger Verletzungsfolgezustände dem nervenheilkundlichen Beratungsarzt vorgelegt, so fällt gehäuft auf, dass die Anspruchsteller bereits in den zurückliegenden Jahren aufgrund banaler körperlicher Erkrankungen prolongierte Arbeitsunfähigkeitszeiten aufweisen. Hier besteht das Problem in der angemessenen Befristung eines mit Unfallfolgen zu begründenden Leistungsanspruches [5].

Depressive Entwickungen bis hin zu Versagenszuständen stellen in der beratungsärztlichen Praxis die zweithäufigste Problematik dar. Die Anspruchsteller argumentieren in der Regel, dass sie bis zum Unfallereignis körperlich und psychisch im Wesentlichen gesund und beruflich leistungsfähig waren, nach dem Unfall aber in ein Stadium des Leistungsversagens geraten seien. Die Erfahrungen in der Begutachtungspraxis zeigen, dass derartige Persönlichkeiten auch zumeist schon vor dem Unfall in früheren Lebensphasen depressive Episoden aufwiesen und z.B. unter der Diagnose eines psychovegetativen Erschöpfungssyndroms arbeitsunfähig waren. Bei der Bewertung der Unfallursächlichkeit muss somit die prämorbide Persönlichkeitsstruktur aufgearbeitet werden sowie Art und Ausmaß des Unfallschadens; schließlich die Fähigkeit des Anspruchstellers, den Schaden psychisch adäquat zu verarbeiten.

Die dritte große Problemgruppe stellen Patienten dar, die nach einem Unfallereignis über Angststörungen klagen, insbesondere einhergehend mit nächtlichen Alpträumen, einem Wiedererinnern des Unfalls und einem Zustand der vegetativen Übererregtheit. Sofern derartige Störungen als verzögerte Reaktionen innerhalb von 6 Monaten nach dem Trauma auftreten, das als eine Situation außergewöhnlicher Bedrohung auf den Anspruchsteller eingewirkt hat, liegt nach den international akzeptierten diagnostischen Vorgaben eine sogenannte posttraumatische Belastungsstörung vor, die in aller Regel als unfallursächlich angesehen wird [6]. Probleme bereiten Anspruchsteller, welche ein minderschweres Trauma erlitten haben, aber trotzdem über erhebliche psychische Beschwerdesymptome klagen.

Ein besonderes Problem stellen Anspruchsteller mit sogenannten Konversionssymptomen dar. Hierbei handelt es sich um Personen, welche unbewusst in tiefen Schichten ihres Gemütslebens äußerliche Ereignisse bzw. Konflikte nicht adäquat verarbeiten können und auch schon auf minderschwere Unfallereignisse mit körperlich anmutenden Störungen reagieren, so z. B. mit organisch nicht begründbaren Lähmungen oder grotesk anmutenden Schmerzklagen. Charakteristischerweise verhält sich diese Geschädigtengruppe uneinsichtig gegenüber der psychischen Genese ihrer Beschwerden und lässt sich durch Organfachärzte verschiedenster Fachrichtungen behandeln, ohne dass es hierdurch zu einem Beschwerderückgang kommt bzw. kommen kann.

Das wohl schwierigste und für den begutachtenden Arzt verantwortungsvollste Problem stellt die schon bei Eisenbahnunfällen deutlich gewordene Problematik des Entschädigungsbegehrens dar, das entweder in der Form einer Aggravation (Übertreibung eines vorhandenen organisachen Beschwerdekerns) zu Tage tritt oder seltener als reine Simulation (gezielte Vortäuschung von erwiesenermaßen nicht vorhandenen Beschwerden).

Risikogruppen

Die beratungsärztliche Praxis lehrt, dass die Art und Schwere eines Unfalles mit Komplikationen aus dem Bereich der Psyche nicht korreliert. So werden ausgesprochen schwere Unfallereignisse wie Polytraumen von der Mehrzahl der Verletzten psychisch adäquat bewältigt, hingegen können Bagatellunfälle ausgedehnte Entschädigungsansprüche nach sich ziehen. Mit gehäuft auftretenden Komplikationen aus dem psychischen Bereich ist zu rechnen bei Personen,

- die bereits vor dem Unfall unter manifesten psychischen Vorerkrankungen wie Depressionen oder Angststörungen gelitten haben,
- die den Unfall schuldlos erlitten haben,
- die sich in biographischen Umbruchsituationen befinden, z. B. in beruflichen und privaten Krisensituationen,
- die das Unfallereignis dramatisch erleben und schon in der frühen Phase nach dem Unfall eine psychische Begleitreaktion aufweisen,
- die sekundär durch unangemessene und überzogene ärztliche Behandlungsmaßnahmen in ihrer Fehlhaltung fixiert werden,
- die das Unfallereignis in gezielter Absicht zur Erlangung einer ausreichenden sozialen Absicherung instrumentalisieren.

Als Frühindikatoren für eine psychische Mitbeteiligung nach Unfallereignissen anzusehen sind prolongierte Arbeitsunfähigkeitszeiten sowie ein sich ausweitendes Beschwerdebild mit einer Chronifizierung ohne hierfür erkennbare körperliche Ursachen. In der beratungsärztlichen Tätigkeit gibt es eine auffällige Häufung von psychischen Reaktionsbildungen in der Berufsgruppe der selbständigen Handels- und Versicherungsvertreter; darüber hinaus sind die Lehr- und Sozialberufe eindeutig überrepräsentiert. Hierbei handelt es sich um eine Erfahrungstatsache, die möglicherweise auf einer künstlichen Fallselektion beruht.

Interdisziplinäre Therapiekonzepte

Die therapeutische Beeinflussbarkeit von psychischen Reaktionen nach Verkehrsunfällen ist unter gewissen Voraussetzungen als günstig zu bewerten, und zwar

- wenn die psychische Problematik frühzeitig als solche erkannt und akzeptiert wird,
- wenn eine zügige Mitbehandlung des Verletzten durch einen Nervenarzt bzw. erfahrenen Psychologen erfolgt,
- wenn ein sekundärer Krankheitsgewinn durch Fixierung auf Entschädigung oder Rentenansprüche noch nicht eingetreten ist und wenn der Geschädigte einer Wiederaufnahme seiner Berufstätigkeit positiv gegenüber steht.

Aufgrund der bislang gemachten unfallnervenärztlichen Therapieerfahrungen kann gesagt werden, dass eine psychotherapeutische Mitbehandlung am besten sofort nach der Diagnosestellung einer psychischen Begleitreaktion eingeleitet werden soll, und zwar parallel zu den sonstigen unfallärztlichen Behandlungsmaßnahmen. Dabei orientiert sich die psychologische Therapie nach einer kurzen Diagnostikphase an den geklagten Leitsymptomen und dem differentiellen Störungsbild. Bei ausgeprägten depressiven Störungen ist eine Gesprächspsychotherapie in Verbindung mit psychopharmakologischen Behandlungsmaßnahmen indiziert. Bei spezifischen Angststörungen empfiehlt sich eine intensive Verhaltentherapie, in der der Patient im Beisein seines Therapeuten in steigendem Maße mit den angstauslösenden Situationen konfrontiert wird. Momentan wird insbesondere die Verhaltenstherapie, welche durch die Ergebnisse der Lerntheorien wissenschaftlich gut fundiert ist, bevorzugt zur Behandlung von Erlebnisreaktionen nach Unfällen angewendet. Vorteile dieser Therapiemethode stellen ihre Symptombezogenheit und zeitliche Befristung dar [7]. Eine Kombination beider Verfahren bietet sich jedoch auch zur Motivationsförderung zu Beginn der Behandlung an [8].

Insgesamt ist die frühzeitige Diagnosestellung mit konsequenter Einleitung einer psychotherapeutischen Intervention das beste Mittel, um einen psychischen Dauerschaden abzuwenden. Anzustreben ist eine ganzheitliche Unfallnachsorge unter Einschluss einer Verhaltenstherapie, bei Erfordernis ergänzt durch eine Gesprächspsychotherapie und psychometrische Verfahren. Hierbei ist bei über längere Zeiträume unbehandelten Patienten die Gefahr einer erheblichen Chronifizierung zu beachten. In der Regel sollen die Behandlungsmaßnahmen im psychischen Bereich spätestens innerhalb von 6 Monaten nach dem einwirkenden Unfallgeschehen einsetzen, bei längeren Zeiträumen ohne adäquate Therapie kommt es gehäuft zu anhaltendem Leistungsversagen und Verharren im Zustand der Arbeitsunfähigkeit. Als wichtige Voraussetzung sollte ein noch vorhandener Arbeitsplatz zur Verfügung stehen sowie die positive Motivation des Patienten, an seine Arbeit zurückzukehren. Negative Erfahrungen sind mit Unfallverletzten gemacht worden, deren psychische Symptomatik weitgehend fixiert und maßgeblich durch Entschädigungsansprüche eingeengt war. Auch der im Zeitraum zwischen Unfallereignis und Therapiebeginn durch Kündigung verlorengegangene Arbeitsplatz stellt einen negativen Belastungsfaktor dar, ebenso wie anhaltende schwere Konflikte im privaten Bereich oder eine begleitende Suchterkrankung.

Gute Therapieerfahrungen werden mit psychisch nicht vorgeschädigten Patienten jüngeren und mittleren Lebensalters gemacht, wenn der Arbeitsplatz gesichert ist, eine gute Therapiemotivation vorhanden ist und wenn zwischen dem einwirkenden Unfallgeschehen und der Therapie der psychischen Störung ein kurzer zeitlicher Abstand von bis zu 6 Monaten verstreicht. Dabei lassen sich allerdings über die Langzeitergebnisse noch keine statistisch signifikanten Aussagen machen.

Als grobe Regel sollte man Patienten mit ausgeprägten psychischen Störungen, die auf eine ambulante Behandlung nicht ausreichend ansprechen, der stationären Psychotherapie zuweisen. Vor allem Patienten im Zustand der Arbeitsunfähigkeit sollten primär stationär behandelt werden.

Die Fallkosten werden vor allem durch Kranken- und Verletztengeld bei anhaltender Arbeitsunfähigkeit in die Höhe getrieben! Sofern arbeitsunfähige Patienten innerhalb von 6 Monaten stationär behandelt werden, tritt mit Beendigung des Heilverfahrens zu mehr als 50% sofortige Arbeitsfähigkeit ein. Nach 12 Monaten fällt der Anteil arbeitsfähiger Patienten auf 35% ab, nach 24 Monaten auf 25% (eigenes Patientenkollektiv).

Früherkennung und Management in der Sachbearbeitung

Für den Schadenssachbearbeiter können aus fachärztlicher Sicht gesicherte Hinweise gegeben werden, die an die Entwicklung einer psychischen Komplikation nach einem Unfall denken lassen müssen. Zu beachten ist der Umstand,dass psychische Störungen in der Regel nicht unmittelbar nach dem Unfall, sondern erst mit einer erheblichen zeitlichen Verzögerung von Monaten oder gar Jahren geltend gemacht werden.

Für die Sachbearbeitung gilt: Jede mit körperlichen Verletzungsfolgen nicht nachzuvollziehende und anhaltende Arbeitsunfähigkeit erweckt den dringenden Verdacht auf eine psychische Komplikation!

Jede Ausweitung eines anfänglich umschriebenen Beschwerdebildes mit neu hinzutretenden Beschwerdeklagen und entsprechenden fachärztlichen Attesten ist hochverdächtig auf eine psychosomatische Ausweitung des Beschwerdebildes!

Anspruchsteller mit leichten bis mittelschweren Distorsionsverletzungen der Halswirbelsäule, welche nach Ablauf von 2 bis spätestens 3 Monaten ihre berufliche Tätigkeit nicht wieder aufgenommen haben, leiden zu etwa 50% an psychischen Begleitreaktionen. Angaben in den fachärztlichen Attesten im Hinblick auf anhaltende Schwindelklagen, Ohrgeräusche und ausgedehnte manualtherapeutische Behandlungen an der Halswirbelsäule mit häufig wechselnden Arztkontakten sprechen für eine psychosomatische Überlagerung des ursprünglichen Verletzungsfolgezustandes [9].

Die Analyse von Behandlungsverläufen bei Verletzten mit ausgeprägten psychischen Störungen ergibt, dass die entstehenden Kosten vor allem durch den Umstand der monatelang anhaltenden Arbeitsunfähigkeit bedingt werden. Hier fallen in der gesetzlichen Unfallversicherung Verletztengelder an. Die Kosten für eine adäquate Psychotherapie gestalten sich vergleichsweise gering, so dass für die Schadenssachbearbeiter der Grundsatz gilt: Um so eher eine adäquate Diagnostik und Therapie eingeleitet wird, desto eher kann auch mit dem Wiedereintreten der Arbeitsfähigkeit gerechnet werden und um so geringer fallen letztendlich die resultierenden Gesamtkosten für die Schadensabwicklung aus. Insgesamt also ist es in der Sachbearbeitung zwingend geboten, von der bislang noch häufig geübten Verwaltung des Schadens Abstand zu nehmen und zu einem adäquaten, zielgerichteten Schadensmanagement überzugehen. Konkret empfiehlt sich folgende Vorgehensweise:

- Bei Nachweis einer psychosomatischen Beschwerdeausweitung sollte der behandelnde Arzt gezielt gefragt werden, ob er eine Therapiebedürftigkeit aus seiner Sicht bestätigen kann. Der Schadenssachbearbeiter sollte signalisieren, dass er zu einer Kostenübernahme für eine weiterführende diagnostische Abklärung bereit ist.
- Wenn sich eine psychogene Störung bestätigen lässt, sollte eine baldige und adäquate Behandlung erfolgen, und es sollte in der Schadenssachbearbeitung auch die erforderliche Kostenzusage erteilt werden. Im Gegenzug ist die Kostenübernahme allerdings von der regelmäßigen Erstattung eines Behandlungsberichtes abhängig zu machen, damit der Leistungsumfang der Unfallversicherungsträger von dem der Krankenversicherungsträger zuverlässig abgegrenzt werden kann.
- In Zweifelsfällen sollte eine umgehende Zusammenhangsbegutachtung in Auftrag gegeben und durchgeführt werden. Für die Entschädigung von psychischen Störungen gelten in der gesetzlichen Unfallversicherung spezielle Rechtsbestimmungen, welche sowohl von der Sachbearbeitung als auch von den beteiligten medizinischen Sachverständigen zu berücksichtigen sind. Trotzdem kann folgende Faustregel berücksichtigt werden: Wenn der Verletzte unstrittig einen schweren Unfall erlitten hat (z. B. ein schweres Polytrauma oder eine Verbrennung), so geht in aller Regel auch die Behandlung einer begleitenden psychischen Störung zu Lasten des Unfallversicherungsträgers. Man wird den Kausalzusammenhang in aller Regel auch dann zu bestätigen haben, wenn der Verletzte durch das Unfallgeschehen nachweislich eine Phase der erheblichen Existenzbedrohung durchlaufen hat, z. B. durch Einklemmung im Fahrzeugwrack oder durch Konfrontation mit anderen verletzten Personen oder gar Sterbenden. Hiernach kann es zu ausgeprägten psychischen Reaktionen kommen, auch wenn die Betroffenen selbst keine schwerwiegenden körperlichen Dauerschäden erlitten haben.

In der Freiburger Studie an Verkehrsunfallopfern wurden Patienten, welche nach Unfallverletzungen in einer unfallchirurgischen Klinik stationär behandelt werden mussten, erstmals wenige Tage nach dem Unfall nachuntersucht und auch $^1/_2$ Jahr später noch einmal intensiv befragt und auf psychische Störungen diagnostiziert. Nur $^1/_3$ der Patienten wies keinerlei psychiatrische Störungen auf, bei 18,4% kam es zu einer posttraumatischen Belastungsstörung und ein weiteres Drittel der Patienten wies milde Varianten einer Belastungsreaktion auf [10].

Zusammenfassung

Der Behandlungserfolg hängt vorrangig von einer guten und vertrauensvollen Zusammenarbeit zwischen dem Schadenssachbearbeiter, den Berufshelfern seiner Verwaltung, dem Verletzten bzw. seinen behandelnden Durchgangsärzten ab. Anzustreben ist eine Früherkennung der Problematik auch im psychischen Bereich, auf diese Weise kann im Frühstadium Probanden mit akuten psychischen Fehlentwicklungen noch wirksam geholfen werden. Hier sollte eine möglichst umgehende Vorstellung des Verletzten bei einem unfallnervenärztlich erfahrenen Neurologen/Psychiater oder klinischen Psychologen erfolgen. Auch die baldige Wiederaufnahme einer beruflichen Tätigkeit neben Gewährung der zustehenden finanziellen Ansprüche wirken sich positiv auf den Verlauf einer psychischen Störung aus. Wenn Unfallverletzungen körperlicher und seelischer Art erfolgreich therapiert worden sind und wenn die Wiederaufnahme der Berufstätigkeit erfolgt ist, resultiert in aller Regel keine wesentliche Einschränkung der Lebensqualität mehr. Insbesondere pflegen sich auch psychogene Störungen nach Unfällen bei derartigen Verläufen mit steigendem zeitlichen Abstand zum unfallbringenden Ereignis, längstens nach 1 bis 2 Jahren, zurückzubilden. Erreicht ein Verletzter hingegen seine Arbeitsfähigkeit nicht wieder aufgrund einer chronifizierenden psychischen Störung, so bewirkt in aller Regel auch die Erbringung hoher Finanzleistungen keine Verbesserung der Lebensqualität.

Literatur

1. Hausotter W (1996) Die Begutachtung der Eisenbahnunfälle am Beginn des Industriezeitalters – Ein medizinhistorischer Exkurs mit Bezug zur Gegenwart. Versicherungsmedizin 48: 138–142
2. Tress W et al. (1996) Psychosomatische Grundversorgung in der Praxis. Dtsch Ärztebl 93: 481–483
3. Münker H et al. (1995) Verletzungen der Halswirbelsäule bei PKW-Unfällen. Versicherungsmedizin 47: 26–32
4. Maier W et al. (1996) Psychische Erkrankungen in der Allgemeinpraxis. Dtsch Ärztebl 93: 947–950
5. Seckmeyer M (1997) Zum Nachweis des sogenannten „HWS-Schleudertraumas". Versicherungsmedizin 49: 48–51
6. Saigh Ph (1995) Posttraumatische Belastungsstörung. Hans Huber, Bern
7. Vogelsang M (1996) Verhaltenstherapie der posttraumatischen Belastungsstörung. Der Psychotherapeut 41: 254–263
8. Tausch R (1994) Gesprächspsychotherapie und Verhaltenstherapie – Ergänzung und Kombination. Jahrbuch für personzentrierte Psychologie & Psychotherapie: 145–162
9. Wehking E et al. (1993) Die Distorsionsverletzung der Halswirbelsäule. Versicherungsmedizin 45: 163–164
10. Fromberger U et al (1996) Die Entwicklung von posttraumatischen Belastungsstörungen nach Verkehrsunfällen. Erste Ergebnisse einer prospektiven Studie. Befunderhebung in der Psychiatrie: Lebensqualität, Negativsymptomatik und andere aktuelle Entwicklungen. Springer, Berlin: 309–312

Testpsychologische Diagnostik

H. U. Naumann

Psychoreaktive Störungsbilder

Die Bandbreite der psychischen Störungsbilder nach realen traumatischen Ereignissen wie schweren Unfällen, Überfällen oder Katastrophen reicht von der akuten Belastungsreaktion über die posttraumatische Belastungsstörung, die Anpassungsstörungen bis hin zu Angst- und Panikstörungen, depressiven Reaktionen und somatoformen Schmerzstörungen (Abb. 1). Die geschätzte Häufigkeit wird in unterschiedlichen Studien mit 20–30% Prävalenz psychischer Beeinträchtigungen nach Unfällen angegeben [5]. Bei Patienten mit realen Traumen ist eine genaue Differenzierung, ob es sich um eine psychische Störung mit Krankheitswert handelt, oder um unterschiedliche Stadien der Krankheitsverarbeitung oftmals schwierig.

Psychologische Diagnostik

Die Diagnostik einer psychischen Störung nach Unfallverletzung ist ein komplexer multidimensionaler Prozess. Zur psychologischen Diagnostik gehört als tragende Säule immer ein klinisches Interview bzw. eine Exploration. Hierbei kann das diagnostische Interview bei psychischen Störungen (DIPS) von Margraf, Schneider und Ehlers eine nützliche Hilfe sein. Das DIPS stellt einen strukturierten Interviewleitfaden dar, orientiert an der Klassifikation psychischer Störungen nach ICD-10 und ist auch als Kurzform durchführbar (Mini-DIPS). In der Exploration und Anamneseerhebung im Gespräch mit dem Patienten werden oftmals Themenbereiche, die wichtig

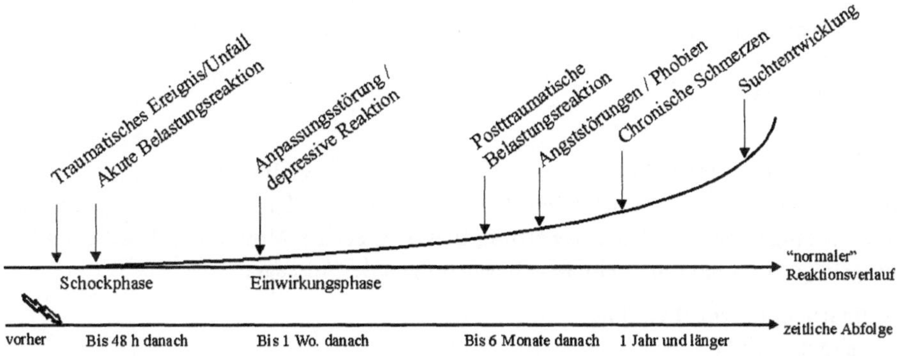

Abb. 1. Bandbreite der psychischen Störungsbilder nach traumatischen Ereignissen. (Mod. nach [3])

sind für die Verbindung zwischen traumatischem Erleben und posttraumatischem Befinden, erwähnt, so dass hier Informationen gewonnen werden können, die dann mit Hilfe von Fragebögen im weiteren Verlauf des diagnostischen Prozesses genauer untersucht werden können. Bereits im Anfangsstadium der psychologischen Diagnostik ist es wichtig, Aspekte des sekundären Krankheitsgewinns oder positiver Konsequenzen betreffend zu besprechen. Dies kann zu einer Erhöhung der Zuverlässigkeit der Angaben beitragen, die der Patient über sich selber macht. Wann immer möglich, sollten auch Bezugspersonen in die Diagnostik von Unfallpatienten mit einbezogen werden. Dieses geschieht sowohl unter diagnostischen, als auch bereits unter therapeutischen Aspekten.

Testdiagnostik

Neben Anamnese und Exploration steht als zweite Säule die Testdiagnostik, in Form von Fragebögen oder rechnergestützt.

Dabei ist es am Anfang des diagnostischen Prozesses sinnvoll mit Screeningverfahren zu arbeiten. Im weiteren Verlauf sollen zwei Screeningverfahren vorgestellt werden, die wir in der täglichen Arbeit mit Unfallpatienten benutzen.

Screeningverfahren

- Impact-of-Event-Scale (IES) von Horowitz (übersetzt von Hütter et al.),
- Symptom-Check-Liste (SCL-90-R) von Derogatis (von Franke übersetzt 1995).

Die Impact of event scale

Die Impact of event scale versucht mit Hilfe von 15 Aussagen, die Menschen nach belastenden Lebensereignissen formuliert haben, eine Abschätzung vorzunehmen inwieweit es zu phobischem Vermeidungsverhalten nach einem traumatischen Erlebnis bzw. zu Intrusionen gekommen ist. Dabei beziehen sich die Antworten auf die Häufigkeit innerhalb der zurückliegenden 7 Tage. Die Probanden können durch Ankreuzen sich entscheiden zwischen den Kategorien

- „überhaupt nicht",
- „selten",
- „manchmal",
- „oft".

Beispiel-Item für Intrusionen ist die Aussage „Bilder davon drängten sich mir plötzlich in den Sinn". Die Aussage „ich blieb allem fern, was mich daran erinnerte" erfragt das Vermeidungsverhalten. Die Auswertung dieses in etwa 5 Minuten zu bearbeitenden Fragebogens erfolgt durch einfache Bewertungen der Aussagen:

- überhaupt nicht: 0 Punkte,
- selten: 1 Punkt,
- manchmal: 3 Punkte,
- oft: 5 Punkte.

Nach Horowitz erzielen Menschen im Bereich eines klinisch auffälligen Traumas einen Wert von ca. 44 Rohpunkten. Als Gesamtwert für den Beginn eines auffälligen Traumas gibt Horowitz den Wert 26 an.

Neben der punktuellen Auswertung ergibt auch die Analyse der Einzelitems oft wichtige Hinweise im Hinblick auf die Diagnosestellung einer posttraumatischen Belastungsreaktion bzw. auch einer damit verbundenen Angststörung. Für die Kriterien zur Stellung der Diagnose-PTBS verweise ich auf die kommentierte ICD-10 [1].

Die Symptom-Check-Liste-90 (SCL-90-R)

Die Symptom-Check-Liste ermöglicht anhand von 90 Problemen und Beschwerden eine Erhebung eines psychopathologischen Befundes, der sich auf den Zeitraum der letzten 7 Tage bezieht. Die Patienten werden z. B. gefragt, wie sehr sie in diesen letzten 7 Tagen unter Kopfschmerzen, Einsamkeitsgefühlen, plötzlichem Erschrecken ohne Grund etc. litten. Sie haben dabei Antwortmöglichkeiten zwischen „überhaupt nicht", „ein wenig", „ziemlich", „stark" und „sehr stark" zur Verfügung.

Die 90 Items verteilen sich auf 9 Subskalen:
- Somatisierung,
- Zwanghaftigkeit,
- Unsicherheit im Sozialkontakt,
- Depressivität,
- Ängstlichkeit,
- Aggressivität/Feindseligkeit,
- phobische Angst,
- paranoides Denken,
- Psychotizismus.

Darüber hinaus werden noch drei globale Kennwerte erhoben, wobei der Gesamtschwereindex (GSI) am wichtigsten ist, der die allgemeine psychische Belastung misst. Zusätzlich wird ein Wert erhoben, der die Intensität der Antworten angibt, ebenso wird die Anzahl belastender Symptome registriert.

Mit Hilfe einer Normtabelle kann für jede einzelne Subskala sowie für die drei globalen Kennwerte eine T-Wert-Normierung errechnet werden, mit deren Hilfe man eine hohe Auffälligkeit bzw. eine psychopathologische Unauffälligkeit feststellen kann.

Ergibt dieses Testverfahren Hinweise auf eine ausgeprägte psychische Störung, z. B. eine spezifische Phobie (Unfallphobie), kann mit Hilfe weiterer klinisch-psychologischer Testverfahren die Diagnostik vertieft werden.

Diagnostische Kriterien einer „Unfallphobie"

- Psychische oder vegetative Symptome sind primäre Manifestation der Angst.
- Die Angst muss begrenzt sein auf ein bestimmtes phobisches Objekt oder eine Situation.
- Die phobische Situation wird fast immer vermieden.
- Beginn und Inhalt der Ängste sind auf einen Unfall bezogen.
- Angstsymptome und Vermeidungsverhalten beziehen sich auf die Befürchtung erneut einen Unfall zu erleiden.

Die Auswertung der SCL-90-R ist jedoch bei Patienten mit Schädel-Hirn-Trauma nur sehr vorsichtig zu interpretieren, da viele Items der Somatisierungsskala durchaus einen realen körperlichen Schadenshintergrund haben können.

Weitere klinisch-psychologische Testverfahren

Das Freiburger-Persönlichkeits-Inventar (FPI). Das Freiburger-Persönlichkeits-Inventar stellt einen Persönlichkeitstest dar, der versucht überdauernde Persönlichkeitsmerkmale anhand von 12 Subskalen wiederzugeben. Beispielsskalen sind

- Gehemmtheit,
- Erregbarkeit,
- Aggressivität,
- Beanspruchung,
- körperliche Beschwerden,
- Gesundheitssorgen
- sowie die zwei Skalen Extraversion und Emotionalität.

Bei diesem Fragebogen, wie bei den anderen bisher vorgestellten, handelt es sich auch um Selbstbeschreibungskonzepte, wobei beim FPI auch die Skala Offenheit eine wichtige Rolle spielt. Diese auch manchmal als „Lügenskala" bezeichnete Subskala gibt einen Hinweis auf evtl. vorliegende Tendenzen eines sozial erwünschten Antwortverhaltens bzw. auf Aggravationstendenzen. Ebenso kann die oben genannte Sekundärskala Emotionalität wichtige Hinweise in Bezug auf zugrunde liegende neurotische Verhaltensmuster geben.

Das State-Trait-Angst-Inventar (STAI). Das STAI ist ein gängiges klinisch-psychologisches Messinstrument zur Erhebung von Angst als vorübergehendem, emotionalem Zustand (State-Angst) sowie in der zweiten Skala als relativ überdauerndes Persönlichkeitsmerkmal (Trait-Angst, Ängstlichkeit). Beide Subskalen enthalten jeweils 20 Items, wobei für die Angst als Persönlichkeitsmerkmal T,-Stanine und Prozentrangwerte vorliegen.

Mit Hilfe des STAI lässt sich testpsychologisch sowohl die augenblickliche Angstausprägung feststellen, als auch individuelle Unterschiede in der Neigung der Person zu Angstreaktionen.

Das Beck-Depressions-Inventar (BDI). Das Beck-Depressions-Inventar ist ein Selbstbeurteilungsinstrument zur Erfassung des Schweregrades einer depressiven Symptomatik. Aufgrund klinischer Beobachtung depressiver Patienten wurden 21 Gruppen von Aussagen zusammengefasst, wie zum Beispiel zu Traurigkeit, Pessimismus, Schuldgefühlen, Schlafstörungen, Appetitverlust etc.

Die Patienten müssen sich innerhalb einer Itemgruppe für eine Aussage entscheiden, der sie zustimmen. Mit Hilfe vorläufiger Normenwerte in Form von Prozenträngen lässt sich die Ausprägung des Schweregrades einer vorliegenden depressiven Reaktion vornehmen. Ebenso wie z. B. bei der IES lässt sich auch das Antwortverhalten auf Itemebene als Informationsquelle nutzen sowohl für die Kreuzvalidierung mit den im klinischen Interview erhobenen Angaben, als auch zur Therapieplanung.

Zusammenfassung

Zusammenfassend möchte ich noch einmal betonen, dass jede testpsychologische Diagnostik bei Patienten mit realen Traumatisierungen immer auch der Ergänzung eines klinisch-psychologischen Interviews und einer genauen Anamneseerhebung bedarf. Die hier vorgestellten Screeningverfahren sowie die klinischen Fragebögen eignen sich allesamt nicht allein zur Diagnosestellung einer „Posttraumatischen Belastungsstörung“ oder „Anpassungsstörung“ bzw. „Unfallphobie“. Die Kunst der psychologischen Diagnostik nach Unfällen besteht insbesondere darin, den Eindruck aus der klinischen Untersuchung mit den gewonnenen testpsychologischen Ergebnissen zu verknüpfen und dann zu entscheiden, ob es sich bei dem vorliegenden Bild um eine Störung mit Krankheitswert handelt, oder um vorübergehende Probleme der Krankheitsverarbeitung, welche sich durch eine gezielte psychologische und auch ärztliche Beratung frühzeitig beeinflussen lassen.

Literatur

1. Dilling H et al. (1995) ICD-10 Kapitel V (F) Internationale Klassifikation psychischer Störungen (1995). Hans Huber, Bern
2. Kuch K et al. (1994) Phobias, Panic and pain in 55 survivors of road vehicle accidents. J Anxiety Disorders 8: 181–187
3. Lucas M (1998) Die psychologische Rettungskette. Unveröffentl. Manuskript, Köln
4. Maercker A (Hrsg) (1995) Posttraumatische Belastungsstörung. Hans Huber, Bern
5. Malt U (1988) The long-term psychiatric consequences of accidential injury. Br J Psychiatr 153: 810–818
6. Margraf J et al. (1991) Diagnostisches Interview bei psychischen Störungen. Springer, Berlin Heidelberg New York Tokio
7. Winter H (1996) Posttraumatische Belastungsstörung nach Verkehrsunfällen. Europäische Hochschulschriften. Peter Lang, Frankfurt
8. Saigh PA (Hrsg) (1995) Posttraumatische Belastungsstörung. Hans Huber, Bern
9. Hautzinger M et al. (Hrsg) (1995) Beck-Depressions-Inventar (BDI). Hogrefe, Göttingen
10. Hütter BO, Fischer G (Hrsg) (1997) Impact of Event-Scale (IES); dies. Clinimetric evaluation of the German version of the Impact of Event Scale (IES) (in press)
11. Fahrenberg I et al. (1984) Freiburger-Persönlichkeits-Inventar (FPI). Hogrefe, Göttingen
12. Franke GH (Hrsg) (1995) SCL-90-R: Die Symptom-Check-Liste von Derogatis. Hogrefe, Göttingen
13. Laux L et al. (1981) Das State-Trait-Angst-Inventar (STAI). Hogrefe, Göttingen

Besondere unfallversicherungsrechtliche Aspekte psychischer Unfallreaktionen

U. Schwerdtfeger

Einleitung

Vor einigen Jahren war das Thema „psychische Verarbeitung von Verletzungen“ bereits Gegenstand eines Gutachtenkolloquiums [14]. Seit dieser Zeit ist die Thematik noch stärker als bis dahin in das Gesichtsfeld auch der Unfallversicherungsträger gerückt (s. Auflistung unten), nicht zuletzt dadurch, dass die griffige Bezeichnung *„Unfallfehlverarbeitung“ sich verstärkt durchsetzt* und auch in der Literatur zunehmend größere Aufmerksamkeit gewinnt [12, 13, 15, 18]. Auch die Zahl der Fälle, mit denen sich die *Rechtsprechung* zu befassen hat, nimmt zu – jedenfalls scheint die Zahl der in amtlichen Sammlungen und Zeitschriften veröffentlichten Urteile darauf hin zu deuten [1–3]. Verschiedene Kliniken haben *Präventions- und Therapiepläne* für Fälle der Unfallfehlverarbeitung *erarbeitet und veröffentlicht* [17], teilweise sind SachbearbeiterInnen der Unfallversicherungsträger in Schulungsveranstaltungen dieser Kliniken gewesen, so dass *auf breiter Front eine erhöhte Sensibilität* gegenüber dem Problemkreis „psychische Verarbeitung von Verletzungen“ zu verzeichnen ist. Nicht zuletzt belegt eine *zunehmende Zahl von Fällen*, in denen Versicherte derartige Auffälligkeiten zeigen oder in denen die Verwaltungen jedenfalls darauf aufmerksam werden, die wachsende Bedeutung des Themas. Dabei sind gerade bei leichteren Verletzungen im Bereich des Kopfes (z.B. nach Schädeltraumen ohne Bewusstlosigkeit und ohne „fassbare“ Folgen) nicht selten erhebliche seelische Reaktionen zu verzeichnen. Freilich: eine offizielle Zählung derartiger Fälle existiert nicht – sie wäre vielleicht auch nicht einmal sinnvoll.

Zunehmende Aufmerksamkeit

- Literatur,
- Rechtsprechung,
- Behandlungskonzepte,
- Einrichtungen usw.,
- Schulungen,
- SGB VII,
- auch: Fallzahlen (!).

Frei praktizierende Neuro-Psychiater und Neuro-Psychologen haben das Feld der Zusammenarbeit mit den Trägern der gesetzlichen Unfallversicherung ebenfalls für sich entdeckt und *streben Kooperationen an* – ohne dass über einzelne Fälle der Zusammenarbeit hinaus bereits auf *Verfahrensregeln* (oder gar, wie verschiedentlich angestrebt, eine Gebührenordnung) erkennbar würden [8].

Rechtsgrundlagen und „Instrumentarium"

SGB VII ab 01.01.1997 (§ 39 Abs. 1 Nr. 3):

- Beratung sowie
- sozialpädagogische und
- psychosoziale Betreuung
- Dienst- und Sachleistungen:
  - ambulant
  - stationär
  - sonstige Formen

Nach § 39 Abs. 1 Nr. 3 SGB VII umfasst der Katalog der Leistungen zur sozialen Rehabilitation und der ergänzenden Leistungen ab 01.01.1997 erstmals auch die „Beratung sowie sozialpädagogische und psychosoziale Betreuung". Die ausdrückliche Erwähnung dieser Leistungen (die auch vor Inkrafttreten des SGB VII von den Trägern der gesetzlichen Unfallversicherung in einschlägigen Fällen regelmäßig erbracht worden sein dürften) [9] und ihre Aufnahme in den Standardkatalog der Leistungen wirft ein Licht auf die *Bedeutung, die der Gesetzgeber einer umfassenden Betreuung der Versicherten* auch und gerade in dieser Hinsicht einräumen wollte. Rechtssystematisch handelt es sich bei diesen Leistungen um *Dienst- und Sachleistungen.* Nach den einschlägigen Kommentierungen in der Fachliteratur [10, 11] erstreckt sich die o. a. Betreuung auf alle Fragen des Arbeitslebens, insbesondere bei persönlichen Schwierigkeiten, Arbeitsplatzproblemen, Gefährdung des Arbeitsplatzes (und gewinnt besondere Bedeutung bei der psychosozialen Betreuung von Versicherten mit berufsbedingten Krebserkrankungen). Die Betreuung erstreckt sich nicht nur auf die unmittelbaren Auswirkungen der gesundheitlichen Folgen des Versicherungsfalls. Sie kann insbesondere auch die *mittelbaren Auswirkungen betreffen,* die durch schwere körperliche oder psychische Folgen des *Versicherungsfalls im familiären Bereich oder im weiteren gesellschaftlichen Umfeld* eingetreten sind oder einzutreten drohen. Die Maßnahmen können ambulant, aber auch stationär in Krankenhäusern und sonstigen Einrichtungen durchgeführt werden [11].

Psychosoziale Betreuung. Bereits im Krankenhaus kann eine rechtzeitige und gezielte psychiatrische und psychologische Betreuung dem Versicherten helfen, seine veränderte Lebenssituation zu verarbeiten. Insbesondere aber nach der Entlassung kann eine geeignete Betreuung helfen, den Versicherten nicht nur beruflich wieder einzugliedern, sondern ihn auch seinen Platz in der Gesellschaft wieder finden zu lassen. Psychosoziale Betreuung durch geeignete Fachdienste *umfasst dabei die gesamte Lebenssituation* (Persönlichkeit, Beziehungen zur Umwelt, Position in Beruf, Familie und Gesellschaft usw.). Psychosoziale Betreuung ist darauf gerichtet, den Versicherten unter Berücksichtigung seiner Fähigkeiten zu *einer weitgehenden Selbstständigkeit zu führen.* Neben der Betreuung des Versicherten wird häufig auch eine *Beratung der Angehörigen* notwendig sein (die bei schweren Erkrankungen usw. mit den damit einhergehenden körperlichen und seelischen Veränderungen sowie einer hohen Hilfe- und Pflegebedürftigkeit vielfach überfordert sein werden. Dies gilt insbesondere auch bei progredientem Verlauf einer Erkrankung oder von Verletzungsfolgen [11].

Die *sozialpädagogische Betreuung* umfasst konkrete Hilfen am Arbeitsplatz, in der eigenen Wohnung, die Hilfe im Verkehr mit Behörden (z. B. Übernahme von oder Hilfestellung beim Schriftwechsel), bei Alltagsproblemen, Hilfe zur Entwicklung eigener Interessen und Lebensbereiche sowie die Beratung bei persönlichen und sozialen Problemen und vieles andere mehr.

Sozialpädagogische Betreuung

- am Arbeitsplatz,
- in eigener Wohnung,
- bei Behörden/Schriftwechsel,
- bei Alltagsproblemen,
- Entwicklung eigener Interessen und Lebensbereiche,
- Beratung bei persönlichen und sozialen Problemen etc.

Das Instrumentarium der gesetzlichen Unfallversicherung *umfasst weitere vielfältige, nahezu unbegrenzte Möglichkeiten* („...mit allen geeigneten Mitteln ..."). So darf die Heilbehandlung sich auch, wenn der Anlass es gebietet, sogenannter Außenseitermethoden bedienen. Eine solche Behandlung kann dann angezeigt sein, wenn herkömmliche Methoden der Heilbehandlung, die allgemein medizinisch-wissenschaftlich anerkannt sind, nicht (mehr) zur Verfügung stehen oder aus irgendwelchen Gründen im Einzelfall ungeeignet sind. Dann dürfen auch Behandlungsmaßnahmen in Erwägung gezogen werden, deren Wirksamkeit zwar (noch) *nicht gesichert ist,* die nach dem Stand der medizinischen Wissenschaft *jedoch für möglich gehalten werden muss* [4, 5]. Insbesondere kann ein *praxisnahes Verhaltenstraining* unter Einbeziehung realer Situationen zur Überwindung z. B. einer *Maschinenangst* bei einem Schreiner nach Finger(teil)verlusten sinnvoll sein. Dadurch werden u. a. *Gewöhnungseffekte an konkrete Lebenssituationen* erzielt – eine Aufgabe, die früher durchaus mit Hilfe von Arbeitskollegen, Vorgesetzten oder auch verständnisvollen Ehe- oder Lebenspartnern gelöst wurde, für die aber heute zunehmend professionelle Hilfe erwartet und in Anspruch genommen wird. (Weitere Beispielsfälle: Gewöhnung eines Kassenboten, der bei einem Überfall in einer dunklen Fußgängerunterführung verletzt wurde, an nach Möglichkeit angstfreie Gänge durch Straßen, durch Unterführungen usw. – Einübung eines nach Verkehrsunfall verletzten Lkw-Fahrers in die üblichen Verkehrssituationen usw.).

Stets sollte die *Wiedereingliederung am alten Arbeitsplatz* absoluten Vorrang vor weiteren Maßnahmen beruflicher Förderung haben (wobei die Wiedereingliederung auch mit Hilfe einer sogenannten *Arbeits- und Belastungserprobung,* d. h. einer stufenweisen Wiedereingliederung bei weiterbestehender Arbeitsunfähigkeit – erleichtert werden kann). In jedem Fall wird die *möglichst zügige Beschaffung eines geeigneten Arbeitsplatzes* ein hervorragendes *Mittel gegen die psychische Fixierung* von Unfallfolgen sein. In diesem Sinn leisten auch professionelle Anbieter in geeigneten Fällen gute Dienste – sei es durch Schulung und Vervollkommnung der Bewerbungstechnik, durch Aufdeckung weiterer Ressourcen außerhalb der bisher benötigten beruflichen Fähigkeiten und Nutzbarmachung dieser Ressourcen für den Arbeitsmarkt oder durch ähnliche Dinge.

Von großer Bedeutung ist es bei allen Formen der Heilbehandlung und der sonstigen Hilfen, die *Kausalitätsproblematik zunächst nicht zu überziehen.* Es zeugt von nicht genügend verantwortungsbewusster Unfallsachbearbeitung in den Verwaltungen, wenn z.B. nach Sammlung von Vorerkrankungsverzeichnissen und einem ausufernden Feststellungsverfahren einschließlich von Befunderhebungen auf zahlreichen medizinischen Fachgebieten, dem bzw. der Versicherten etwa nach zwei Jahren mitgeteilt wird, dass für die (nun verfestigten!) Leiden die gesetzliche Krankenversicherung zuständig sei und die Unfallversicherung, nachdem die Kausalfrage nun geklärt sei, sich zurückziehe. Dies mag rechtlich einwandfrei sein, die reine Konzentration auf das Kausalitätsproblem bedeutet jedoch häufig, die Versicherten in einem Stadium *unumkehrbarer psychischer Störungen* sich selbst zu überlassen. Wesentlich für den angestrebten Erfolg ist es, dass die Entscheidung des Versicherungsträgers über die Leistungen und die tatsächliche Erbringung der Leistung *frühzeitig und zügig* erfolgen, dass die *Leistungen umfassend* („Rehabilitation aus einer Hand") und kompetent erbracht werden (was auch bedeutet, dass sich die SachbearbeiterInnen der Versicherungsträger durch fachlich versierte Ärzte ständig beraten lassen müssen). Der Grundsatz, „mit allen geeigneten Mitteln" bedeutet allerdings auch die Verpflichtung zu *stets kritischer Prüfung* – denn die Eignung eines Mittels muss schon mit gewisser Sicherheit feststehen.

Wie leisten?

- Früh und zügig (Kausalprüfung nicht überziehen, befristeter Therapieversuch,
- umfassend (Reha aus einer Hand)
- kompetent (ständige Beratung der BG durch fachlich versierte Ärzte)
- immer kritisch („geeignete Mittel")

Exkurs: Besonderheiten in der privaten Unfallversicherung

In der privaten Unfallversicherung wird (in der AUB 61) die Leistungspflicht bezüglich psychischer Störungen durch § 10 (5) eingeschränkt:

„Für die Folgen psychischer und nervöser Störungen, die im Anschluss an einen Unfall eintreten, wird eine Entschädigung nur dann gewährt, wenn und soweit diese Störungen auf eine durch den Unfall verursachte *organische Erkrankung des Nervensystems* oder eine durch den Unfall *neu entstandene Epilepsie zurückzuführen* sind."
In der AUB 88, die mittlerweile für die Mehrzahl der heutigen Versicherungsverträge gilt, sind neue Bestimmungen über psychische Reaktionen klar definiert. § 2 (4) legt klar fest: „Nicht unter den Versicherungsschutz fallen: krankhafte Störungen infolge psychischer Reaktionen, gleichgültig, wodurch diese verursacht sind."

Zusammenfassung. Für die AUB 61 tritt eine Leistungspflicht bezüglich psychischer Störungen nur dann ein, wenn diese auf eine unfallbedingte organische Erkrankung des Nervensystems oder Epilepsie zurückgeführt können. Nach den AUB 88 besteht keine Leistungspflicht bei psychischen Störungen, gleichgültig, wodurch diese hervorgerufen werden.

Kausalitätsbeurteilung

Die Kausalproblematik soll in diesem Zusammenhang nur kurz behandelt werden, da sie bereits früher [14, 16] ausführlich erörtert worden ist und weil sich zwar stets neue Fallgestaltungen ergeben haben und ergeben, den rechtlichen Beurteilungskriterien für die Beantwortung der Kausalfragen jedoch im Prinzip nichts hinzuzufügen ist. Auf die an anderer Stelle erörterten Beispiele [16] darf in diesem Zusammenhang verwiesen werden.

Festzuhalten ist: Ein Trauma ist dann nur Gelegenheitsursache für eine in seiner Folge auftretende psychische Fehlreaktion, wenn das Unfallereignis nach Eigenart und Stärke mit anderen alltäglich vorkommenden Ereignissen austauschbar ist und die Bereitschaft („Schadensanlage") zur psychoreaktiven Fehlverarbeitung so leicht ansprechbar ist, dass sie bei jeder anderen, auch zufälligen Gelegenheit zur selben Reaktion geführt hätte. In aller Regel ist daher ein *Kausalzusammenhang bei* nachstehenden *Beispielsfällen zu verneinen*:

- eine Reaktivierung alter Gemütszustände tritt anlässlich eines Unfalls auf,
- Wunsch- und Begehrensvorstellungen werden aus Anlass eines Unfalls entwickelt,
- ein Versicherter hat sich nach einem Unfall in den Gedanken „hineingelebt", krank zu sein.

Hingegen ist ein *Ursachenzusammenhang zu bejahen,* wenn der Unfall und seine Folgen nicht mit anderen alltäglich vorkommenden Ereignissen austauschbar sind. Das ist z. B. der Fall, wenn das Reaktionsgeschehen eine *unentrinnbare Eigendynamik gewonnen hat* [6]. Vereinfacht gesprochen kommt es bei der Ursachenbewertung auch darauf an, ob die Reaktion auf die Unfallfolgen sich im Sinne eines „willkürlichen Sich-Hinlebens" vollzieht, ob sie demnach „eine zulassende Stellungnahme des Subjekts" zur Folge hat (dann: keine Unfallfolge) oder ob ein „übermächtiges Geschehen" wirksam wurde (dann: Unfallfolge).

Wenn *neurotische Störungen nachweisbar vorhanden* sind, muss ärztlicherseits zur Lösung der Kausalproblematik die Frage beantwortet werden, ob der Betroffene diese neurotischen Störungen mit zumutbarer Willensanspannung (bzw. auch mit ärztlicher Hilfe) überwinden kann oder ob sie in derart tiefen Schichten der Persönlichkeit verwurzelt sind, dass der Versicherte *dem Zwang zu neurotischen Reaktionen auch unter Aufbietung seiner Willenskraft nicht entrinnen kann. Im* übrigen kann ein Ursachenzusammenhang in diesem Sinne auch zu bejahen sein, wenn psychische Störungen die Auswirkungen einer fehlerhaften oder unterbliebenen psychiatrischen Behandlung sind [7].

Darstellung einiger Fälle aus der Praxis

Im Folgenden seien (allerdings unter notwendiger erheblicher Sachverhaltsverkürzung) einige Fälle als Beispiele gelungener oder weniger gelungener Rehabilitation dargestellt.

Fallbeispiel

Schreinerin/Bürokraft, 28 Jahre, 3 Kinder, SHT 3. Grades, Hirnödem usw.
(Verkehrsunfall verschuldet, 2 Tote)

- hirnorganisches Psychosyndrom, Schuldgefühle,
- Reha-Klinik (neurologische),
- Gerichtsverhandlung, 3 Monate nach UT,
- ABE, erneute Reha,
- 6 Monate nach UT: Klinik für Psychiatrie und Psychotherapie (kausale Konkurrenzen).
- Einzel-, Gruppen-, Familiengespräche: Befundkonsolidierung usw.,
- Ergebnis: Stabilität, wieder im Beruf tätig (3 Jahre nach UT).

Eine weibliche Versicherte, tätig als Schreinerin und als Bürokraft, 28 Jahre alt und Mutter von drei Kindern erleidet bei einem Verkehrsunfall ein Schädelhirntrauma 3. Grades mit Hirnödem usw. Der Verkehrsunfall war von ihr selbst verschuldet, 2 weitere Unfallbeteiligte wurden bei dem Unfall getötet. Neben einem hirnorganischen Psychosyndrom entwickelten sich Schuldgefühle. Eine (Monate nach Unfalltag begonnene) neurologische Behandlung in einer Reha-Klinik brachte eine spürbare Besserung der Unfallfolgen und der Beschwerden. Der Entlassungsbericht enthielt als Entlassungsdiagnose die Bezeichnung: akute posttraumatische Belastungsreaktion im Sinne einer Anpassungsstörung (postkontusionelles Psychosyndrom). Bereits vor der Behandlung in der Reha-Klinik war der Berufshelfer des Unfallversicherungsträgers befasst, um einzelne Maßnahmen (z.B. eine Arbeits- und Belastungserprobung) einzuleiten. Die kurz darauf stattfindende Gerichtsverhandlung endete zwar mit einer Verurteilung der Versicherten wegen fahrlässiger Tötung. Das Urteil setzte jedoch auch einen gewissen Schlusspunkt und ermöglichte es der Versicherten, den gesamten Hergang und auch die Verletzungsfolgen selbst besser zu bewältigen. Ein alsdann unternommener Arbeitsversuch musste zwar (erwartungsgemäß) abgebrochen werden, um dann in einen erneuten Aufenthalt in einer Reha-Klinik zu münden. Ein Hirnleistungs- sowie Stressbewältigungstraining erbrachte verbunden mit anderen medizinischen Maßnahmen eine Stabilisierung der emotionalen Befindlichkeit. Allerdings fand sich im Bericht der Klinik auch die Bemerkung:, „Ausgelöst durch das Unfallereignis ... wird die Schuldproblematik – an der Behinderung des Zwillingsbruders schuldig zu sein – wiederbelebt, die damit verbundene phantasierte Ablehnung durch die Mutter lässt aus Angst vor dem realen Objektverlust eine aggressive Besetzung nicht zu. Zur Bearbeitung der Problematik halten wir noch eine weitere stationäre Behandlung ...". Diagnose: reaktive depressive Neurose. Eine erneute Arbeitserprobung im Betrieb schloss sich an. Nach weiteren Maßnahmen – unter anderem einem erneuten Aufenthalt einer Reha-Klinik und anschließender ambulanter tiefenpsychologisch fundierter Psychotherapie gelang es der Versicherten unter anderem durch die erlernten Entspannungstechniken und auch durch die Bearbeitung ihrer gesamten Problematik im Rahmen einer psychosomatischen Behandlung, eine Befundkonsolidierung zu erreichen. Sie selbst äußerte sich dahingehend, wenn sie „das Jahr noch fertig machen könne", habe sie genügend Stabilisierung erreicht, um sich selbst helfen zu können. Die MdE wurde mit 20 Prozent bewertet, ein entsprechender Bescheid erging. Die Versicherte ist heute wieder in ihrem Beruf tätig.

Anmerkung: *Dieser (positiv verlaufene) Fall* zeigt, dass ein nicht nur zufriedenstellender, sondern sogar ein durchaus beeindruckender Erfolg erzielt werden kann, wenn unter Verzicht auf eine Überziehung der Kausalproblematik (eine Überlagerung durch eine persönliche Schuldproblematik wie hier darf nicht irritieren), durch eine *lückenlose Überwachung und Lenkung des Heilverfahrens*, auch durch engagierte Sachbearbeiter des Versicherungsträgers, durch stetigen engen Kontakt mit der Versicherten, dem Arbeitgeber, Ärzten, Reha-Kliniken usw. und durch entschlossene Anwendung des Instrumentariums, das der Unfallversicherung gegeben ist, gemeinsam *und koordiniert vorgegangen wird.*

Fallbeispiel

Ein 19-jähriger Auszubildender (Zimmermann) erleidet eine intrazerebrale Perforationsverletzung durch Schuss eines 7 cm langen Nagels in den Kopf. Er nimmt zunächst die Arbeit wieder auf, bemerkt allerdings stets nach Alkoholgenuss starke Kopfschmerzen, eine Störung der Merkfähigkeit und eine Minderbelastbarkeit. Er legt aber die Gesellenprüfung ($3\,^1/_2$ Monate nach Unfalltag) mit Erfolg ab. 5 Monate nach Unfalltag wird ärztlicherseits der Verdacht auf beginnende Fehlverarbeitung des Unfallgeschehens geäußert. Dies führt zu einer Einweisung in eine neurologische Reha-Klinik durch die BG.

Auch in diesem Fall war der Berufshelfer der Verwaltung frühzeitig eingeschaltet, um etwaige Maßnahmen (auch - aber nicht nur - der beruflichen Rehabilitation) abzuklären. Die Behandlung wird zunächst abgeschlossen, eine Arbeitserprobung im Betrieb wird eingeleitet. Der Versicherte erklärt sich einverstanden, sich einer sogenannten ganzheitlichen Unfallnachsorge in einer Spezialklinik zu unterziehen, um der beginnenden Fehlverarbeitung des Krankheitsgeschehens (so die Diagnose) entgegenzuwirken. Er klagt auch über Höhenangst und Lärmempfindlichkeit, was seiner künftigen Tätigkeit als Zimmermann natürlich entgegensteht. Die Behandlung umfasst unter anderem eine systematische Desensibilisierung bezüglich der Höhenangst, eine psychologische und psychotherapeutische Behandlung zur Angstbewältigung und zur Lärmgewöhnung. Der Abschlussbericht enthält allerdings den Vermerk, dass kein Hinweis auf Leistungsdefizite vorhanden sei, dass der Versicherte sich eher unterfordert fühle. Nach erneuter, jedoch abermals gescheiterter Arbeitserprobung im Betrieb wird wiederum eine stationäre Psychotherapie zur Angstbewältigung und Lärmgewöhnung eingeleitet. Bei allen Bemühungen war bis dahin unerkannt geblieben, dass vorbestehende Tendenzen zu Alkohol- und Drogenabusus (Cannabis) die Rehabilitationsbemühungen konterkarierten. Der Versicherte hielt sich trotz seiner angeblichen Lärmempfindlichkeit nächtelang in Discos auf. Diese Besuche brauchte er sogar zur Steigerung seines Wohlbefindens. Hier entstand der (letztlich zutreffende) Eindruck, dass der Versicherte die Bemühungen der BG regelrecht ausnutzte, um über immer wieder eingeleitete Arbeitserprobungen, neue stationäre Heilverfahren usw. einen extensiven Verletztengeldbezug zu erreichen und seinen Alkohol- und Rauschmittelkonsum fortsetzen zu können, ohne in die (strengere) Ordnung des Arbeitslebens eingebunden zu sein. Eine unkritische Weiterbehandlung in diesem Fall verursachte erhebliche Kosten und auch einen Verlust an Zeit. Es entstand in diesem Fall sogar eine leichte Kontroverse zwischen der BG, die das Heilverfahren in Kenntnis der

Zusammenhänge abbrechen und der Klinik, die dieses Heilverfahren fortführen und zu einem Erfolg bringen wollte. Diese Kontroverse wusste der Versicherte ebenfalls für sich zu nutzen. - Der Fall endete mit einer MdE-Bewertung von unter 10 v.H. (damit: keine Rentenberechtigung). Der Versicherte konzentriert seine Bemühungen - bei bestehender Arbeitslosigkeit - jetzt auf ein sozialgerichtliches Verfahren, um eine Rentenleistung in erheblicher Höhe sowie eine berufliche Förderung durch die BG zu erreichen.

Anmerkungen: Der Verlauf dieses Falles lehrt, dass Vertrauen gegenüber den Versicherten und der Wunsch, mit allen geeigneten Mitteln zu helfen, unbedingt mit *einem Maß an Kritikfähigkeit* gepaart sein müssen. Notwendig ist es, nicht nur den engeren Bereich der Therapie mit all ihren Maßnahmen kritisch zu begleiten, sondern darüber hinaus auch sämtliche übrigen Aspekte mit zu berücksichtigen und etwa vorhandenes Wissen (hier: Drogenkonsum, Disco-Besuche usw.) auch in den Besitz sämtlicher Beteiligter gelangen zu lassen. Versicherte müssen auch wissen, dass Ärzte und Versicherungsträger auf engste zusammenarbeiten. Auf ärztlicher Seite haben derartige Negativ-Erfahrungen auch bereits dazu geführt, sogenannte Risikogruppen (d.h. Personen, bei denen gehäuft mit auftretenden Komplikationen aus dem psychischen Bereich während der Therapie zu rechnen ist) zu bezeichnen und diese Gruppen in der *Therapie besonders kritisch zu beobachten* [17]. In einzelnen Fällen muss auch einmal früher *und mutiger ein Schlussstrich* gezogen und die Therapie zu Lasten der Unfallversicherung beendet werden.

Fallbeispiel

Ein Sägewerkshilfsarbeiter, 30 Jahre, türkischer Abstammung, aber alevitischer Kurde (d.h. Angehöriger einer christlichen Minderheit), Asylant, erleidet bei einem Mofa-Unfall eine Contusio cerebri sowie Trümmerfrakturen der Scapula und der Clavicula. Der Versicherte lebt in ständiger Furcht, abgeschoben zu werden und dann als politisch Verfolgter in der Türkei die Todesstrafe erleiden zu müssen. Er ist verheiratet und hat zwei kleine Kinder. Versuche einer Eingliederung in den Unfallbetrieb (wiederholte Arbeitserprobungen) scheitern, der Versicherte ist anschließend arbeitslos, die Flucht in die Krankheit beginnt und wird unterstützt durch hilflose Reaktionen der Ärzte und des Versicherungsträgers, die eine zu lange unkritische Behandlung zu Lasten der Unfallversicherung ermöglichen. Die neurologische Befunderhebung bleibt leer, weil eine objektive Testung wegen mangelnder Mitarbeit des Versicherten nicht möglich ist. Möglicherweise unfallabhängige Beschwerden werden überlagert durch die oben beschriebene Angst des Asylanten, eine Verhaltensbeobachtung außerhalb der Therapie ergibt einen deutlichen Gegensatz zum Leistungsverhalten innerhalb der Therapie (die hier beobachtete gravierende geistige Leistungsschwäche stimmt mit den Verhaltensbeobachtungen in keiner Weise überein). Die psychische Fehlentwicklung führt zu einer Verschlimmerung der Unfallfolgen im Sinne einer Verdeutlichungstendenz, um die Verhältnisse positiv für den Versicherten zu gestalten. Weitere stationäre Heilmaßnahmen (chirurgisch und neurologisch) bringen keine Besserung der Befunde (auch nicht im Sinne der Beweglichkeit der Gliedmaßen oder gar im Sinne einer Wiedererlangung der Arbeitsfähigkeit). Die Rentenbegutachtung (18 Monate nach Unfalltag) ergibt eine schwere Aggravationstendenz, jedoch keinen

Hinweis auf eine Depression. Der neurologisch-psychiatrische Fachgutachter konstatiert eine Fehlverarbeitung des Unfallereignisses und seiner Folgen. Die MdE wird mit 50 v. H. bewertet, als Unfallfolgen werden anerkannt: hirnorganisches Psychosyndrom mit Verlangsamung, anamnestischem Defizit und neurotischer Fehlentwicklung (diese Bezeichnung der Unfallfolgen im Bescheid ist sicher als unglücklich zu bezeichnen). Nach einer akut drohenden Ausweisung folgt eine verstärkte Flucht in die Krankheit (unkontrolliertes Wasserlassen, Harndrang, ständiger Wechsel von Diarrhoe und Obstipation, schließlich eine selbstausgebildete linksseitige Hemiparese ohne organische Störung). Ein vom Versicherten begehrter Elektrorollstuhl und ein elektrisch betriebenes Krankenbett wird nach Ablehnung durch die Unfallversicherung auf Drängen des Versicherten durch die Krankenkasse bezahlt, die auch eine Pflegezulage gewährt.

Der Fall bietet Anlass zu folgenden Anmerkungen:
- Es stellte sich als *gravierender Fehler* heraus, die eingetretene *Versagens- und Begehrenshaltung durch äußere Hilfsmittel zu unterstützen.* Ein möglicher Gesundungs- und Stabilisierungsprozess wurde endgültig zunichte gemacht, die Prognose einer weiteren Symptomausweitung bewahrheitete sich – die Herabsetzung der Rente auf 40 v. H. führte in diesem Fall, wie vorauszusehen, zu Widerspruch und klage vor dem Sozialgericht.
- Bereits in der *ersten Behandlungsphase* sollte für eine besonders schnelle *konsiliarische neurologische Begutachtung* gesorgt werden.
- Alle Möglichkeiten sollten genutzt werden, um andere beteiligte Institutionen (Krankenkasse, Pflegeversicherung, Haftpflichtversicherung usw.) zu *informieren.* Dadurch können *Leerläufe*, sich widersprechende *Doppelbegutachtungen* oder *ungerechtfertigte Leistungen* (Pflegegeld, Krankenfahrstuhl) vermieden oder wenigstens vermindert werden.
- *Vor Anerkennung von Hirnbeschädigungsfolgen* muss unbedingt ein *neurologischer Beratungsarzt* hinzugezogen werden – auch damit Ausdrücke wie „Unfallneurose", „neurotische Fehlentwicklung" und dergleichen in der Leidensbezeichnung vermieden werden (weil sie weitgehend von der Selbsteinschätzung des Versicherten abhängig sind und weil sie auch juristische Schwierigkeiten bereiten können).

Fallbeispiel

Ein 32-jähriger Versicherter, tätig als Techniker und Schreiner, erleidet eine Fräsverletzung der linken Hand mit traumatischer Amputation der Finger 2 bis 4 und einer Defektwunde am Daumen. Aufgrund eines früheren Unfalls bestehen bereits an der anderen Hand Amputationsverletzungen im Endgliedbereich des 2. und 3. Fingers. Etwa 2 1/2 Monate nach Unfalltag ergeben sich stärkere psychische Probleme, die im Sinne einer Unfallfehlverarbeitung gedeutet werden. Der Versicherte schildert sich selbst als kämpferischen und ehrgeizigen Menschen, der alle Probleme aus eigener Kraft habe lösen können. Mit gewisser Verachtung habe er sich früher von Behinderten abgewandt, jetzt müsse er einsehen, dass er selbst zu diesem Kreis gehöre. Hinzu kommen starke Spannungen im familiären Bereich. Der behandelnde Chirurg leitet eine psychologische Mitbetreuung durch einen ortsansässigen Psychologen ein. Auf Veranlassung der BG wird der Versicherte aber dann (3 Monate nach Unfalltag) einer sog. ganzheitlichen Therapie in einer speziellen Einrichtung zugeführt. Nach 4-wöchiger Behandlung dort kann eine Arbeitserprobung versuchsweise begonnen werden. Erst nach einer weiteren Therapie in der Spezialeinrichtung wird aber eine deutliche psychische Festigung und ein Abklingen der posttraumatischen Belastungsstörungen erreicht. Parallel dazu war bereits die Berufshilfe der BG erfolgreich um einen abgeänderten Arbeitsplatz für den Versicherten im Unfallbetrieb bemüht. Durch rechtzeitige Finanzierung und Beschaffung eines CAD-Rechners und eine erfolgreiche CAD-Schulung des Versicherten in einem speziellen Kurs war es möglich, den Akzent der beruflichen Tätigkeit etwas zu verschieben (vermehrte Bürotätigkeit) und so die Reintegration zu ermöglichen bzw. zu erleichtern.

Anmerkungen: Im Ergebnis ist der Versicherte *erfolgreich therapiert* und wieder *in das Arbeitsleben integriert.* Eine konkurrierende Kausalproblematik (starke Spannungen im familiären Bereich usw.) hat die entschlossene und zügige Durchführung der Maßnahmen zu Lasten der Unfallversicherung nicht gehindert. Ein Zusammenwirken von Ärzten, Unfallsachbearbeitung und Berufshilfe der BG (abgestimmtes und nahtlos ineinandergreifendes Vorgehen) hat hier den Erfolg erreichen und sichern können. *Erfreulicherweise nimmt die weit überwiegende Mehrzahl derartiger Fälle mittlerweile einen solchen Verlauf.*

Fazit

Die obigen Fälle können in diesem Zusammenhang nur unter starker perspektivischer Verkürzung wiedergegeben werden, so dass sie möglicherweise ihre volle Aussagekraft nicht entfalten. Insgesamt geben sie aber Anlass *zu Optimismus* einerseits und *zu erhöhten Anspannungen an die Kritikfähigkeit* andererseits. Die Träger der gesetzlichen Unfallversicherung können nur dankbar sein, wenn sich die Institutionen wie Fachkliniken der Problematik vermehrt und engagiert annehmen und auch Hinweise zur Früherkennung drohender psychoreaktiver Störungen erarbeiten und publizieren. Wichtig ist, dass die *mit der Erstbehandlung befassten Ärzte auch sensibel für psychoreaktive Störungen* sind, dass sie diese entsprechend melden, dass die SachbearbeiterInnen der Unfallversicherungen geschult sind und über ein Arsenal geeigneter Maßnahmen (im Sinne eines Krisenmanagements) verfügen. In den diesbezüglichen Beiträgen zum bereits zitierten Gutachten-Kolloquium [14] wurden Gedanken formuliert und Lösungen erarbeitet. *Dieses Potenzial ist trotz seitheriger beachtlicher Anstrengungen und Fortschritte noch längst nicht eingelöst.*

Zusammenfassung – zugleich Handlungsanleitung

- Sobald *auch nur geringe psychische Verarbeitungsstörungen* auffallen, sollte der *Versicherungsträger hiervon unterrichtet* werden, bevor sich ein Schaden verselbständigt.
- Bei Verdacht auf (auch nur geringe) psychische Verarbeitungsstörungen sollte eine *geeignete Therapie zu Lasten der BG ohne Zeitverlust eingeleitet* werden. Die *Frage der Kausalität* und der Kostenrückerstattung kann zunächst *unberücksichtigt blei-*

ben. Alle Beteiligten (Ärzte sowie Versicherungsträger) müssen dabei *noch früher und noch sensibler reagieren.*

- Das *Berichtswesen* ist diesbezüglich zu *verbessern.*
- Ein *Katalog geeigneter Maßnahmen* ist (im Sinne eines Krisenmanagements) gemeinsam zu erarbeiten. Ärzte und SachbearbeiterInnen der Versicherungsträger müssen zwecks wechselseitiger Informationen oder sogar zu gemeinsamen Schulungen zusammentreffen.
- In allen Fällen einer psychischen Verarbeitungsstörung muss so *schnell wie möglich eine Kausalbeurteilung* (die auch im Rahmen einer Therapie möglich ist) vorgenommen, dann zügig über die endgültige Leistungsverpflichtung eines Trägers *entschieden* werden.
- Auch psychische Unfallfolgen müssen *objektiviert werden* („glaubhafte Beschwerden" genügen den Beweisanforderungen nicht).
- Die *beratenden Fachärzte* der BGen sind stärker und zeitnäher *einzubeziehen* – im Sinne einer verbesserten Steuerung und im Sinne einer Vertiefung der Kenntnisse.
- *Die Abstimmung mit anderen Trägern* muss zeitnah und konsequent erfolgen, um widersprechende Begutachtungen, ungerechtfertigte (Doppel-) Leistungen und damit eine evtl. Beschwerdeverstärkung zu vermeiden.
- *Behandlungskonzepte und Beurteilungsmaßstäbe* (für die Kausalität, die MdE-Bewertung usw., müssen ständig überprüft und verfeinert werden. Dies kann durch eine *kritische Auswertung abgelaufener Fälle* erfolgen.
- Es ist unbedingt darauf zu achten, dass Ärzte und Versicherungsträger *in enger Abstimmung gemeinsam vorgehen* und es vermeiden, dass eventuell divergente Auffassungen den Versicherten zur Kenntnis gelangen.

Literatur und Anmerkungen

1. LSG NRW, Urt. v. 28.05.1997 (L 17 U 216/94), HVBG-Info 1998, S 796–807: Zur Beurteilung der Zusammenhangsfrage zwischen Arbeitsunfällen und psychoreaktiven Störungen (hier: Schiefhals)
2. Bayer. LSG, Urt. v. 30.07.1997 (L 17 U 168/95), BG 1998, S 782 (mit krit. Anm. v. Grobe): Zur Frage des Zusammenhangs bei einer Agoraphobie
3. LSG Nieders., Urt. v. 25.11.1997 (L 3 U 97/97), HVBG-Info 1998, S 1882: Zur Suizid-Problematik
4. BSG Urt. v. 23.03.1988 (3/8 RK 5/87, NJW 1989, S 794)
5. BSGE Band 52, S 134
6. BSG, Urt. v. 27.08.1963 = MeSo B 310/24
7. BSG, Urt. v. 05.08.1987 = Breithaupt 1988, S 108–113
8. Sitzungsprotokoll (unveröffentlicht) Heilverfahrensausschuß des Landesverbandes Rheinland-Westfalen der gewerbl. BGen 1/1998
9. Benz M (1994) Die soziale Rehabilitation in der gesetzlichen Unfallversicherung. BG 1994, S 496–502
10. Bereiter-Hahn W, Schieke H, Mehrtens G (1998) Gesetzliche Unfallversicherung, Handkommentar, Rn. 6 zu § 39 SGB VII
11. Brackmann K, Krasney OE (1998), Handbuch der Sozialversicherung Band 3 – Gesetzliche Unfallversicherung, Handkommentar Rn. 7 zu § 39 SGB VII
12. Brandenburg S (1997) Psychogene Störungen nach physischen Traumen – aus juristischer Sicht. MedSach 93: S40–S43
13. Foerster K (1996) Neue Grundsätze für die Begutachtung psychischer Traumen. MedSach 92, 5: 25–30
14. von Hagen C, Herbst B, Hierholzer G, Heuft G, Remke S, Scheele H, Schwerdtfeger U, Senf W (1995) Psychische Verarbeitung von Verletzungen. In: Hierholzer G et al (Hrsg) Gutachten-Kolloquium 10, S 151–213. Springer, Berlin Heidelberg New York Tokio

15. Nann HP (1998) Die psychosoziale Betreuung Versicherter in der gesetzlichen Unfallversicherung. BG 1998, S 300–306
16. Schwerdtfeger U, Gutachten-Kolloquium Band 10 aaO., S 187–198
17. z.B. Wehking E (1998) Unfallschaden und Psyche. Ein Leitfaden für den Sachbearbeiter in der gesetzlichen Unfallversicherung und der in der Schadensversicherung. Bad Oeynhausen
18. Winckler P, Foerster K (1997) Differentialdiagnostik psychogener Störungen nach physischen Traumen. MedSach 93: S153–S156

Spezielle Fragen der Begutachtung psychischer Unfallreaktionen aus juristischer Sicht

V. Kaiser

„Ich leide, also bin ich – Die Krankheit der Moderne": Dieses Buch des Philosophen Pascal Bruckner aus dem Jahr 1997 nahm wochenlang Platz 1 der französischen Bestsellerliste ein und wurde wegen seiner brillianten Gesellschaftsanalyse mit dem Prix Medicis ausgezeichnet. Es will auf ein wohl allgemeines „Zeitgefühl" der Empfindsamkeit hinweisen, und man kann durchaus einen solchen Zusammenhang mit anscheinend vermehrt vorgebrachten, zumindest aber registrierten geistig-seelischen „Befindensstörungen" [1] nach einem Unfallgeschehen mutmaßen.

Jedenfalls hat – wahrscheinlich zusammen mit der Behandlung – die Begutachtung psychischer Unfallreaktionen quantitativ und vor allem auch wegen ihrer sachlichen Komplexitität eine erhebliche Bedeutung erlangt [2], sodass eine Überprüfung des aktuellen Kenntnis- und Erfahrungsstandes in kürzeren Abständen angezeigt ist [3] Dabei muss ebenso bei Depressionen, Angst- und Versagenszuständen, zwanghaften Verhalten und anderen derartigen Formen einer „Desintegration des individuellen Lebens" [4] nach einem traumatischen Erlebnis die Verursachungsfrage grundsätzlich auch in der Richtung eines anderen Erfolgsbuches (von Susan Swedo u. Henrietta Leonard) gestellt werden: „Immer nur die Psyche?"

Vor diesem ambivalenten Hintergrund wird eine systematische Aufbereitung des Themas versucht, was aber nur als thesenartige Übersicht möglich ist. Ein solches Vorhaben erfordert vor allem und als erstes eine differenzierend-abgrenzende Einordnung der Problemfälle sowie eine typisierende Kennzeichnung der einschlägigen Sachstrukturen. Der Beitrag beschränkt sich dabei auf die Verhältnisse der gesetzlichen Unfallversicherung und die berufsgenossenschaftliche Begutachtungspraxis, wenngleich die prinzipiellen Aspekte auch in anderen Rechtsbereichen eine größere Relevanz erlangt haben [5].

Strukturelle Systematik und Bezeichnung des Begutachtungsgegenstandes

Der thematisierte Fragenkreis umfasst typische Sonderfälle innerhalb des übergreifenden Beurteilungs- und Begutachtungskomplexes: psychische bzw. geistig-seelische Störungen und Unfallfolgen. Er ist tatsächlich-medizinisch gekennzeichnet (als Realtypus) durch das traumatisch-sensitive Erleben des Unfallereignisses mit seiner Primärverletzung und den weiteren Folgen als subjektiv-mentaler Vorgang einer emotionalen „Belastungs- bzw. Krankheitsverarbeitung" („coping"). Dabei sind von rechtlichem Interesse bzw. als Begutachtungsproblematik bedeutsam letztlich nur die befundmäßigen Konstellationen, in denen der Unfallversicherte keine – im Hinblick auf das konkrete Verletzungsgeschehen und seine Gesamtumstände – allgemein zu erwartende (reaktive) Verhaltensweise zeigt, sondern verstärkte bzw. zusätzliche psychische Störungen zu diskutieren sind [6]. Dies ergibt sich daraus, dass die akuten Reaktionen aufgrund ihrer begrenzten Wirkung und Dauer in das Erscheinungsbild der ursprünglichen bzw. initialen Traumatisierung aufgehen und deshalb auch nicht juristisch problematisiert sind [7]; zudem bringt regelmäßig jeder unfallartige Schädigungsvorgang - „als Junktim" - eine psychische Belastung mit sich bzw. muss verarbeitet werden. Für eine solche Abgrenzung der relevanten Begutachtungsfälle ist mithin diagnostisch-medizinisch – trotz aller seiner Fragwürdigkeit – der Bezugspunkt einer „durchschnittlichen Reaktion", mit der gewissen (erfahrungsgesicherten) Bandbreite einer „normalen" Bewältigung, prinzipiell erforderlich [8].

In unfallversicherungsrechtlicher Hinsicht geht es hauptsächlich um die Frage der sog. haftungsausfüllenden Kausalität [9], nämlich den Ursachenzusammenhang eines weiteren Gesundheitsschadens mit einem „Erstschaden", der zum Begriff des Unfalls (gemäß § 8 Abs. 1 SGB VII) gehört. Das gesetzliche Merkmal „Gesundheitsschaden" umfasst dabei auch Vorgänge im Psychisch-Geistigen. Es muss sich lediglich um regelwidrige Zustände mit Krankheitswert handeln; hierzu gehören generell nicht rein vorgetäuschte Störungen [10], während die Problematik der auf bewussten Begehrensvorstellungen beruhenden psychogenen Beeinträchtigungen grundsätzlich in der Kausalität verortet ist [11]. Mithin ist gutachtlich die kausale Verknüpfung eines Folgeschadens (als „Unfallfolge") - im Sinne der für die gesetzliche Unfallversicherung maßgeblichen Theorie der wesentlichen Bedingung – zu beurteilen, wofür der Unfall als eine Teilursache ausreicht. Diese Kausalität muss mit dem Beweismaßstab der Wahrscheinlichkeit festgestellt werden können, bezüglich der (psychischen) Gesundheitsstörung ist hingegen der sog. Vollbeweis erforderlich.

Die für eine derart bedeutsame „Anpassungsstörung" allgemein üblichen Bezeichnungen: „Fehlverarbeitung" und „abnorme Reaktion", sind schon wegen ihrer persönlichkeitsbezogenen Färbung – in der Begutachtungspraxis – nicht zweckmäßig, zumal sie vom Versicherten und Probanden als eine negative Wertung missverstanden werden können. Außerdem suggerieren sie, wie beispielsweise die Formulierung „nicht adäquate" Reaktion, den Unfallzusammenhang, sodass zumindest vor der abschließenden Feststellung der Ursächlichkeit) ein solcher Sprachgebrauch nicht tunlich ist. Im übrigen werfen diese Ausdrücke für den versicherungsrechtlich-gutachtlichen Kontext die Frage eines „Normverhaltens" auf, obwohl es in dieser Hinsicht den Vergleichsmaßstab eines „Durchschnittsverletzten" usw. nicht gibt. Alle diese Formulierungen werden ebensowenig zur terminologischen Erfassung der (begutachtungsmäßigen) Fallgestaltung und gutachtlichen Bewertung benötigt und sind auch untauglich für eine typologisierende Charakterisierung.

Aus den obigen Gründen sind von dem insoweit eigenständigen Problemkomplex der psychischen Reaktionen auf Unfälle oder deren Verletzungsfolgen die nachstehenden Sachverhalte und Fragestellungen abzugrenzen: Unmittelbar bzw. regelmäßig mit dem Unfallgeschehen verbundene Verhaltensweisen (z. B. sofortige Einstellung der Arbeit bei einem Kreissägeunfall, vorübergehende schmerzbedingte Schonung der verletzten Hand), sog. psychisches Trauma (als Arbeitsunfall bzw. mit der Frage nach der sog. haftungsbegründenden Kausalität), psychische Veränderungen durch eine organische Schädigung (insbesondere Schädel-Hirn-Trauma), rein willensgesteuerte bzw. zweckgerichtete Handlungen (im Sinne von Aggravation und Simulation [12]), emotional-seelische Betroffenheit des Umfeldes des Verletzten (Angehörige usw.).

Strukturell kann eine psychische Unfallreaktion sowohl durch eine organisch-physische Schädigung (Körperverletzung bzw. physisches Trauma) veranlasst werden als auch nach einer unfallartigen (unmittelbaren) seelischen Einwirkung (Schock, Erregung bzw. psychisches Trauma) entstehen [13]. In Erscheinung tritt dieser Begutachtungsgegenstand unter folgenden generellen Fallgestaltungen, die auch noch zu einem komplexeren Geschehen miteinander verbunden sein können: isolierte psychische Störung (z. B. andauernder Erregungszustand, Phobie, Depression, auch als Psychoneurose), psychisch verursachte organisch-somatische Symptomatik (z. B. psychogener Schmerz [14], Beinlähmung [15], Tremor, Gedächtnisstörung, auch als Konversions- bzw. Organneurose), Nachfolge- bzw. Entwicklungsschaden (z. B. „Stressulkus", Herzstörung bzw. -versagen, Selbsttötung). Eine weitere, wenn auch ebenfalls nur grobe Systematisierung lässt sich nach den auslösenden (Unfall- bzw. Verletzungs-) Vorgängen vornehmen; danach ist in der berufsgenossenschaftlichen Begutachtungspraxis eine psychische Unfallreaktion typischerweise nach Schädel-Hirn-Traumen, Wirbelsäulenverletzungen (insbesondere HWS-Distorsionen), Maschinenunfällen (Verletzung an einer Kreissäge usw.) sowie bei vorausgegangenen „Beinahe-Unfällen" mit der Gefahr schwererer Verletzungen (vor allem bei Arbeiten mit gefährlichen Maschinen oder auf hohen Gerüsten) zu beurteilen [16].

Allgemeine Problematik der Begutachtung psychischer Unfallreaktionen

Aufgrund der „Doppelgestalt" des traumatischen Geschehens – als physischer Vorgang und subjektiv-individuelles Erlebnis – ist die psychische Unfallreaktion ein geradezu wesensmäßiges Phänomen der gesetzlichen Unfallversicherung und im Einzelfall wenigstens ein immanenter Beurteilungsaspekt. Ein größeres praktisches Gewicht als auffällige und näher (fachgebietlich) zu begutachtende Verhaltensweise hat sie dennoch erst in der letzten Zeit erhalten. Diese Entwicklung und ihre Einbettung in den allgemeinen gesellschaftlich-kulturellen Trend einer zunehmenden „Dominanz des Psychischen" ist bereits einleitend angedeutet worden; so wird auch zum Beispiel im medizinischen Bereich das häufig zitierte „posttraumatische Belastungssyndrom" [17] als eine „Modeerscheinung" qualifiziert. Abgesehen davon stellen aber die vielfältigen Erklärungsversuche u. a. auf bessere medizinische Erkenntnisse ab, die „neue Krankheiten" hervortreten lassen; des Weiteren werden eine „neue Sensibilität" der Ärzte für diese Seite der Verletztenbehandlung und ein allgemeines Anspruchsdenken der Patienten, das wiederum eine entsprechende „ärztliche Kundenorientierung" auslösen kann, diskutiert.

Andererseits gibt es zum Teil Klagen über eine ungenügende Beachtung der psychischen Seite des Traumageschehens durch Ärzte und Leistungsverwaltung, mitsamt einer Vernachlässigung der Therapie bzw. unzulänglichen Entschädigung sowie mangelhaften gutachtlichen Abklärung vorgebrachter Beschwerden. Bei der Prüfung schwerwiegenderer Störungen werden auch iatrogene Anteile nicht ausgeschlossen und vor allem zielgerichtete Verhaltensweisen des Verletzten problematisiert.

Hinsichtlich der allgemeinen Schwierigkeiten der Begutachtung selbst ist auf den grundsätzlichen Vorrang der Therapie zu achten: ungeachtet der unfallversicherungsrechtlichen Kausalität sollten vorgebrachte Bescherden zunächst therapeutisch angegangen werden, ggf. im Rahmen der Vorleistungspflicht der aktuell mit der Unfallsache befassten Verwaltung und bei möglicher Kostenerstattung vonseiten des zuständigen Leistungsträgers [18]. Danach hat zügig – nicht zuletzt wiederum aus therapeutischen Gründen – die Rentenfeststellung bzw. die diesbezügliche Begutachtung zu erfolgen [19]. Weitere Probleme ergeben sich wesensmäßig aus den verschiedenen „Subjektivismen" aufseiten des Probanden und Gutachters; es sind weitgehend nur „weiche" Befunde zu erheben und es stehen weniger zuverlässige Diagnostikmethoden zur Verfügung, vor allem gibt es (als objektiver Beurteilungsmaßstab) auch keine Norm für seelische Reaktionen.

Die Begutachtung psychischer Unfallreaktionen trifft noch auf spezielle Vorgegebenheiten für die Beurteilung und eigentypische Rahmenverhältnisse. Zum einen müssen besondere, vor allem von der Rechtsprechung entwickelte Kriterien bei der Prüfung der Kausalität sowie der MdE-Einschätzung berücksichtigt werden. Die – auch wegen der medizinischen und rechtlichen Probleme – schwierige Begutachtungsmaterie stellt ferner gesteigerte methodische Anforderungen an den Gutachter. Es gibt u. a. weniger Begutachtungsstandards und -leitlinien als auf anderen Fachgebieten, wie zum Beispiel allgemein anerkannte Untersuchungsmethoden [20] und Erfahrungswerte für die gutachtliche Beurteilung. Typisch sind ebenso komplexe, auch sich überschneidende fachgebietliche Zuständigkeiten bzw. medizinische Beurteilungsfelder. Schließlich steht eine geringere Anzahl erfahrener Gutachter zur Verfügung (auch durch die Verringerung der organneurologisch und zugleich psychiatrisch ausgebildeten Nervenärzte), und kennzeichnend ist noch eine hohe Beurteilungsdivergenz in den Gutachten (hinsichtlich des Vorliegens einer Störung, der Unfallkausaliät sowie der MdE).

Insgesamt lassen sich folgende Fragenkomplexe von besonderer Problematik hervorheben: Erforderlichkeit einer gesonderten fachspeziellen Begutachtung, Feststellung bzw. „Objektivierung" von Art und Ausmaß psychischer Störungen, Kausalitätsbeurteilung der Unfallreaktion (als rechtlich wesentlicher Folgeschadens des Arbeitsunfalls), MdE-Bewertung bestimmter psychischer Störungen, Abfassung des neurologisch-psychiatrischen Gutachtens.

Erforderlichkeit einer gesonderten, fachspeziellen Begutachtung

Die hier thematisierten Fälle bedürfen grundsätzlich immer einer speziellen fachgebietlichen Begutachtung. Wenn andererseits eine der traumatischen Verletzung allgemein entsprechende Unfallverarbeitung erfolgt, die auch keinen (eigenen) Krankheitswert aufweist und ebensowenig die konkrete Gefahr einer krankhaften Entwicklung erkennen lässt, kann dieser Aspekt durch den Unfallchirurgen (mit)beurteilt werden, der generell mit der Gutachtenerstattung beauftragt wurde. Voraussetzung dafür ist aber noch, dass es sich um offenkundige Verhältnisse handelt und vor allem das Ausmaß der psychischen Symptomatik selbst nicht zweifelhaft erscheint [21]

Ist eine gesonderte Begutachtung, neben dem unfallchirurgischen Gutachten, erforderlich, so handelt es sich hierbei im Regelfall um ein sog. Zusatzgutachten. Dass ein Hauptgutachten auf einem anderen Fachgebiet eingeholt wird, ergibt sich schon daraus, dass die zu begutachtende Unfallreaktion eine anderes Trauma – als Auslöser – voraussetzt. Dieses Basisgeschehen bewirkt auch im Allgemeinen die bedeutsameren Körperschäden; jedenfalls bedarf es als Bezugspunkt einer genauen Feststellung und Beurteilung.

Als Zusatzgutachter kommt vor allem ein Neurologe mit psychiatrischen Kenntnissen und Erfahrungen, gemäß der Qualifikation des früher ausgebildeten „Nervenarztes", in Betracht. Andernfalls muss zumindest in schwierigeren Fällen neben dem „reinen Organ-Neurologen" ein (Nur-)Psychiater als weiterer Zusatzgutachter eingeschaltet werden; dessen besondere Kompetenz ist insbesondere gefordert bei anhaltenden Angststörungen, ausgeprägten depressiven Symptomen und persönlichkeitsverändernden (psychischen) Erkrankungen. Organisch-somatische Folgen einer geistig-seelischen Belastungssituation, wie u.a. Stressulkus und Herzstörung, die zur typischen Diagnostik eines medizinischen Fachgebiets gehören, sind auch hinsichtich des Unfallzusammenhangs von diesem, mithin vom Internisten, Kardiologen usw., zu beurteilen.

Psychodiagnostische Feststellungen, inbesondere mittels Testverfahren, die zur präzisen Erfassung der psychischen Störungen erforderlich sind, müssen vorwiegend von klinischen Psychologen getroffen werden. Deren Hinzuziehung erfolgt dabei im Rahmen der Befunderhebung (durch den Neurologen bzw. Psychiater) und ist nicht als eine (Zusatz)begutachtung zu verstehen, da die eigentliche gutachtliche Beurteilung von den Fachärzten vorzunehmen ist. Dasselbe gilt beispielsweise hinsichtlich internistischer Befunde, wenn die psychische Unfallreaktion zu entsprechenden Körperschäden geführt hat.

Feststellung bzw. Objektivierung psychischer Störungen

Auch psychische Unfalllreaktionen sind – hinsichtlich Art und Ausmaß – im Einzelfall nach den allgemeinen Kriterien festzustellen, und zwar ist rechtlich der sog. Vollbeweis erforderlich. Da es sich hierbei im Wesentlichen um „subjektive", d.h. unmittelbar auf Informationen des Probanden beruhende Befunde handelt, muss eine „Objektivierung" möglich sein: die vorgebrachten bzw. gezeigten Störungen bedürfen einer Erklärung durch weniger vom Willen abhängige Feststellungen. Als Maßstab kommt hierfür prinzipiell auch die allgemeine (gesicherte) medizinische Erfahrung in Betracht, die das konkrete psychische Verhalten unter den jeweiligen Umständen (z.B. Art und Schwere des Traumageschehens, allgemeine Persönlichkeitsstruktur des Versicherten) plausibel erscheinen lassen [22]. Im übrigen ist ebensowenig im hier thematisierten Kontext auf eine „Glaubhaftigkeit" (der Angaben bzw. der psychischen Störungen) abzustellen, wie der Gutachter auch nicht die „Glaubwürdigkeit" des Versicherten zu beurteilen hat [23].

Abgesehen davon sollen nach der Rechtsprechung hinsichtlich der Feststellungen bzw. des Nachweises solcher Störungen – wegen der Nähe zur möglichen Simulation – allgemein „strenge Maßstäbe" angelegt werden [24]. Verbleiben jedenfalls Widersprüche zwischen den Probandenangaben und dem sonstigen Gesamtbild der maßgeblichen Verhältnisse, so fehlt es an einer „Objektivierung". Vom selben Ergebnis ist auszugehen, wenn in der konkreten Sache, z.B. bei fraglichen Neuroseschäden, (noch) keine ausreichenden medizinischen Erkenntnisse für eine sichere Befunderhebung vorhanden sind. Dabei ist die jeweilige „Non-liquet-Situation" (verbleibende „vernünftige Zweifel" hinsichtlich zu beurteilender Störungen) im Gutachten transparent zu machen. Insgesamt entsprechen reine Verdachtsdiagnosen, die sich nicht weiter erhärten lassen, nicht der für die Befunderhebung erforderlichen Sicherheit; der betreffende Gesundheitsschaden kann in einem solchen Fall nicht festgestellt bzw. nachgewiesen werden.

Zur Befundfeststellung bzw. Objektivierung gehört auch die diagnostische Beurteilung (und Beschreibung) der psychischen Störung sowie ihre funktionelle Wertigkeit. In diesem Zusammenhang vorgenommene psychologische Feststellungen, vor allem von intellektuellen Beeinträchtigungen, sind ebenfalls der Befunderhebung zuzordnen, für die der Neurologe/Psychiater ingesamt zuständig bleibt. Deshalb stellt insbesondere die Testdiagnostik des (klinischen) Psychologen keine eigentliche Begutachtung (im formellen Sinne) dar [25].

Kriterien für die Kausalitätsbeurteilung von Unfallreaktionen

Entsprechend den allgemeinen Grundsätzen muss die gutachtliche Prüfung der Unfallursächlichkeit pychischer Störungen gleichfalls an gesicherten bzw. objektivierten Tatsachen anknüpfen können. Sofern eine bestimmte prätraumatische Persönlichkeitsstruktur zur Diskussion steht, muss sie u. a. durch das Vorerkrankungsverzeichnis der Krankenkasse oder die Befragung von Bezugspersonen – möglicherweise auch durch die Verwaltung – belegt sein. Dabei stellt eine einschlägige „Anlage" nicht zwingend (eo ipso) die allein rechtlich wesentliche Ursache der Unfallreaktion dar; vielmehr ist auch hier die allgemeine Kausalitätsbeurteilung für den Einzelfall erforderlich [26]. Dasselbe gilt letztlich für bewusstseinsnahe Verhaltensweisen (wie bei Phobien) und solche, die auf einem diesbezüglichen (fehlgebildeten) Willen beruhen (neurotische Störungen) bzw. mit „Willensanspannung" überwunden werden könnten, wenngleich dieser Komplex – vor allem im Kontext der Begriffe: „zumutbare Willensanspannung", „Begehrens- oder Wunschvorstellungen" - im Einzelnen umstritten ist [27].

Ebensowenig ist – in rechtlicher Hinsicht – die „normale" Verhaltensweise bzw. psychische Unfallverarbeitung eines „Durchschnittsmenschen" ein entscheidender (Wertungs-)Maßstab; vielmehr kommt es insgesamt auf die individuelle Bedeutung des traumatischen Geschehens, bei den konkreten Gesamtumständen mit Einschluss der persönlich-seelischen Veranlagung des Betroffenen, an. Abzuwägende Bedingungen unter Berücksichtigung ihrer Wertigkeit für den Zusammenhang von traumatischem Vorgang und psychischer Folge sind vor allem: Art und Ausmaß der Unfallreaktion, Verlauf des psychischen Verhaltens, Art und Ausmaß des Unfall- und Verletzungsgeschehens, prätraumatische Persönlichkeitsstruktur, kulturell-soziale Prägung des Versicherten, aktuelle Lebensumstände, Bewusstseins- bzw. Willensanteil an der psychischen Störung, einzelne Umstände der (Organ-)Behandlung sowie (köperliche, berufliche und soziale) Dauerfolgen der Unfallverletzung [28].

Hierbei ist zu beachten, dass es nach allgemeinem medizinischem Erfahrungswissen keine unmittelbare Korrelation zwischen der Schwere eines Traumas und der psychischen Veränderung gibt. Andererseits besteht bei einem Missverhältnis von Schwere des Unfallereignisses und psychischer Reaktion tendenziell kein Ursachenzusammenhang bzw. die psychische Störung stellt keine rechtlich wesentliche Unfallfolge dar [29]. Entsprechendes gilt, wenn der Verletzte erst einige Zeit nach dem Unfall psychische Auffälligkeiten zeigt. Eine (unfallbedingte) Verschlimmerung des vorbestehenden Schadens ist wohl nur selten anzunehmen; vielmehr wird eine relevante Primärpersönlichkeit mit bereits bedeutsamen Störungen zumeist die alleinige (rechtlich wesentliche) Ursache des posttraumatischen psychischen Schadens sein bzw. dieser stellt sich als eine eigengesetzliche (angelegte) Weiterentwicklung der betreffenden Individualfaktoren dar. Schließlich kann bei länger bestehenden psychoreaktiven Störungen die Unfallursächlichkeit wieder entfallen (sog. Verschiebung der Wesensgrundlage) und die primäre Persönlichkeitsstruktur wieder in den Vordergrund treten, auch aufgrund neuer Belastungssituationen.

Vor der Abwägung der verschiedenen Kausalfaktoren hinsichtlich der Bedeutung des Ereignisses als wesentliche Ursache (entsprechend der Kausalitätstheorie der gesetzlichen Unfallversicherung) ist auch bei psychischen Unfallreaktionen zunächst zu prüfen, ob die hierfür in Betracht kommenden Umstände überhaupt Bedingungen im Sinne der „conditio sine qua non" sind. Zum Beispiel scheidet in Bezug auf das betreffende Ereignis diese Ursächlichkeit aus, wenn es – nach allgemeiner medizinischer Erkenntnis - überhaupt nicht (seiner Art nach) in der Lage ist, das aufgetretene Krankheitsbild zu bewirken, und zwar ohne Rücksicht auf eine bestimmte vorbestehende Konstitution [30]. Wegen der Schwierigkeiten der Kausalbeurteilung, auch aufgrund (noch) unzureichender medizinischer Erkenntnis, kann im Einzelfall die Frage nach dem Ursachenzusammenhang nicht sicher beantwortet werden, sodass trotz der hier geringeren Beweisanforderung der Wahrscheinlichkeit ein „non-liquet" bestehen bleibt.

Minderung der Erwerbsfähigkeit bei psychischen Unfallreaktionen

Grundlage für die Einschätzung der Minderung der Erwerbsfähigkeit (MdE) ist – wie bei jedem Gesundheitsschaden – eine gesicherte diagnostische Feststellung der psychischen Störung: sie muss hinsichtlich Art und Ausmaß voll bewiesen sein bzw. entsprechende (Befund-)Informationen des Versicherten müssen sich objektivieren lassen. Für die Höhe der MdE, die sich nach der funktionellen Relevanz der Unfallreaktion richtet, kommt es auf die symptombedingte Leistungseinschränkung (auf dem allgemeinen Arbeitsmarkt) an. Es sind hierbei der Krankheitswert sowie speziell der Energieaufwand für die Überwindung der psychischen Störung zu analysieren [31]. Das Ergebnis kann dann auch sein, dass sich die gesundheitlich-seelische Beeinträchtigung überhaupt nicht auf die Fähigkeit, sich einen Erwerb zu verschaffen, auswirkt.

Die Bestimmung des einzelnen MdE-Grades hat zu berücksichtigen, dass die „normale" seelische Verarbeitung des Unfalls in den allgemeinen „Organ-MdE-Sätzen" bereits enthalten ist. Abgesehen davon kann eine Orientierung an den MdE-Werten für organische Störungen, wie etwa bei Kopfverletzungen mit Gehirnerschütterung, erfolgen. Wegen der Vielfalt und großen Nuancierung der psychischen Unfallreaktionen sind nur wenige spezielle MdE-Eckwerte, und auch nur mit einer großen Bandbreite, publiziert: Anpassungsbeeinträchtigungen und leichte neurotische Störungen sowie allgemeiner Leidensdruck bis 10% MdE, stärkere Phobien von 20–40% MdE, schwere Zwangsneurosen ab 50% MdE [32].

In der Begutachtungspraxis wird häufig eine messbare MdE nur für einen vorübergehenden Zeitraum anzunehmen sein, sodass sich bei psychischen Unfallreaktionen eine Rente in Form der Gesamtvergütung als besonders zweckmäßig erweist bzw. der Unfallversicherungsträger für entsprechende Gutachtervorschläge aufgeschlossen ist. Im Übrigen wird in Rechtsprechung und Literatur die Auffassung vertreten, dass keine MdE eintritt, wenn bei Ablehnung einer Rente die neurotischen Beschwerden voraussichtlich schwinden [33].

Einzelne Erfordernisse der Abfassung des neurologisch-psychiatrischen Gutachtens

Im Gutachten ist prinzipiell das prätraumatische Persönlichkeitsbild zu beschreiben, weil sich nur mit einer solchen Abgrenzung die zu beurteilende psychische Störung – für die Beteiligten nachvollziehbar – befundmäßig beschreiben sowie der Ursachenzusammenhang mit dem Unfall beurteilen lässt. Dabei sind auch die eigenen (objektivierenden) Feststellungen des Gutachters deutlich von entsprechenden Informationen des Probanden zu unterscheiden und kenntlich zu machen. Die psychisch-pathologischen Beeinträchtigungen müssen mit ihren konkreten funktionellen Auswirkungen im Einzelnen angeführt und erläutert werden. Insbesondere können Sammelbezeichnungen, wie z.B. „posttraumatisches Belastungssyndrom“, eine solchermaßen erforderliche Gutachtenabfassung nicht ersetzen.

Die gutachtliche Abwägung der maßgeblichen Faktoren im Rahmen der Kausalitätsbeurteilung muss ebenfalls detailliert wiedergegeben werden, im Sinne einer argumentativen Ergebnisentwicklung. Darin eingeschlossen ist die (erste Stufe der „Wesentlichkeits-)Prüfung“, ob das Ereignis überhaupt eine Ursache im naturwissenschaftlich-philosophischen Sinn („conditio sine qua non“) für die psychische Störung darstellt. In diesem Zusammenhang dürfen auch nicht die bestimmten Verhaltensweisen pauschal und ohne weitere Spezifierung als „verständliche“ oder „normale“ Reaktion auf das Unfallgeschehen dargestellt werden.

Diagnostische Ausdrücke und sonstiges medizinisches Vokabular sind gemäß der allgemein anerkannten Nomenklatur zu verwenden. Insbesondere sollte die Kausalbeurteilung nicht durch missverständliche oder sprachlich festgelegte Begriffe vorweggenommen bzw. das gutachtliche Ergebnis damit suggeriert werden. So muss u.a. differenziert werden zwischen akuter Belastungsreaktion und Persönlichkeitsstörung; die Bezeichnung „posttraumatische Belastungsstörung“ wird allgemein auf Folgen nach gravierenden Ereignissen mit entsprechender Kausalwirkung beschränkt [34].

Gerade psychische Gesundheitsschäden müssen möglichst mit neutralen und distanzierten Formulierungen im Gutachten aufgenommen werden, dies gilt auch und vor allem für die Wiedergabe diagnostischer Bewertungen. Hierbei sind nicht nur – wegen der möglichen Akteneinsicht – therapeutische Aspekte zu berücksichtigen, sondern auch die Gefahr formaler Angriffe gegen das Gutachten bzw. den ärztlichen Sachverständigen und damit eine eventuelle Unverwertbarkeit der gesamten Expertise. Einen negativen Einschlag haben hier im allgemeinen Sprachgebrauch hauptsächlich die – bereits oben unter allgemeineren Aspekten angesprochenen – Wörter „abnorme Reaktion“ und „Fehlverarbeitung“: da sie nicht für eine exakte Bezeichnung der Störung – jedenfalls im Gutachten – erforderlich sind, sollten sie deshalb insoweit generell vermieden werden.

Literatur und Anmerkungen

1. Zu diesem Begriff grundsätzlich Schönle (1994) Med Sach 90: 80
2. Vgl. dazu unten „allgemeine Problematik“
3. Das Thema wurde z. B. beim Duisburger Gutachtenkolloqium 1994 abgehandelt; vgl. dazu die betreffenden Beiträge in: Hierholzer G, Kunze G, Peters D (Hrsg) (1995) Gutachterkolloqium 10. Springer, Berlin Heidelberg New York Tokyo, S 151–213. Siehe außerdem Brandenburg (1997) Med Sach 93: 40–43, und Foerster (1997) Med Sach 93: 44–46. 1998 ist es thematisiert auf der Unfallmedizinischen Tagung des Landesverbandes Hessen-Mittelrhein und Thüringen der gewerblichen Berufsgenossenschaften am 14./15.11.1998 in Mainz
4. Heuft G, Senf W, Gutachtenkolloqium 10 (a.a.O), S 153
5. Siehe u.a. die Urteile des Bundesgerichtshofs vom 30.4.1996 (NJW 1996, 2425) und vom 11.11.1997 (NJW 1998, 810) sowie des Bundessozialgerichts vom 5.8.1987 (SGb 1988, 297). Vgl. auch z. B. Foerster (1990) Med Sach 86: 155–158, und Högenauer (1993) Med Sach 89: 172–175
6. Zu den wesentlichen Gruppen (funktioneller psychischer Syndrome: Schönberger/Mehrtens/Valentin, Arbeitsunfall und Berufskrankheit (1998), 6. Aufl, Berlin, S 250ff., und Brandenburg (a.a.O.), S 40f
7. Zum Beispiel vollzieht sich – in medizinischer Hinsicht – die regelmäßige Unfallverarbeitung innerhalb der generellen Behandlungs- und Arbeitsunfähigkeitszeit, bei der Kausalitätsbeurteilung kann insoweit kein gesonderter Wertungsbezug ausgemacht werden und in den allgemeinen MdE-Sätzen ist die betreffende Funktionswirkung bereits mitenthalten
8. Im Ergebnis ebenso Grobe (1996) Med Sach 92: 157, 160
9. Siehe auch Brandenburg (a.a.O.), S 40 f., und Schönberger/Mehrtens/Valentin (a.a.O.), S 254
10. Schönberger/Mehrtens/Valentin (a.a.O.), S 254. In medizinischer Hinsicht s. Foerster (1997) Med Sach 44: 45f
11. So auch das Bundessozialgericht vom 5.8.1987 (SGb 1988, 297, 298)
12. Allgemein zur Aggravation und Simulation in der neurologischen Begutachtung: Hausotter (1995) Med Sach 91: 10. Die Störung selbst kann aber im Bewussten ablaufen (z. B. bei der sog. Maschinenangst); problematisiert ist hier ggbfs. die Unfallursächlichkeit, s. dazu unten
13. Abgesehen davon kann grundsätzlich auch ein iatrogener Anteil in Betracht kommen. S. dazu Brandenburg (a.a.O.), S 42
14. Beispiel: BGH vom 30.4.1996, NJW 1996: 2425
15. Beispiel: BSG vom 5.8.1987, SGb 1988: 297
16. Zu entsprechenden Beobachtungen in der Krankenhausbehandlung von schwerverletzten, polytraumatisierten Patienten sowie von septischen und Rückenmarkverletzten s. Herbst B, Hierholzer G, Gutachtenkolloqium 10 (a.a.O), S 179–185. Hinsichtlich der Thematik bei Hirnschädigungen s. Schönle (a.a.O)
17. Dazu u. a. Grobe (a.a.O.), S 157–161
18. Vgl. auch Schwerdtfeger U, Gutachtenkolloqium 10 (a.a.O), S 187, 194; Brandenburg (a.a.O.), S 41; Voss (1997) Med Sach 93: 47–50. Hinsichtlich der Möglichkeiten psychischer erster Hilfe s. Remke S, Gutachtenkolloqium 10 (a.a.O.), S 199–206
19. Foerster (1985) Med Sach 81: 36, 40
20. Zu entsprechenden Empfehlungen s. Foerster (1996) Med Sach 92: 25, 28f
21. Vgl. auch Kaiser (1991) Akt Traumatol 21: 121–123
22. Dies setzt insbesondere wiederum die Kenntnis von Regelverläufen, einschließlich „normaler“ Reaktionsweisen auf das konkrete Geschehen voraus
23. Dazu näher Kaiser (1990) Akt Traumatol 20: 108–109. S. zum Grundsätzlichen auch Ludolph/Schröter (1997) Med Sach 93: 112, 113, und Bonnermann, Die BG 1988, S 748
24. Z. B. BSG v. 5.8.1987. Vgl. auch Grobe (a.a.O.), S 160f
25. Zu diesem Begriff: Kaiser (1996) In: Hierholzer G, Kunze G, Peters D (Hrsg) Gutachterkolloqium 11. Springer, Berlin Heidelberg New York Tokyo. S 101, 102–104
26. Vgl. auch Foerster (1996) Med Sach 92: 25, 26, und Brandenburg (a.a.O.), 41, sowie LSG Nordrhein-Westfalen vom 28.5.1997, HVBG-Info 9/1998, S 796,805. Zum Zivilrecht s. z. B. BGH vom 30.4.1996 (NJW 1996, 2425)
27. Dazu näher Brandenburg (a.a.O.), S 41, und Schönberger/Mehrtens/Valentin (a.a.O.), S 253, 259, 261ff. Hinsichtlich bewußter Begehrensvorstellungen vgl. bereits oben unter dem Aspekt „Gesundheitsschaden“
28. Dazu näher Foerster (1997) Med Sach 93: 44f
29. S. dazu auch LSG Nordrhein-Westfalen vom 28.5.1997 (a.a.O), S 806, Brandenburg (a.a.O.), S 41
30. Insoweit differenzierend gegenüber Brandenburg (a.a.O.), 42, und Schönberger/Mehrtens/Valentin (a.a.O.), S 259. Generell dazu auch Grobe (a.a.O.), S 159f
31. Brandenburg (a.a.O.), S 42; Schönberger/Mehrtens/Valentin (a.a.O.), S 264f
32. Zur GdB-Einschätzung: Högenauer (a.a.O.), 173
33. Schönberger/Mehrtens/Valentin (a.a.O.), S 264, mit weiteren Nachweisen
34. S. dazu aber auch Grobe (a.a.O.), S 158

Diskussion*

Zusammengefasst und redigiert von G. Hierholzer**

Die Begutachtung muss sich oft mit der psychischen Verarbeitung von Unfällen und Unfallfolgen beschäftigen und hat dabei die prätraumatische Persönlichkeitsstruktur zu berücksichtigen.

Auf Grund von Untersuchungen an Patienten im Vergleich zu einer Normalpersonenkontrollgruppe ist Keidel der Auffassung, dass über eine Muskelzerrung auch eine erhöhte Druckschmerzhaftigkeit nach Distorsionen entstehen kann. Die Aussage beziehe sich ausdrücklich auf einen Gruppenvergleich und nicht auf individuelle Verlaufsprobleme. Es wird die Frage gestellt, ob mit den von Keidel durchgeführten Muskeldruckmessungen verletzungsspezifische Befunde erhoben wurden und ob diese durch die Empfindsamkeit der Patienten wesentlich beeinflusst werden konnten. Keidel widerspricht nicht dem Einwand und verweist lediglich auf die im Gruppenvergleich quantifizierte Schmerzangabe. Für die Beurteilung des Einzelfalles ergebe sich aus den Ergebnissen noch keine objektivierbare Entscheidungsgrundlage. Bei einer Begutachtung könnte sich aus den Muskeldruckmessungen für das Gesamtbild der zu erhebenden Untersuchungsbefunde aber doch ein ergänzender Hinweis ergeben.

Entsprechend werden die Deutung und die Objektivierung der von Naumann vorgelegten testpsychologischen Untersuchungsergebnisse hinterfragt. Bekanntlich gibt es nicht wenige Patienten, die nach langem Behandlungsverlauf, nach u. U. zahlreichen Begutachtungen und ausgestattet mit einer zwischenzeitlichen Beratung wissen, wie sie zu reagieren haben. Die Referenten beantworten die Einwände mit dem Hinweis, dass deshalb dem analytischen Gespräch mit dem Patienten eine besondere Bedeutung zukommt, um bestimmte Einstellungen zu erkennen. Desgleichen wird die Notwendigkeit einer diagnostischen Zusammenarbeit unterstrichen. Rücksprachen mit den Ärzten der beteiligten Disziplinen, den Physiotherapeuten, den Sporttherapeuten, den Berufshelfern u. a. sind nicht nur während der Behandlung selbst, sondern auch im Zusammenhang mit einer Begutachtung sehr wichtig.

Neurologische, neurophysiologische und psychologische Testuntersuchungsergebnisse haben ihre Bedeutung nur im Rahmen der Auswertung der gesamten Untersuchungsbefunde. Allein stellen sie keine ausreichende Entscheidungsgrundlage dar.

* Zu den Beiträgen von S. 51–103.

** Teilnehmer: Gerstmann, Grosser, Hanisch, Hierholzer, Kaiser, Keidel, Ricke, Rompe, Schröter, Schwerdtfeger, Tändler, Wehking.
Leitung: Kaiser und Wehking.

Zweifelsfrei stehen in dem diskutierten Zusammenhang auch objektive Untersuchungstechniken und reproduzierbare Befunderhebungen zu Verfügung. Führt bei Angstpatienten eine geeignet ausgewählte Exposition zu einer Panikreaktion mit allen vegetativen Begleitsymptomen, so ist dies nach Auffassung der anwesenden Neurologen als Vollbeweis zu werten. Andererseits kann aus dem Ausbleiben einer entsprechenden Reaktion nicht abgeleitet werden, dass der Patient die vorgetragene Störung nicht hat. Die klinische Untersuchung und die verschiedenen Tests sind also Teil einer sehr komplexen und verantwortungsvollen Aufgabe.

Es ist rechtlich nicht haltbar, bei einem Anfallsleiden einen Ausschlussbeweis führen zu wollen. Erforderlich ist immer der positive Beweis.

Die ärztliche Begutachtung hat u.a. auch das Ergebnis von Umgebungsuntersuchungen zum Unfallgeschehen einzubeziehen. So ist z. B. nach einem Beschleunigungstrauma der HWS zu beachten, in welchem Zustand der PKW nach der Kollision war. Ein nahezu unbeschädigtes Fahrzeug spricht gegen eine erhebliche Gewalteinwirkung.

Aus Umgebungsuntersuchungen zum Unfallgeschehen lassen sich oft Folgerungen für die Bewertung von subjektiven Beschwerden ziehen.

In der Diskussion wird die Forderung erhoben, dass eine wissenschaftliche Studie über die HWS-Distorsion die Frage der biomechanischen Gewalteinwirkung einzubeziehen hat. Das heißt, es müsse jeweils der Nachweis einer kollisionsbedingten Geschwindigkeitsänderung von mindestens 10 km pro Stunde geführt sein, um objektive Befunde erheben und daraus wissenschaftlich begründete Schlussfolgerungen ableiten zu können.

Das Schmerzproblem nach HWS-Distorsionen und sogar nach Bagatellverletzungen hat nicht selten einen iatrogen verursachten Ausgangspunkt. Unbedachte Äußerungen oder Hinweise auf Komplikationen, für die kein begründeter Anhalt besteht, können beim Patienten das subjektive Verletzungsempfinden unnötig verstärken und Angstgefühle hervorrufen. Eine Fehlbetreuung wie auch eine kritikwürdige Therapie in Form einer zu häufig indizierten und einer zeitlich zu ausgedehnten Immobilisierung nicht selten Ausgangspunkt für einen sich verselbständigen Krankheitsverlauf mit einer Überreaktion. Derartige Verläufe dauern dann u. U. über Jahre. Die Frage des Einflusses einer Rentengewährung auf den Verlauf subjektiver Beschwerden wurde in den vergangenen Jahren unterschiedlich beantwortet. Nach der derzeitigen Auffassung besteht dieserhalb kein Zusammenhang.

Subjektive Beschwerden im Sinne einer besonderen Reaktion nach HWS-Distorsionen können auch einen iatrogenen Ausgangspunkt haben.

Der Begriff „posttraumatische Belastungsstörung „ wird ausführlich diskutiert. Bei der Begutachtung für die gesetzliche Unfallversicherung ist im Umgang mit diesem Begriff Vorsicht geboten. Ihn zu verwenden bedeutet die Kausalität vorwegzunehmen.

Posttraumatisch beinhaltet, der Unfall ist die Ursache, d.h., er wird mit dieser Formulierung bereits als rechtlich wesentlich bezeichnet. Derartige Begriffe können wichtige Auswirkungen haben und vor allem bei Richtern und Anwälten zu entsprechenden Schlussfolgerungen führen. Es wird demzufolge empfohlen, den obengenannten Begriff erst zu verwenden, nachdem die Kausalitätsprüfung abgeschlossen ist.

Die Diktion der medizinischen Darlegung über einen zeitlichen Zusammenhang muss so gewählt werden, dass darunter nicht die Bejahung des Ursachenzusammenhangs verstanden wird.

Wenn ein Heilverlauf somatisch nicht ausreichend erklärbar ist, sollte der Unfallchirurg den neurologischen Konsiliarius frühzeitig einbeziehen. Ergibt sich bei der Erstkonsultation kein neurologisches Defizit und keine psychische Auffälligkeit, so schließt dies im weiteren Verlauf die Notwendigkeit nicht aus, den Konsiliarius erneut hinzuzuziehen. Nach einer unerkannten neurologischen, psychiatrischen oder psychosomatischen Problematik führt der Weg des Patienten mit einem u.U. unzureichenden Therapieansatz zum sog. Schmerztherapeuten. Die allseits bestehende Zeitnot darf nicht dazu führen, dass bei sich anbahnenden oder bestehenden Problemverläufen die konsiliarischen Möglichkeiten unausgeschöpft bleiben. Der vom Unfallchirurgen regelmäßig zugezogene Fachneurologe wird sich der koordinierenden Aufgabe bewusst sein, sobald ein spezieller psychiatrischer oder psychotherapeutischer Sachverstand gefordert ist.

Treten bei einem Patienten Zeichen einer besonderen Verarbeitung des Unfallereignisses auf, so sind die Ärzte aller am Heilverfahren beteiligten Fachgebiete zur rechtzeitigen gegenseitigen Konsultation verpflichtet. Dabei ist der Neurologe für den Unfallchirurgen der zentrale Verbindungskollege.

Die Fachneurologen berichten darüber, dass es einen gewissen Mangel an Psychiatern gibt, die sich mit den hier diskutierten Problemen der Traumatologie klinisch schwerpunktmäßig beschäftigen. Nach deren Aussage ist der Mangel an erfahrenen psychiatrischen Gutachtern für diese speziellen Fragestellungen aus der Unfallchirurgie noch größer. Im Landesverband Südwestdeutschland der gewerblichen Berufsgenossenschaften werden deshalb entsprechende Seminare für Neurologen und Psychiater durchgeführt, um die Kollegen für die Begutachtung zu gewinnen und ihnen die notwendigen Anforderungen zu vermitteln. Ergänzend führen die berufsgenossenschaftlichen Verwaltungen Schulungen für die Sachbearbeiter durch, so dass auch von diesen Fachkräften bei der Steuerung des Heilverfahrens und bei der Umsetzung der ärztlichen Gutachten die erforderliche Sorgfalt eingebracht werden kann. Die bei der Diskussion besprochenen Fallbeispiele zeigen, dass noch zahlreiche Aufgaben zu lösen sind.

Die psychische Reaktion nach Unfällen ist unverändert ein aktuelles Thema, sie wird unter Hinweis auf die Zeiterscheinungen an Bedeutung wahrscheinlich noch zunehmen. Verwaltungsseitig weist man auf eine steigende Zahl entsprechender Problemverläufe hin. Statistische Daten werden dazu nicht benannt. Um so mehr muss es ein medizinisch fachliches Ziel sein, die einzelne Persönlichkeitsstruktur noch präziser erfassen zu können und mit der Führung des Patienten der Gefahr einer Überreaktion entgegenzuwirken.

Besonders ist auf den Umgang mit Begriffen zu achten, aus denen juristisch ganz bestimmte Schlussfolgerungen gezogen werden können oder die geeignet sind, den Heilverlauf negativ zu beeinflussen. Parallel zu der Nutzung der Therapiemöglichkeiten sollte die Zusammenhangsfrage bald möglichst gestellt und geklärt werden. Wie in anderem Zusammenhang kommt der Steuerung des Heilverfahrens eine zentrale Bedeutung zu.

Teil III

Nachgehende Begutachtung bei Rücknahmen und Änderungen von Verwaltungsentscheidungen

Änderung von Unfallfolgen, Neufestsetzung der MdE – Rechtliche Voraussetzungen, wesentliche Änderung, Feststellung der MdE auf unbestimmte Zeit, Staffelung der MdE

M. Press

Einleitung

Das Thema „Änderung von Unfallfolgen, Neufestsetzung der MdE" mit all seinen Teilaspekten war auch in der Vergangenheit schon häufig Gegenstand unfallmedizinischer Veranstaltungen. Der wesentliche Grund dafür diese Thematik anlässlich des 15. Duisburger Gutachtenkolloquiums nochmals aufzugreifen, liegt darin, dass ihr in letzter Zeit eine zunehmende praktische Bedeutung in unseren Verwaltungen zugekommen ist.

Zwei Gründe dürften hierfür wesentlich sein. Zum einen ist ein deutlicher Anstieg der Zahl von Verschlimmerungsanträgen seitens der Versicherten festzustellen, zum anderen sind auch die berufsgenossenschaftlichen Verwaltungen bedingt durch den zunehmenden Kostendruck im gesamten Gesundheitswesen, darum bemüht, durch häufigerere Nachuntersuchungen die Bewertung der Minderung der Erwerbsfähigkeit jeweils mit dem aktuellen Krankheitsbild in Einklang zu bringen und dadurch überhöhte MdE-Einschätzungen (und sich daraus ergebend überhöhte Rentenzahlungen) zu vermeiden.

Darüber möchte ich die Gelegenheit nutzen, Ihnen anhand des o.a. Themas die neuen rechtlichen Grundlagen vorzustellen, die durch das Inkrafttreten des SGB VII zum 01.01.1997 nunmehr zu beachten sind.

Rechtliche Grundlagen

Eine Neufestsetzung der MdE hat dann zu erfolgen, wenn eine Änderung in den Unfallfolgen eingetreten ist.

Dies kann entweder dadurch geschehen, dass sich die durch Verwaltungsakt anerkannten bisherigen (unmittelbaren) Unfallfolgen verschlimmert oder verbessert haben oder neue (mittelbare) Unfallfolgen hinzugetreten sind.

Darüber hinaus ist eine Neufestsetzung der MdE dann denkbar, wenn die ursprüngliche Festsetzung der MdE fehlerhaft war, die MdE also von Anfang an zu hoch oder zu tief bewertet wurde. Diese Fallgestaltung ist jedoch nicht Gegenstand der weiteren Ausführungen.

Die Frage, ob eine Änderung der Unfallfolgen eingetreten ist, ist in erster Linie aus medizinischer Sicht zu beantworten. Maßgeblich ist dabei der Vergleich zwischen dem vom Gutachter erhobenen Befund über den gegenwärtigen Zustand des Versicherten mit dem Befund des Gutachtens, auf das sich die letzte Verwaltungsentscheidung stützt.

In diesem Zusammenhang ist jedoch darauf hinzuweisen, dass die vom Gutachter erhobenen medizinischen Feststellungen lediglich die Grundlage für die von der Verwaltung zu treffende versicherungsrechtliche Entscheidung bilden. Insoweit muss es diesen vorbehalten bleiben, die Richtigkeit der durch den Gutachter getroffenen medizinischen Feststellung zu überprüfen und gegebenenfalls abzuändern. Dies gilt im besonderen für die Einschätzung der Höhe der Minderung der Erwerbsfähigkeit, da es sich hierbei nicht um eine medizinische Bewertung handelt, sondern um eine versicherungsrechtliche Schlussfolgerung aus medizinisch festgestellten Tatsachen.

Soweit zwischen dem Befund, wie er der letzten maßgeblichen Verwaltungsentscheidung zugrunde lag, und dem aktuellen Untersuchungsbefund eine tatsächliche Änderung eingetreten sein sollte, wirkt sich diese Änderung allein dann bei der Festlegung der MdE aus, wenn es sich um eine „wesentliche" Änderung handelt. Von einer solchen „wesentlichen" Änderung kann nach der Vorschrift des § 73 Abs. 3 1. Halbsatz SGB VII, der hinsichtlich der MdE-Bewertung die Vorschrift des § 48 SGB X näher konkretisiert, nur dann gesprochen werden, wenn die festgestellte Änderung der Unfallfolgen um *mehr als 5 v. H.* von der bisherigen Einschätzung abweicht; mit anderen Worten: feststellbare Änderungen in den Unfallfolgen bleiben dann unberücksichtigt, wenn sie weniger als 10 v. H. betragen.

Für Renten auf unbestimmte Zeit (vgl. § 62 Abs. 2 SGB VII) hat der Gesetzgeber die Frage, ob eine „wesentliche" Änderung vorliegt, zudem von einem zweiten, zeitlichen Faktor abhängig gemacht. Nach § 73 Abs. 3 2. Halbsatz SGB VII muss die Veränderung der Minderung der Erwerbsfähigkeit länger als drei Monate andauern. Für Renten als vorläufige Entschädigung hat der Gesetzgeber ausdrücklich auf eine solche zeitliche Komponente verzichtet (§ 62 Abs. 1 Satz 2 SGB VII).

Rechtliches Wirksamwerden

Hinsichtlich des rechtlichen Wirksamwerdens einer eingetretenen wesentlichen Änderung der Unfallfolgen differenziert der Gesetzgeber zwei Fallgestaltungen:

Neufestsetzung der MdE zu Gunsten des Versicherten (Rentenerhöhung)

Beispiel 1: Nach dem von der BG eingeholten Gutachten sind die nunmehr festgestellten Unfallfolgen des Herrn A. ab dem 15.09.1998 mit einer MdE von 40 v. H. zu bewerten; aufgrund seines Arbeitsunfalls bezog A. bislang eine Rente nach einer MdE von 30 v. H.

Für diese Fallgestaltung hat der Gesetzgeber in § 73 Abs. 1 SGB VII i. V. m. § 48 Abs. 1 Satz 2 Nr. 1 SGB X ausdrücklich geregelt, dass die Rentenerhöhung mit Beginn des Monats nach Änderung der Verhältnisse wirksam wird. Dies bedeutet für den vorgenannten Beispielsfall 1, dass die höhere Rente ab dem 1.10.1998 zur Auszahlung kommt. Auf den Zeitpunkt der Bescheiderteilung durch die BG kommt es nicht an.

Neufestsetzung der MdE zu Lasten des Versicherten (Rentenherabsetzung oder -entziehung)

Beispiel 2: In dem am 17.11.1998 bei der BG eingegangenen Gutachten ist bei der Versicherten B. eine deutliche Besserung der Unfallfolgen eingetreten. Die MdE wird vom Gutachter ab dem 15.10.1998 auf unter 10 v. H. eingeschätzt. Bislang bezog Frau B. eine Versichertenrente nach einer MdE von 20 v. H.

Neufestsetzungen zu Lasten des Versicherten werden gemäß § 73 Abs. 1 bzw. Abs. 2 SGB VII i. V. m. § 48 Abs. 1 Satz 1 SGB X mit Ablauf des Monats wirksam, in dem die Verwaltungsentscheidung dem Versicherten bekanntgegeben wurde (§ 39 Abs. 1 i. V. m. § 37 SGB X). Dabei ist zu beachten, dass der Gesetzgeber vor Erlass eines Verwaltungsaktes, der in die Rechte des Versicherten eingreift, vorschreibt, den Betroffenen vorab über die beabsichtigte Entscheidung zu informieren und ihm Gelegenheit zur Stellungnahme zu geben („Anhörung" s. insoweit § 24 SGB X). Hierbei muss dem Versicherten eine angemessene Frist eingeräumt werden. Nach der Rechtsprechung des Bundessozialgerichts ist als Richtwert von einer Frist von zwei Wochen (ohne Berücksichtigung der Postlaufzeiten!) auszugehen (BSGE 71, 104 ff., 105). Erst nach Ablauf der Anhörungsfrist kann daher die BG einen Rentenentziehungsbescheid erlassen.

Im Ergebnis ist daher im angeführten Beispiel 2, selbst wenn es innerhalb der bg-lichen Verwaltung zu keinen weiteren Verzögerungen käme, frühestens Anfang Dezember eine Bescheidvorlage an den Rentenausschuss (s. § 36 a SGB IV) möglich. Die Bekanntgabe des Bescheides müsste dann noch innerhalb des Monats Dezember 1998 an den Versicherten erfolgen, damit zum Monatsende Dezember der Rentenbezug tatsächlich endet. Im Gegensatz zur Rentenerhöhung wird also nicht auf den Zeitpunkt abgestellt, zu dem die wesentliche Änderung eingetreten ist, sondern allein darauf, wann die, die Verletztenrente entziehende oder herabsetzende Verwaltungsentscheidung dem Versicherten wirksam bekanntgegeben wurde. Für den bg-lichen Sachbearbeiter bedeutet dies, dass er auf eine zeitnahe Erstattung des Gutachtens hinzuwirken hat und nach Eingang des Gutachtens dafür Sorge tragen muss, dass Anhörung und Bescheiderteilung zeitnah durchgeführt werden, um unberechtigte Rentenzahlungen, über den rechtlich frühstmöglichen Entziehungs- bzw. Herabsetzungstermin hinaus, zu vermeiden.

Besonderheiten

Einige abweichende Besonderheiten zu den vorhergehenden Ausführungen ergeben sich hinsichtlich der Rente auf unbestimmte Zeit, die den bisherigen Begriff der „Dauerrente" im Recht der RVO ersetzt. Wichtig ist in diesem Zusammenhang zunächst der Hinweis, dass die Rente als vorläufige Entschädigung (die bisherige „vorläufige Rente" i. S. der RVO) spätestens mit Ablauf von drei Jahren nach dem Eintritt des Versicherungsfalls zur Rente auf unbestimmte Zeit wird (§ 62 Abs. 2 SGB VII). Einer Verwaltungsentscheidung der BG bedarf es dabei nicht, die vorläufige Entschädigung wird vielmehr kraft Gesetzes zur Rente auf unbestimmte Zeit.

Bei der erstmaligen Feststellung einer Rente auf unbestimmte Zeit (§ 62 Abs. 2 Satz 2 SGB VII) kann der Vomhundertsatz der MdE auch ohne Nachweis einer Änderung im Vergleich zur bisher gezahlten Rente als vorläufige Entschädigung festgestellt werden. Unabhängig von den zur Bewertung einer Rente als vorläufige Entschädigung eingeholten Gutachten sind die verbliebenen Unfallfolgen zum Zeitpunkt der Feststellung einer Rente auf unbestimmte Zeit zu beschreiben und die MdE einzuschätzen. Damit wird dem Umstand Rechnung getragen, dass im Hinblick auf Schwankungen im Heilverlauf in den ersten drei Jahren nach dem Versicherungsfall die MdE bei der Feststellung einer Rente als vorläufigen Entschädigung häufig zu Gunsten des Versicherten höher festgestellt wird, als bei der Beurteilung des Dauerzustandes (Hauck-Kranig, Sozialgesetzbuch, § 62 SGB VII, Rdnr. 7).

Soweit der Versicherte eine Rente auf unbestimmte Zeit bezieht, sind Änderungen zu seinen Ungunsten (Herabsetzungen oder Entziehungen) nur nach Ablauf des sog. „Schutzjahres“ möglich, dass mit dem Zeitpunkt beginnt, in dem entweder die Rente als vorläufige Entschädigung zur Rente auf unbestimmte Zeit wurde oder die letzte Rentenfeststellung dem Versicherten bekanntgegeben worden ist (§ 74 Abs. 1 Satz 2 SGB VII).

Staffelung

Eine Besonderheit, die nicht unmittelbar aus dem Gesetzeswortlaut hergeleitet werden kann, betrifft die Staffelung der Rente, wenn diese ausschließlich für die Vergangenheit festgestellt wird (zum Zeitpunkt der erstmaligen Bescheiderteilung eine MdE in rentenberechtigtendem Grade also nicht mehr vorlag).

Beispiel 3: Ausgehend vom Ergebnis der Begutachtung beträgt die MdE des Versicherten C. 30 v.H. für den Zeitraum vom 20.01. bis 15.05.1998, anschließend bis zur am 15.08.1998 durchgeführten Begutachtung 20 v.H.; nach diesem Zeitpunkt liegt keine MdE in rentenberechtigendem Grade mehr vor. Der Bescheid ergeht unter dem 14.09.1998.

Auf diese Fallgestaltung findet die Vorschrift des § 73 Abs. 1 SGB VII keine Anwendung, da sie nur die Fälle regelt, in denen die Änderung der MdE nach einer bereits getroffenen Rentenfeststellung eintritt. Ob insoweit ein Versehen des Gesetzgebers vorliegt, ist unwahrscheinlich, da ihm bereits bei der Schaffung des § 73 Abs. 1 SGB VII die bisherige zum Recht der RVO ergangene Verwaltungspraxis der Unfallversicherungsträger bekannt war, die in den entsprechenden Fällen die Rentenfeststellung tagegenau zum Zeitpunkt der eingetretenen Änderungen vornahmen. Der Verwaltungsausschuss „Rechtsfragen der Unfallversicherung“ des HVBG hat daher in seinem Schreiben an die Hauptverwaltungen der gewerblichen Berufsgenossenschaften von 05.03.1998 nochmals ausdrücklich darauf hingewiesen, dass es für die in Beispiel 3 angeführte Fallgestaltung bei der tagegenauen Rentenfeststellung bleibt. Ob dies auch von der Rechtsprechung so gesehen wird, mag die Zukunft zeigen.

Änderung von Unfallfolgen, Neufestsetzung der MdE: Begutachtungsverfahren, Diagnostik, Beteiligung anderer Fachdisziplinen, Auswertung der Befunde

F. Schröter

Einleitung

Die Änderung eines Rentenbescheides („Verwaltungsakt mit Dauerwirkung") mit einer Neufestsetzung der MdE wird durch den § 48 SGB X geregelt. Voraussetzung ist eine *wesentliche* Änderung in den tatsächlichen oder rechtlichen Verhältnissen, die bei Erlass des Verwaltungsaktes vorgelegen haben. Mit dieser Formulierung nennt das Gesetz die maßgebliche Vergleichsgrundlage im Sinne einer objektiven Betrachtungsweise. Es soll *nicht* darauf ankommen, was die Behörde dem Verwaltungsakt und seiner Begründung in rechtlicher oder tatsächlicher Hinsicht zugrundegelegt hat. Vielmehr ist entscheidend, welche Verhältnisse - *objektiv* gesehen - vorhanden waren. Die Bestimmungen des § 48 SGB X sind somit grundsätzlich *nicht* anzuwenden, wenn die Behörde nach Bescheiderlass erkennt, dass sie zum Zeitpunkt der Bescheiderteilung von einem unrichtigen Sachverhalt ausgegangen ist. Das nachträgliche Erkennen einer Fehldiagnose stellt somit - wie das BSG mehrfach entschieden hat (BSGE 17, 63, 64; 17, 295, 296) - *keine* Änderung der tatsächlichen Verhältnisse dar, rechtfertigt somit auch nicht die Anwendung des § 48 Abs. 1 SGB X.

Hieraus ergibt sich für die praktische Begutachtung die Notwendigkeit, dass der Sachverständige über hinreichende Informationen über die *objektiven* Befundverhältnisse verfügt, die zum Zeitpunkt des rechtskräftig gewordenen Verwaltungsaktes vorgelegen haben. Der Gutachtenauftrag sollte hierfür den entscheidenden Hinweis - Fundstelle in der Akte - enthalten.

Prüfung des Gutachtenauftrages

Der Regelfall ist die Beauftragung mit dem Formular „Zweites Rentengutachten" mit Angabe der bisherigen MdE und dem Hinweis auf das maßgebliche Vorgutachten in der zugesandten Unfallakte. Diese Feststellung impliziert, dass eine solche Fragestellung grundsätzlich niemals im ersten Rentengutachten oder bei Feststellung der Rente auf unbestimmte Zeit zur Diskussion stehen kann.

Steht dem Sachverständigen mit dem maßgeblichen Vorgutachten eine solide Befunddokumentation zur Verfügung, so wird er der gewünschten Aufgabe unter Beachtung der im medizinischen Bereich unvermeidbaren Messfehlerbreite mit einer neuerlichen sorgfältig geführten Untersuchung problemlos gerecht werden können.

Das zweite Rentengutachten wird jedoch zum Problemfall, wenn

- weder aus dem Auftragsschreiben noch aus der Akte heraus zu erkennen ist, welches Gutachten oder welche sonstige frühere Befunddokumentation als Vergleichsgrundlage heranzuziehen ist;
- wenn in den benannten Schriftstücken eine brauchbare Befunddokumentation fehlt, somit keine oder keine genügenden Vergleichsgrundlagen zu finden sind;
- wenn in dem Rahmen früherer Mehrfach-Begutachtungen keine fachbezogenen Einzelbewertungen erfolgten, sondern nur fachübergreifend die Gesamt-MdE vorgeschlagen wurde.

Unklarheiten zu dem, was unter *rechtlichen* Aspekten als Vergleichsgrundlage zu dienen hat, können sich ergeben, wenn vorausgegangene Verwaltungsakte durch sozialgerichtliche Entscheidungen aufgehoben oder abgeändert wurden. Maßgeblich ist dann nicht das dem gerichtlich abgeänderten Bescheid zugrundeliegende Gutachten, sondern das im Gerichtsverfahren eingeholte und dem Urteil neu zugrunde liegende Gutachten (BSGE 26, 227, 229).

Sehr viel schwieriger ist die Entscheidung zum *maßgeblichen* Vorgutachten, wenn das Gericht einen Dauerrentenbescheid mit Entziehung einer bisherigen Unfallrente wegen eines Formfehlers – z. B. nicht erfolgte Anhörung – aufhob und somit kraft Gesetz der vorläufige Rentenbescheid auch die Rente auf unbestimmte Zeit bestimmt.

Beauftragt die Verwaltung nach Ablauf des Schutzjahres den Sachverständigen zur Rentenüberprüfung, so steht er – mangels eindeutigem Hinweis –vor der Frage, ob das letzte Gutachten zur Feststellung der Rente auf unbestimmte Zeit, oder aber das vorausgegangene Gutachten maßgeblich für den vorläufigen Rentenbescheid als Vergleichsgrundlage heranzuziehen ist.

In solchen Fällen regelt § 48 Abs. 1 Satz 1 SGB X, dass als Vergleichsmaßstab für eine Änderung diejenigen Verhältnisse zu berücksichtigen sind, „die beim Erlass eines Verwaltungsaktes mit Dauerwirkung vorgelegen haben". In einem solchen Fall ist dies die Entscheidung des Versicherungsträgers, die zu dem *vorläufigen* Rentenbescheid führte, der lediglich kraft Gesetz eine Umwandlung (Rente auf unbestimmte Zeit) erfuhr. Somit ist dann *nicht* das Dauerrentengutachten, sondern das vorausgegangene, häufig somit das erste Rentengutachten das maßgebliche Vergleichsgutachten.

Während die gesetzlichen Vorgaben in den vorgenannten Fällen zu eindeutigen – wenngleich zumindest im medizinischen Bereich nicht bekannten – Entscheidungsgrundlagen führen, besteht für den beauftragten Sachverständigen ein schier unlösbares Problem, wenn die im Gutachtenauftrag benannten Schriftstücke keine Vergleichsgrundlagen beinhalten. Mangelt es im maßgeblichen Vorgutachten an einer verwertbaren Befunddokumentation, enthält das Messblatt unsinnige Funktionsdaten, wurden Röntgenbildaufnahmen nicht beschrieben, sondern nur schlaglichtartig mit Begriffen – z. B. „posttraumatische Arthrose" – gedeutet, dann entfällt die Möglichkeit eines Einzelvergleiches der erhobenen Befunde. Gelegentlich kann eine sorgfältige Auswertung der gesamten Unfallakte weiterhelfen (s. Abb. 1). Findet man jedoch nur zusammenfassende Angaben z. B. über das „posttraumatische HWS-Syndrom" nach Schleudertrauma, ist es auch dem noch so erfahrenen Sachverständigen nicht möglich, der gewünschten Aufgabe gerecht zu werden. In keinem anderen Problemfeld wird die Notwendigkeit für einen verbindlichen Qualitätsstandard – und da-

Ausnahmefall :

Keine verwertbaren Befunddokumentation vorhanden !

Was nun ?

- Auswertung von Berichten aus "maßgeblichem Zeitraum"
- Aufarbeitung der Befund**entwicklung** in der Zeit vor dem maßgeblichen Bescheid.
- Aufarbeitung der Befund**entwicklung** nach der maßgeblichen Bescheiderteilung.

→ Befundsituation zum Zeitpunkt der Bescheiderteilung wird meist erkennbar.

Voraussetzung : Die **komplette** Unfallakte liegt vor !

Abb. 1. Auswertung der gesamten Unfallakte

mit auch der Qualitätssicherung - so deutlich, wie bei diesen nachgehenden Begutachtungen mit der Notwendigkeit zum Befundvergleich.

Die Begutachtung der Folgen von Mehrfachverletzungen mit Beteiligung mehrerer Fachgebiete stellt bekanntermaßen erhöhte Anforderungen an alle Beteiligten, insbesondere aber an den Hauptgutachter [2, 6]. Es entspricht dennoch einer nicht selten zu beobachtenden Praxis, dass gerade der Hauptgutachter - meist der Chirurg - auf eine Bezifferung der „chirurgischen" MdE gänzlich verzichtet und bereits unter Einbeziehung anderer fachbezogener MdE-Einschätzungen nur noch die Gesamt-MdE angibt. Bei einer Rentennachprüfung der chirurgischen Unfallfolgen kann der beauftragte Sachverständige dann lediglich anhand der Änderungen einzelner Befundmerkmale vortragen, dass *nach seiner Auffassung* hiermit eine Korrektur um mehr als 5% gerechtfertigt ist. Nicht möglich ist hingegen der Weg, die MdE für die verbliebenen Unfallfolgen zu bestimmen, um festzustellen, ob sich im Vergleich zur früheren - fachbezogenen - MdE-Bemessung eine Änderung von mehr als 5% ergibt.

Vorbereitung zur Begutachtung

Es entspricht eigentlich einer Selbstverständlichkeit, dass jeder Gutachtenauftrag, somit auch ein Auftrag zum zweiten Rentengutachten bei Eingang der Unterlagen ärztlicherseits dahingehend geprüft wird, welcher Fachbereich von möglichen wesentlichen Änderungen der Befundverhältnisse tangiert wird. Steht z. B. die Zunahme einer posttraumatischen Arthrose zur Diskussion, so ist der Chirurg/Orthopäde gefragt. Deuten Befundmitteilungen auf eine Rückentwicklung eines Peronäusschadens hin, muss naturgemäß der nervenärztliche Fachkollege eingesetzt werden. Wird eine Verschlechterung der immunologischen Situation nach Milzverlust vorgetragen, muss selbstverständlich der Internist die Untersuchung übernehmen, gegebenenfalls sogar über den erwünschten Befundvergleich hinaus Überlegungen zur Kausalität vortragen. Hat ein sogenanntes „postthrombotisches Syndrom" zu chronischen Geschwürbildungen geführt, ist nur der dermatologisch-phlebologische Sachverständige der richtige Ansprechpartner.

Sofern sich nicht bereits aus dem Auftragsschreiben die richtige Zuordnung zu einem oder mehreren Fachgutachtern ergibt, sollte sich der beauftragte (Haupt-) Gutachter nach dieser Aktensichtung mit der auftraggebenden Verwaltung in Verbindung setzen, um Einvernehmen über die Auswahl der Fachgutachter zu erzielen, soweit ihm nicht im Auftragsschreiben hierfür freie Hand gelassen wurde. Letzteres ist seit Inkrafttreten des SGB VII (§ 200 Abs. 2) selten geworden. Zeitgleiche Begutachtungen in mehreren Fachbereichen haben sich aufgrund dieser Bestimmungen gelegentlich zu einem unerfreulichen, hürdenreichen Verfahren entwickelt, insbesondere dann, wenn der vom Probanden gewählte Zusatzgutachter nicht über die zur Klärung des Sachverhalts gewünschte Kompetenz verfügt. Fachübergreifende gutachtliche Untersuchungen, die früher an einem einzigen Tag möglich waren, benötigen durch diese Änderungen der gesetzlichen Vorgaben bei der Gutachterauswahl zwischenzeitlich hin und wieder sehr viel Zeit bis zum Abschluss des Begutachtungsverfahrens.

Bei einer Rentennachprüfung (zweites Rentengutachten) ist in aller Regel ein Aktenauszug entbehrlich, es sei denn, dass die behauptete Änderung der Unfallfolgen mit Kausalitätsfragen verknüpft ist. Auch dann kann sich der Aktenauszug meist auf das Wesentlichste beschränken. Mit einer knappen einleitenden Darstellung mit Benennung des primären Verletzungsbildes und der bisherigen MdE – mit Hinweis auf den maßgeblichen Bescheid – sollte aller Notwendigkeiten hinreichend Genüge getan sein.

Gutachtliche Untersuchung

Bei der anamnestischen Exploration des Probanden erscheint es sinnvoll, sich kurz und knapp über die wesentlichen diagnostischen und therapeutischen Schritte *nach* der letzten (maßgeblichen) Begutachtung zu informieren und diese Angaben mit dem aktenkundigen Sachverhalt abzugleichen. Ein gezieltes Hinterfragen zu alltäglichen Lebensgewohnheiten, z.B. der möglichen Länge von Wanderungen, ergibt Zusatzinformationen über eine eventuelle Besserung oder Verschlimmerung der Bein- und Fußbelastbarkeit. Der Proband sollte auch die von ihm selbst wahrgenommene Änderung der Befundverhältnisse aus seinem eigenen Erleben beschreiben können. Ein auffällig diffuses Schmerzvorbringen sollte – eventuell in wörtlicher Rede – protokolliert, aber auch nach eventuellen organischen Kernen gezielt hinterfragt werden.

Die nachfolgende *klinische Diagnostik* hat sich prinzipiell zu beschränken auf die verletzte(n) Extremität(en) oder Wirbelsäule. Eine adäquate Befunddokumentation, im chirurgisch-orthopädischen Bereich stets mit einer ordnungsgemäßen Messblatterstellung, sollte selbstverständlich sein. Werden bei Unfallfolgen an Armen oder Beinen später hinzugetretene Wirbelsäulenbeschwerden geltend gemacht, muss dem mit einer umfassenden Wirbelsäulenuntersuchung nachgegangen werden. Hierbei gilt stets zu bedenken, dass dann auch Kausalitätsfragen zu beantworten sind. Wird z.B.

bei Unfallfolgen am Bein eine Verschlimmerung mit Beschwerden resultierend aus einer Lumboischialgie begründet, so kann es nötig werden, mit einem erheblichen Aufwand z. B. röntgenanatomisch die Statik des Beckens und der Lendenwirbelsäule zu überprüfen, unter Umständen auch ein neurologisches Zusatzgutachten zu veranlassen. Letzteres sollte jedoch stets in Absprache mit der auftraggebenden Verwaltung einvernehmlich erfolgen.

Am Schluss der klinischen Untersuchung sollte beim Vergleich der Einzelbefunde mit der Dokumentation im Vorgutachten erkennbar sein, ob sich in funktioneller Hinsicht eine wesentliche Änderung abzeichnet. Ist dies eindeutig mit *Nein* zu beantworten, bedarf es in der Regel *keiner* zusätzlichen bildgebenden Diagnostik. Zeigt sich eine zumindest tendenzielle Änderung, deren Charakter im Sinne des Wesentlichen noch nicht eindeutig zu bestimmen ist, sind bildgebende Verfahren nur mit gezielter Fragestellung einzusetzen. Im Nachuntersuchungsgutachten kann in der Regel - von Ausnahmen wie z. B. einer sehr lang zurückliegenden Voruntersuchung abgesehen - auf seitvergleichende Röntgenuntersuchungen verzichtet werden. Der Bildvergleich ist schließlich nicht mehr zur Gegenseite - wie z. B. im ersten Rentengutachten - vorzunehmen, sondern zu den vorausgegangenen Aufnahmen der gleichen Seite.

Befundauswertung, Befundvergleich und Beurteilung

In der synoptischen Betrachtungsweise aller Einzelbefunde sollten stets die harten - also objektiven - Befunddaten weit im Vordergrund stehen, da sie am ehesten für einen Befundvergleich geeignet sind [4]. Auch diese Befunddaten müssen hin und wieder hinsichtlich ihrer Kausalität hinterfragt werden. Hat sich nämlich nach einer Innenmeniskusresektion keine mediale Kompartimentarthrose, sondern eine Retropatellararthrose mit Beugebehinderung des Kniegelenkes entwickelt, bedürfte es schon einer besonderen, vom Regelfall abweichenden, aber auch pathophysiologisch nachvollziehbaren Begründung, um hierin eine Verschlimmerung der Unfallfolgen zu erkennen.

Bei Wertung der „weichen“ Befunddaten, z. B. dem Zustand der Muskulatur (Tonisierung und Muskelumfänge) ist einer vernünftigen Messfehlerbreite (mindestens 0,5–1 cm) Rechnung zu tragen. Unzulässig ist der alleinige Vergleich patientenseitiger Subjektivismen [3]. Dennoch findet man keineswegs so selten als alleinige Begründung für eine vermeintliche wesentliche Verschlimmerung die „glaubhafte Zunahme der Beschwerden“. Fehlt es hierzu an objektiven Korrelaten, die eine solche Behauptung stützen können, kann einer solchen Meinungsäußerung nicht gefolgt werden.

Bei Mehrfachuntersuchungen auf verschiedenen Fachgebieten empfiehlt sich nach Abschluss der Diagnostik ein kurzes, gegebenenfalls auch telefonisch zu führendes Konsil, da einerseits Überschneidungen in Befunderhebungen - nicht nur der Neurologe, sondern auch der Orthopäde pflegt die Auswirkungen einer Peronäusläsion zu erkennen - berücksichtigt werden müssen, sondern gelegentlich die *wesentliche* Änderung erst aus dem Zusammenführen aller Einzelbefunde erkennbar wird. Hat sich z. B. eine druckbedingte N.-peronaeus-Schädigung langsam zurückentwickelt, hat sich gleichzeitig die Muskulatur leicht gekräftigt und die Beweglichkeit im Sprunggelenk tendenziell verbessert, ist dadurch das Gangbild *insgesamt* gleichmäßiger und sicherer geworden, so ergibt sich die wesentliche Besserung erst aus einer synoptischen Betrachtungsweise der orthopädischen *und* neurologischen Befunde. Der einzelne Gutachter hätte jeweils nur die tendenzielle, nicht jedoch die wesentliche und damit rentenkorrigierende Besserung feststellen können.

Ergibt sich aus dieser synoptischen Betrachtungsweise – eventuell im Konsil der Fachgutachter – die Feststellung, dass die Befundänderung als *wesentlich* zu charakterisieren ist, sollte bei der Neufestsetzung der MdE nicht schematisch – z. B. mit einem Abzug von 10% – vorgegangen werden. Bekanntlich muss nach den gesetzlichen Vorgaben (§ 73 Abs. 3 SGB VII) eine Rentenänderung von mehr als 5% resultieren. Theoretisch ist somit eine Rentenkorrektur bei einer – zumindest zu früheren Zeiten beliebten – MdE von 66 $^{2}/_{3}$% für eine Oberschenkelamputation auf 60% vorstellbar. Somit kann auch bei einer MdE von 10% (Stützrente) noch der Besserungsnachweis geführt werden [1]. In Anwendung dieser rechtlichen Vorgaben tut der Sachverständige gut daran, in der synoptischen Betrachtungsweise der angetroffenen Befundverhältnisse die hierfür adäquate MdE zu bestimmen, um zu prüfen, ob die daraus resultierende Änderung zur bisherigen MdE mehr als 5% beträgt. Auf diesem Wege wird den rechtlichen Anforderungen zur Charakterisierung der Wesentlichkeit der Änderung Rechnung getragen [5], gleichzeitig die jetzt zutreffende neue MdE plausibel begründet.

Ein solches, rechtlich einwandfreies Vorgehen wird zum Problem, wenn der Sachverständige im Nachhinein erkennt, dass im Rahmen des maßgeblichen Vorgutachtens eine unzutreffende MdE-Bemessung erfolgte. In der gutachtlichen Praxis ist derartiges jedoch nur dann problematisch, falls eine zu hohe MdE-Bemessung erfolgte. Im Falle einer Besserung führt dann die Neubemessung der MdE zu einer drastischen Reduktion, die Widerspruch provoziert. Auf diese Problematik muss die berufsgenossenschaftliche Verwaltung hingewiesen werden, da sie – bzw. der dortige Rentenausschuss – letztendlich die abschließende Entscheidung zur neuen MdE-Bemessung fällt. In derartigen Fällen wird nicht selten verwaltungsseitig rückgefragt, in welcher Größenordnung der eingetretene Änderungsanteil eine zahlenmäßige Reduktion erlauben würde, also welchen „Wert" der eingetretene Besserungs- bzw. Verschlimmerungsanteil hat. Ist eine wesentliche Verschlimmerung medizinisch zu belegen, kann in solchen Fällen die aktuell eingeschätzte MdE dennoch mit der bisherigen – überhöhten – MdE identisch sein. In manchen Fällen ist die aktuell geschätzte MdE trotz wesentlicher Verschlimmerung sogar geringer als die bisherige – überhöhte – MdE. Solche problematischen Fälle sind nach den Erfahrungen aus der beratungsärztlichen Tätigkeit bestens geeignet, eine Fortsetzung der Diskussion im sozialgerichtlichen Bereich zu erfahren. Wie die rechtlich einwandfreie Lösung dieser Probleme aussehen muss, bitte ich in Kap. 31 nachzulesen.

Zusammenfassung

Gutachtliche Nachuntersuchungen – „zweites Rentengutachten" – sind keineswegs so einfach und unproblematisch, wie allgemein unterstellt. Die aufgezeigten Tücken und Fallstricke, Unzulänglichkeiten in der Vorbereitung, der gutachtlichen Untersuchung und der synoptischen Betrachtung aller Befundergebnisse im Abgleich mit der früheren Befunddokumentation können in der Hand des Unerfahrenen leicht zur fehlerhaften Beurteilung führen. Kausalitätsüberlegungen dürfen nicht gänzlich außer Betracht bleiben. Die Charakterisierung der eingetretenen Änderung als *„wesentlich"* bedarf sowohl einer Begründung aus dem Befundvergleich als auch einer Begründung aus einem MdE-Vergleich (neu zu alt), um letztendlich zu einer rechtlich einwandfreien, einer sozialgerichtlichen Überprüfung standhaltenden Beurteilung und hierauf abgestellten Bescheiderteilung der Verwaltung zu kommen. Auch im zweiten Rentengutachten ist somit die Erfahrung und Kompetenz des Sachverständigen eine unabdingbare Voraussetzung für eine fehlerfreie Begutachtung und einen hierauf aufbauenden korrekten Verwaltungsakt.

Literatur

1. Kaiser V (1991) Besserungsnachweis aus einer Stütz-MdE von 10 v.H. Orthop Mitteilungen 2: 75–76
2. Kaiser V (1996) Die sog. Bildung der Gesamt-MdE. Rechtliche Grundsätze für die ärztliche Begutachtungspraxis. Aktuell Traumatol 26: 104–106
3. Ludolph E, Hierholzer,G (1993) Gutachtliche Bewertung subjektiver Beschwerden in der gesetzlichen Unfallversicherung. Der Unfallchirurg 230: 1480–1483
4. Ludolph E, Schröter F (1997) Die professionelle chirurgisch-orthopädische Begutachtung. Med Sach 93 (4): 112–120
5. Schoenberger A, Mehrtens G, Valentin H (1998) Arbeitsunfall und Berufskrankheit, rechtliche und medizinische Grundlagen für Gutachter, Sozialverwaltung und Gerichte. Erich Schmidt, Berlin
6. Schröter F (1997) Koordination unter den verschiedenen Fachgebieten bei der Einschätzung der Gesamt-MdE. Gutachtenkolloquium 12. Springer, Berlin Heidelberg New York Tokio, S 77–85

Die fehlerhafte Anerkennung des Kausalzusammenhanges: Beweisanforderungen, Gutachtenauftrag, Gutachtenauswertung

C. Peters

Die fehlerhafte Anerkennung

Im Folgenden geht es um die Rücknahme von Verwaltungsentscheidungen, nachdem fehlerhaft Kausalzusammenhänge anerkannt worden sind und dies zu der Anerkennung eines Arbeitsunfalles dem Grunde nach oder aber einer einzelnen Unfallfolge geführt hat.

Fallbeispiel

Zunächst: Was war geschehen?
Frau M. erlitt einen Verkehrsunfall mit ihrem PKW.

Diagnose D-Arzt-Bericht:

- Nasenbeinfraktur, Commotio cerebri, Außenbandruptur re. o. Sprunggelenk.
- Keine neurologischen Ausfälle, keine Bewusstlosigkeit, Übelkeit oder Amnesie.
- In den folgenden Monaten Auftreten von massiven Sprachstörungen (Stottern).
- Ablehnung des ursächlichen Zusammenhangs zwischen dem Unfallereignis und den Sprachstörungen mit Bescheid nach erfolgter Begutachtung.

Urteil des Sozialgerichts:

- Die Berufsgenossenschaft wird verurteilt, die Sprachstörungen (Stottern) als Unfallfolge anzuerkennen und eine Rente nach einer MdE in Höhe von 70 v. H. zu gewähren.

Ein entsprechender Bescheid wurde erteilt. Es wurde keine Berufung eingelegt.

Fallbeispiel

Erster Unfall 1964 Quetschverletzung linke Hand.

Unfallfolgen:

- Verlust des Daumens und Teilverlust des Kleinfingers, weitgehende Aufhebung der Funktionsfähigkeit der Hand, instabile Narben im gesamten Handbereich mit ständigen Aufbrüchen und Entzündungen.
- MdE 40 v. H.

Zweiter Unfall 1992

Unfallhergang:

- Beim Einhängen einer Teppichbodenrolle mit der linken Hand an der Haltevorrichtung geschrammt.
- Diagnose D-Arzt-Bericht: Schürfung linke Hohlhand.
- Im Folgenden rezidivierende kleine Fistel zweiter Strahl linke Mittelhand. Fistelrevision, Narbenexzision, Daumengrundgliedresektion.

1. Rentengutachten:

- Unfallfolgen: Rezidivierende Fistel linke Hohlhand, Schwellneigung Langfinger 2, 3, 4; Narbenbildung.
- Anerkennung der Unfallfolgen und Gewährung einer Rente.

In beiden Fällen lag unzweifelhaft ein Unfallereignis und auch ein Körperschaden vor.

Das Problem der Verwaltung ist, dass der Zusammenhang zwischen dem Unfallereignis und dem Körperschaden bejaht worden und der Arbeitsunfall bzw. eine Unfallfolge anerkannt worden war.

Für die Verwaltung steht zunächst aufgrund des Studiums der Akten fest, dass offensichtlich der Kausalzusammenhang fehlerhaft anerkannt worden ist und muss sich nun die Frage stellen, wie die Entscheidung rückgängig gemacht werden kann.

Die Beweisanforderungen

Als erstes stellt sich nunmehr die Frage, welche Beweisanforderungen zu erfüllen sind, damit die Verwaltungsentscheidung überhaupt rückgängig gemacht werden kann.

Wir erinnern uns:

Die Feststellung von Tatsachen (z. B. das Unfallereignis und der Körperschaden) erfordert den vollen Beweis, also die an Sicherheit grenzende Wahrscheinlichkeit.

Dies ist eine so hohe Wahrscheinlichkeit, dass bei vernünftiger, lebensnaher Würdigung kein begründbarer Zweifel an ihrem Vorliegen besteht.

Bei dem hier zu behandelnden Thema geht es um den ursächlichen Zusammenhang von Tatsachen.

Für den Zusammenhang zwischen den Tatsachen reicht die hinreichende Wahrscheinlichkeit aus, d. h., die für den Zusammenhang sprechenden Erwägungen überwiegen so stark, dass die dagegen sprechenden außer Betracht bleiben können.

In den von mir genannten Beispielsfällen waren die Beteiligten der Auffassung, dass die für den Zusammenhang sprechenden Erwägungen so stark überwiegen, dass die dagegen sprechenden außer Betracht bleiben konnten. Und genau dies war der Irrtum!

Nunmehr muss mit Hilfe des medizinischen Sachverständigen festgestellt werden, dass ein Kausalzusammenhang zwischen dem Unfallereignis und dem Körperschaden nicht mit hinreichender Wahrscheinlichkeit zu beweisen ist.

Also im Klartext:

Die gegen den Zusammenhang sprechenden Erwägungen überwiegen so stark, dass die dafür sprechenden außer Betracht bleiben können.

Seitens der Verwaltung ist somit bei der Erteilung eines Gutachtenauftrages dringend darauf zu achten, dass der Auftrag die Beweisanforderungen inhaltlich berücksichtigt. Die medizinischen Sachverständigen haben ihrerseits bei der Beantwortung der im Gutachtenauftrag gestellten Fragen die Einhaltung dieser Beweisanforderungen immer im Auge zu behalten.

Der Gutachtenauftrag

Gern zitierter Satz ist: „Ein Gutachten ist so gut wie sein Auftrag". Ob dies immer der Fall ist, kann dahingestellt bleiben. Bekannt geworden sind auch Fälle, in denen der Gutachter die „nicht" gestellten Fragen korrekt beantwortete und somit die Entscheidung auf den richtigen Weg brachte.

Unstrittig ist aber, dass der Auftrag zur Erstattung eines Gutachtens von immenser Bedeutung ist. Im Folgenden werden die wichtigsten Punkte dargestellt:

In den diesem Vortrag zugrundeliegenden Beispielsfällen ist es zwingend erforderlich, dass im Auftrag die gegenwärtige Situation dem Gutachter dargelegt wird. Gerade hier ist die Aktenlage meist recht unübersichtlich. Der medizinische Sachverständige sollte zunächst

- über den gegenwärtigen Stand, z. B. Feststellungs-, Klageverfahren informiert werden.
- erfahren, welche Verwaltungsentscheidungen der Vergangenheit betroffen sind.
- Hinweise erhalten auf die Gutachten, die diesen Entscheidungen zugrundeliegen.
- erfahren, was die Verwaltung beabsichtigt bzw. welche Aufgabe dem Gutachter hierbei zufällt.

Sodann ist der Schritt zu den an den Gutachter zu richtenden Fragen zu wagen.

Beliebt und immer wieder gern genommen sind Fragen wie „Bitte nehmen Sie zur Zusammenhangsfrage Stellung" oder „Ist der ursächliche Zusammenhang zu bejahen". Sie sind allerdings untauglich.

Gutachten in Zusammenhangsfragen sind freie Gutachten. Es handelt sich hier immer um Einzelfälle. Die Kausalzusammenhangsfragen sind also Einzelfallfragen. Die Fragestellung selbst muss auf den konkreten Fall abgestellt sein, daher ist auch die immer wiederkehrende Forderung nach einem formularmäßigen Fragenkatalog zur Erleichterung der Arbeit für die Verwaltung und den Gutachter meines Erachtens nicht sinnvoll und sogar schädlich. Vorstellbar sind unzählige Varianten von Einzelfällen: So können z. B. mehrere Sachverhalte aktenkundig sein, auf die möglicherweise der Körperschaden zurückzuführen ist, die Diagnose hat urplötzlich aus scheinbar unerklärlichen Gründen gewechselt; es besteht die Möglichkeit, dass der Körperschaden nicht auf das Unfallereignis, sondern aufgrund degenerativer Veränderungen eingetreten ist.

Allein diese kurze beispielhafte Nennung verschiedener Fallgestaltungen zeigt, wie wichtig die individuelle Fragestellung in jedem Einzelfall ist. Ebenfalls beispielhaft sollen hier nur einige Fragen angeführt werden:

- Hätte der Körperschaden auch ohne das Unfallereignis vom X durch jede andere normale Verrichtung des täglichen Lebens oder auch ohne einen äußeren Anlass in ungefähr gleichem Maße auftreten können?

- Handelt es sich bei dem Körperschaden um eine Refraktur nach dem Unfallereignis vom X?
- Bei der Erstbehandlung gab der Versicherte gegenüber dem D-Arzt folgenden Unfallhergang an (Blatt XYZ der Akte). Im nunmehr vorliegenden X-Verfahren hingegen schildert er den Unfallhergang wie folgt (Blatt ABC der Akte). Welcher der beiden aktenkundigen Unfallschilderungen ist bei der gestellten X-Diagnose medizinisch gesehen wahrscheinlich?
- Welcher Körperschaden wäre durch das Unfallereignis ohne den beim Versicherten bestehenden Vorschaden hervorgerufen?

Konzentrieren wir uns bitte auf die diesem Vortrag zugrunde liegende Problematik. Diesen Fällen ist es zu eigen, dass bereits Aufträge und Gutachten zu demselben Thema aktenkundig sind. Gerade hier ist es erforderlich, dass unter Beachtung der Beweisanforderungen die zur Aufhebung einer Verwaltungsentscheidung führenden Fragen gestellt werden.

Und diese müssen beantwortet werden, womit wir beim nächsten Punkt sind:

Das Gutachten

Zur Erinnerung: Mit Hilfe des medizinischen Sachverständigen muss festgestellt werden, dass ein Kausalzusammenhang zwischen dem Unfallereignis und dem Körperschaden nicht mit hinreichender Wahrscheinlichkeit zu beweisen ist.

Was also muss in einem solchen Gutachten stehen?

Allem voran eine nachdrückliche Bitte: So wichtig die konkrete Einzelfallfragestellung durch die Verwaltung ist, ist für die Verwaltung wiederum die einzelne Beantwortung dieser Fragen. Zusammenfassende Antworten können leicht zu Missverständnissen führen, welche wiederum die Entscheidung für die Verwaltung erschwert oder gar unmöglich macht.

In aller Regel liegen bei der Erstattung dieses Gutachtens bereits andere Gutachten vor, auf die sich die zurückzunehmende Verwaltungsentscheidung stützt. Die Verwaltung will mit dem zu erstattenden Gutachten den Bescheid zurücknehmen. Erwartet wird in diesen Fällen keine Kollegenschelte oder lediglich eine Diskussion über medizinische Streitfragen. Gefragt ist ein Gutachten, welches unter Berücksichtigung der durchgeführten Diagnostik und der Befunderhebung schließlich die ausführlich begründete Beurteilung beinhaltet, dass der Zusammenhang zwischen dem Unfallereignis und dem Körperschaden nicht hinreichend wahrscheinlich zu machen ist.

Im Einzelnen ist auf Folgendes zu achten:

- Die Fragestellung der Verwaltung ist haargenau zu beachten.
- Sofern nur ein Sachverhalt vorliegt oder von der Verwaltung vorgegeben wurde, ist auch nur dieser zu berücksichtigen. Aktenkundige Tatsachen dürfen nicht ignoriert werden; der Unfallhergang darf nicht völlig neu erfragt werden, bis er mit dem aktenkundigen Inhalt nicht mehr übereinstimmt. Kommen Zweifel am aktenkundigen Hergang auf, sollte dezidiert in den Gutachten darauf hingewiesen und nicht unüberprüft als Basis für die Beurteilung aufgenommen werden.
- Die erforderlichen Untersuchungen sind vorzunehmen und alle notwendigen diagnostischen Maßnahmen auszuschöpfen. Auch neue Untersuchungsmethoden

sind anzuwenden ggf. mit dem Hinweis, dass diese nunmehr die Problematik eindeutig klären lassen und dem Vorgutachter noch nicht zur Verfügung gestanden haben.
- Vorerkrankungen sind mit zu berücksichtigen.
- Diagnosen und Befunde sind gerade in diesen Fällen nicht ungeprüft zu übernehmen, sondern selbst zu stellen bzw. zu erheben.
- Unterschiedliche medizinisch-wissenschaftliche Meinungen bzw. Streitfragen sind aufzuführen, zu diskutieren und die getroffene Entscheidung zu begründen. Ein Abweichen von der herrschenden Meinung ist kenntlich zu machen und ausdrücklich zu begründen. Allerdings sollten grundsätzlich allgemein anerkannte medizinische Erfahrungssätze berücksichtigt werden.
- Theoretisch mögliche Ursachen, die aber eigentlich nicht ernsthaft in Erwägung gezogen werden, sind aus dem Gutachten fernzuhalten. Trotz einer abschließend plausiblen Erklärung wirkt das Gutachten in sich unschlüssig.
- Ein häufig auftauchender Fehler ist zwingend zu vermeiden: Der rein zeitliche Zusammenhang zwischen dem Unfallereignis und dem Körperschaden allein ist nicht als ausreichend anzusehen, um die Kausalität zu bejahen, genauso wenig aber auch, sie zu verneinen.
- Schließlich ist darauf hinzuweisen, dass der Gutachter eine rechtliche Wertung selbst nicht vorzunehmen hat. Dies ist alleine Aufgabe der Verwaltung.

Wenn dies alles beachtet würde, müsste das Gutachten perfekt sein.

Über eines braucht dann eigentlich nicht mehr viel gesagt werden:

Die Gutachtenauswertung

Sofern alle Beteiligten Ihren Part erfüllt haben, die Verwaltung also unter Berücksichtigung der Beweisanforderungen die richtigen Fragen im Auftrag gestellt hat und der Gutachter seinerseits nach durchgeführter Diagnostik und Befunderhebung diese Fragen ebenfalls unter Beachtung der Beweisanforderungen beantwortet und begründet hat, ist die entscheidende Arbeit geleistet.

Die Auswertung sollte in diesen Fällen problemlos sein, der die ursprüngliche Entscheidung aufhebende Bescheid kann erteilt werden.

Fehlerhafte MdE-Festsetzung, Überprüfung der Unfallfolgen und der MdE, Bedeutung von MdE-Erfahrungssätzen und deren Änderung

N. Erlinghagen

Einleitung

„Alles fließt ...“. Diese philosophische Erkenntnis beschreibt den ewigen Wandel der Erkenntnisse für den Bereich des allgemeinen Lebens ebenso zutreffend wie für die Bedingungen des berufsgenossenschaftlichen Feststellungsverfahrens. Ob die Entscheidungen der berufsgenossenschaftlichen Verwaltungen im Lichte des nachfolgenden Zeitablaufs, der gerichtlichen Nachprüfung, verbesserter wissenschaftlicher Erkenntnisse oder diagnostischer Methoden, später bekannt werdender Tatsachen oder schlicht besserer rechtlicher oder tatsächlicher Einsicht Bestand haben, vermag zum Zeitpunkt der ersten Entscheidung niemand sicher zu sagen. Was zunächst richtig war oder zu sein schien, kann sich später als falsch herausstellen. Auch wenn in der Regel Entscheidungen sorgfältig vorbereitet und auch langfristig gesehen richtig sind – dies beweist die für die gewerblichen Berufsgenossenschaften geführte Klagestatistik – bleibt es dabei: Irren ist menschlich. Fehlerhafte MdE-Festsetzung, Überprüfung der Unfallfolgen und der MdE, Bedeutung von MdE-Erfahrungssätzen und deren Änderung sind Kernthemen aus dem Verwaltungsverfahren, die Gegenstand einer Vielzahl von Kommentaren, Aufsätzen und Gerichtsentscheidungen waren und auch in Zukunft sein werden. Die nachfolgende Darstellung dient einem bewusst vereinfachenden Überblick zu dem „juristischen Bauplan“, nach dem Verwaltungsentscheidungen abgeändert bzw. korrigiert werden können.

Fehlerquellen bei der MdE-Festsetzung

Vor der Frage, auf welche Weise juristisch ein Fehler bei der MdE-Festsetzung korrigiert oder Erkenntnisse aus der Überprüfung der Unfallfolgen in einem förmlichen Bescheid umgesetzt werden können, steht zunächst die Frage, ob bei der Festsetzung der Minderung der Erwerbsfähigkeit tatsächlich ein Fehler vorliegt. Aus der Vielzahl der Möglichkeiten, in einem Gutachten Fehler zu machen, sollen nachfolgend einige Standardfehler kurz beleuchtet werden:

Fehlerquellen bei der MdE-Festsetzung

- Unfallfolgen übersehen/unvollständig,
- Unfallfolgen ungenau bestimmt,
- Vorschaden/Nachschaden übersehen,

- MdE-Eckwerte nicht beachtet,
- andere Fachgebiete nicht einbezogen,
- Überschneidungen übersehen
- Änderungen nicht bemerkt.

1. Die korrekte Zuordnung von Unfallfolgen zu einem Versicherungsfall und damit die richtige MdE-Schätzung kann auch dem sorgfältigsten Gutachter nicht gelingen, wenn die Verwaltung dem Gutachter nicht einen *sorgfältig ermittelten Sachverhalt* und einen *eindeutigen Unfallhergang* vorgibt, auf den der Gutachter seine Überlegungen stützen kann. Hier sind in erster Linie die Mitarbeiterinnen und Mitarbeiter der Verwaltungen gefordert. Es ist unzulässig, den Gutachter zu einer Art von „Ermittlungsbeamten" zu machen, um eigene Ermittlungen zu sparen. Andererseits wird aber der sorgfältige Gutachter in seinem Gutachten darauf hinweisen, wenn der Patient bei der Anamnese einen anderen Sachverhalt schildert, als er sich aus der Akte ergibt. Im Zweifelsfall sollte hier jeder Sachverhalt getrennt beurteilt werden, wenn sich hieraus eine unterschiedliche Sicht der Dinge ergibt. Ist der Sachverhalt nicht sorgfältig ermittelt, sollte der Gutachter zur Vermeidung von Fehlern den Gutachtenauftrag bis zur Nachholung der Ermittlungen an den Auftraggeber zurückgeben.

2. Insbesondere bei komplexen Verletzungsmustern und komplizierten Heilverläufen besteht die Gefahr, dass im Gutachten *Unfallfolgen übersehen oder aber unvollständig* wiedergegeben werden. Hier ist besonders darauf zu achten, ob Unfallfolgen erst verspätet festgestellt worden sind und deswegen im D-Arzt-Bericht noch nicht erwähnt werden. Gerade wenn besonders bedrohliche Unfallfolgen bei Diagnose und Behandlung zunächst die Aufmerksamkeit beanspruchen, besteht die Gefahr, dass leichtere Schäden zunächst übersehen werden und erst im Laufe der Zeit - nicht selten erst durch Intervention der Patienten selbst - nachdiagnostiziert werden. Soweit die Behandlungsunterlagen dem Gutachter dann nicht vollständig vorliegen, besteht die Gefahr, dass diese sich auch im abschließenden Gutachten nicht wiederfinden.

3. Die jeweils vorliegenden *Unfallfolgen* müssen auch mit der notwendigen Sorgfalt *präzise beschrieben* werden. Dabei sollten die verletzten Körperstrukturen konkret dargestellt, Funktionseinschränkungen gemessen und auf vernebelnde Beschreibungen, wie z. B. mit dem Wort „Syndrom" verzichtet werden.

4. Vor- und Nachschäden spielen bei der Begutachtung eine wichtige Rolle, da sie schwierig rechtlich und tatsächlich einzuordnen sind. Werden sie gänzlich übersehen, führen sie evtl. zu überhöhten MdE-Werten. Werden Vorschäden rechtlich falsch eingeordnet, können sie zur Benachteiligung des Versicherten durch einen zu niedrigen MdE-Wert führen. Hier ist eine sorgfältige Trennung der jeweiligen Befunde unabdingbar.

5. MdE-Bewertung ist immer individuelle Schätzung. Gleichwohl findet diese nicht losgelöst von generellen Erkenntnissen statt, weil dann eine Ungleichbehandlung der Versicherten untereinander zu befürchten steht. Deswegen ist die *Beachtung von MdE-Eckwerten und Erfahrungssätzen* ein wichtiges Hilfsmittel für die spätere Überprüfung, ob der MdE-Wert richtig ermittelt worden ist.

6. Die Spezialisierung in der Medizin macht es nicht selten notwendig, *mehrere Fachgutachter* zur Beurteilung der Unfallfolgen heranzuziehen. Übersieht der Hauptgutachter, dass ein solches Fachgutachten zusätzlich notwendig ist oder wird ein solches Gutachten bei *Bildung der Gesamt-MdE* übersehen, führt dies zu einer nicht sachgerechten Entschädigung. Das gleiche gilt für Befunde verschiedener Sachgebiete, die sich in ihrer funktionalen Auswirkung überschneiden. Hier würde die reine Addition einzelner MdE-Werte zu überhöhter Entschädigung führen. In solchen Situationen bedarf es der besonderen Erfahrung des Hauptgutachters, die verschiedenen Einzelbereiche einer Gesamtschau zu unterziehen und eine dem Leistungsbild des Versicherten insgesamt gerecht werdenden MdE-Wert zu finden.

7. Schließlich ist insbesondere bei Gutachten zur Überprüfung der MdE darauf zu achten, dass *Änderungen im Befund* nicht übersehen werden. Dies ist insbesondere dann der Fall, wenn eine Verletzung neben anderen eher in den Hintergrund gedrängt wird, diese jedoch funktional durchaus Bedeutung hat.

Überprüfung der Unfallfolgen

Bei der Überprüfung von Unfallfolgen ist insbesondere der Vergleich von Befunden vorzunehmen (Abb. 1). Ein wesentliches Problem hierbei ist, dass der Vergleich nur gelingt, wenn beide Gutachten auf der gleichen qualitativen Grundlage erstellt sind, „Äpfel und Birnen kann man nicht vergleichen".

Überprüfung der Unfallfolgen

Grundlagen der Vergleichbarkeit

- sorgfältige Beschereibung des Befunds,
- exakte Funktionsmessungen,
- vollständige Erfassung.
- *Ergebnis des Vergleichs:* objektiv nach vollziehbare Änderungsmerkmale.

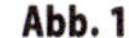
Abb. 1

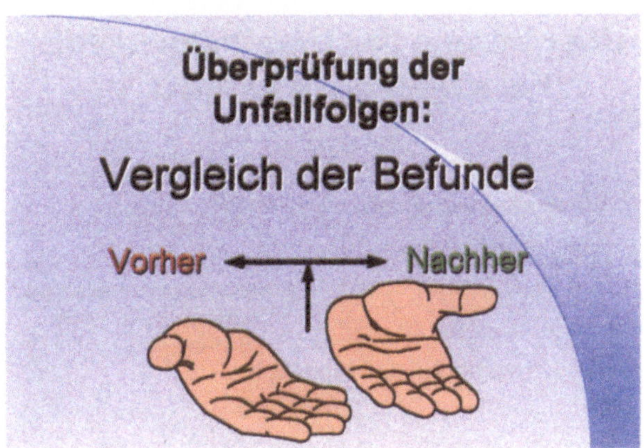

Diese banale Erkenntnis gilt auch für Gutachten. Bei einer Nachprüfung muss Einzelbefund für Einzelbefund durchgegangen werden, ob sich eine Abweichung ergibt. Ist ein Befund überhaupt nicht beschrieben, kann er auch später nicht mehr verglichen werden. Um einen Vergleich vornehmen zu können, müssen auch sprachlich qualitative Begriffe Verwendung finden. Eine Formulierung wie „Bewegungseinschränkung rechtes oberes Sprunggelenk" ist nicht aussagekräftig. Hier müssen vielmehr durch die Hinzufügung von nachvollziehbaren Adjektiven auch quantitative Aussagen getroffen werden, die sich mit den in den Messblättern eingetragenen Werten decken müssen. Die Messbögen müssen hinsichtlich der darin angegebenen Werte auch in sich nachvollziehbar sein, Fehler in den Messbögen führen letztlich zu Unbrauchbarkeit des Gutachtens. Alle Sorgfalt bei der Begutachtung hat letztendlich das Ziel, als Ergebnis des Vergleichs objektiv nachvollziehbar Veränderungsmerkmale herausarbeiten zu können, die für jeden dritten Leser nachvollziehbar sind und auch letztlich einer gerichtlichen Nachprüfung standhalten.

Wenige, aber sehr sorgfältige Gutachten in einem Fall tragen zur Rechtssicherheit bei, vermeidbare Fehler führen zu Unverständnis bei den Versicherten und erheblichen Belastungen bei den Verwaltungen und Gerichten.

Fallvarianten bei der Abänderung von Verwaltungsakten bei geänderten Erkenntnissen

1. Aufhebung eines Verwaltungsaktes mit Dauerwirkung bei Änderung der Verhältnisse: Der in der Verwaltungspraxis am häufigsten verkommende Vorgang ist die Aufhebung eines Verwaltungsaktes mit Dauerwirkung bei Änderung der Verhältnisse (§ 48 SGB X) (Abb. 2). Wie bereits eingangs erwähnt, sind die Verwaltungsentscheidungen über das Vorliegen von Unfallfolgen und die Festsetzung der MdE in der Regel sorgfältig vorbereitet und halten auch einer gerichtlichen Überprüfung stand. Geht man von einem solchen rechtmäßigen Ursprungsbescheid aus, so muss doch eine Möglichkeit bestehen, auf eine Änderung in den tatsächlichen oder rechtlichen Verhältnissen, die später eintritt, reagieren zu können. Dabei soll aber nicht jede Änderung in den Verhältnissen sofort die Möglichkeit der Abänderung des Bescheids eröffnen, sondern

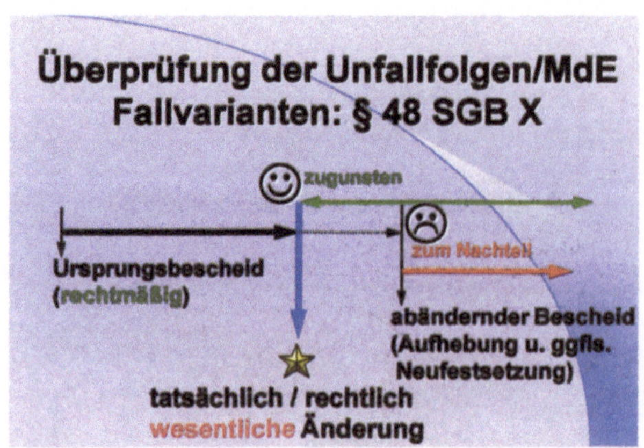

Abb. 2

nur eine solche, die wesentlich ist. Für den Bereich der gesetzlichen Unfallversicherung hat der Gesetzgeber diesen Rechtsbegriff dahingehend konkretisiert, dass bei der Feststellung der Minderung der Erwerbsfähigkeit eine Änderung im Sinne des § 48 Abs. 1 SGB X nur dann wesentlich ist, wenn sie mehr als 5 von Hundert beträgt.

Bei Renten auf unbestimmte Zeit muss die Veränderung der Minderung der Erwerbsfähigkeit länger als 3 Monate andauern (§ 73 Abs. 3 SGB VII). Der Gesetzgeber trägt mit dieser Präzisierung dem Umstand Rechnung, dass ein Mittelweg zwischen präziser Leistungsfeststellung und einem gewissen Vertrauensschutz gefunden werden muss, um kurzfristige Änderungen in Verhältnisse nicht jedes Mal zu neuen Bescheiden führen zu lassen.

Wesentliche Änderung MdE

- mehr als 5% (bis 5% Schwankungsbreite bei Schätzung!),
- bei Rente auf unbestimmte Zeit: Andauern länger als drei Monate.

Ist eine wesentliche Änderung in den Verhältnissen eingetreten, so ist der ursprüngliche Verwaltungsakt grundsätzlich mit Wirkung für die Zukunft aufzuheben und evtl. durch einen neuen zu ersetzen. Für die Festsetzung einer neuen MdE, die geringer ist als die ursprünglich festgesetzte, bedeutet dies, dass die alte MdE so lange weitergezahlt wird, bis der neue Bescheid erlassen wird. Dieser wirkt dann erst rechtlich mit dem Ersten des auf die Zustellung folgenden Monats (§ 73 Abs. 1,2 SGB VII).

In diesem Zusammenhang ist auf folgenden Umstand besonders hinzuweisen, der die Verwaltungen u. U. sehr viel Geld kosten kann:

Lässt ein Gutachter zwischen dem Tag, an dem er eine wesentliche Änderung in den Unfallfolgen und der MdE festgestellt hat und der Fertigstellung des Gutachtens erhebliche Zeit verstreichen, wird während dieser Zeit die Rente in alter Höhe weitergewährt. Aus diesem Grund müssen die Unfallversicherungsträger bei den Gutachtern darauf bestehen, die Gutachten auch in angemessener Frist zu erhalten. Dabei macht es keinen Unterschied, ob nur eine Rentenherabsetzung oder eine Rentenentziehung in Folge des Gutachtens zu veranlassen ist. In jedem Fall wird die Entscheidung erst mit dem Ersten des auf den Zustellungstag folgenden Monats wirksam.

Eine abweichende Regelung hat der Gesetzgeber insbesondere dann vorgesehen, wenn eine Änderung zu Gunsten des Betreffenden erfolgt. In diesen Fällen soll der Verwaltungsakt mit Wirkung vom Zeitpunkt der Änderung der Verhältnisse aufgehoben werden, wobei dies für das Recht der gesetzlichen Unfallversicherung bedeutet, dass diese Änderung dann mit dem Ersten des auf den Änderungszeitpunkt folgenden Monats wirksam wird. Dieses sogenannte „Monatsprinzip“ soll verhindern, dass Renten auf Tagesbruchteile herabgerechnet werden müssen. Diesen Umstand brauchen jedoch Gutachter nicht in ihren Gutachten zu berücksichtigen, hier sollte nur der Zeitpunkt der tatsächlichen Änderung objektiv belegbar angegeben werden. Die entsprechenden Schlüsse aus dieser Angabe wird dann die Verwaltungsseite ziehen.

Im Rahmen der Prüfung einer Veränderung der tatsächlichen oder rechtlichen Verhältnisse ist auch die Frage zu beleuchten, welche Bedeutung eigentlich *MdE-Erfahrungssätze und deren Änderung* in diesem Zusammenhang haben. Wie bereits oben dargestellt, ist die MdE-Bewertung zunächst immer eine am konkreten Einzelfall orientierte Schätzung. Dabei handelt es sich nicht um eine „exakte Wissenschaft". Aber auch Schätzungen dürfen nicht allgemeiner Willkür unterliegen, sondern müssen sich an Orientierungspunkten festmachen lassen. Umgekehrt bedeutet die MdE-Schätzung aber auch nicht, dass MdE-Tabellenwerte schematisch angewandt werden dürfen.

MdE-Feststellung muss immer in erster Linie am Einzelfall orientierte und begründete Schätzung sein – nie die schematische Anwendung einer Tabelle!

In der Rechtsprechung und der Literatur werden MdE-Tabellen und Erfahrungswerte als abstrakte Primärannahmen zu bestimmten Körperschadenseckwerten beschrieben, aus denen mittels vergleichender Betrachtung Werte für andere Schäden abgeleitet werden.

Definitionen zu MdE-Tabellen und Erfahrungssätzen

„... abstrakte Primärannahmen zu bestimmten Körperschäden als Eckwerten, aus denen mittels vergleichender Betrachtung Werte für andere Schäden abgeleitet werden können."
„... Anhaltspunkte für die MdE-Einschätzung im Einzelfall."
„... nicht für die Entscheidung im Einzelfall binden, bilden aber Grundlage für eine gleiche, gerechte Bewertung der MdE in zahlreichen Parallelfällen der täglichen Praxis und unterliegen einem ständigen Wandel ... Basis für einen Vorschlag ... geeignetes Hilfsmittel zur Einschätzung" (BSG).

Man könnte also solche Werte mit der Funktion von Leuchttürmen vergleichen, anhand derer man die eigene Position bestimmen kann. Damit ist aber auch klar, dass die MdE-Eckwerte keine bindenden Grundlagen für eine Einzelfallentscheidungen sind, sehr wohl aber Garanten für eine insgesamt gleiche und gerechte Bewertung der MdE in einer Vielzahl von Parallelfällen. Sie leisten so einen Beitrag zur Rechtssicherheit. Inzwischen wohl geklärt ist die Frage nach der Rechtsnatur solcher Eckwerte. Es ist eindeutig festzustellen, dass es sich dabei nicht um Rechtsnormen handelt. Vielmehr handelt es sich wohl um antizipierte Sachverständigengutachten und eine Generalbetrachtung ähnlicher Fälle, die aber keinen Normcharakter haben (Abb. 3). Hieraus ergibt sich auch die Bewertung bei der Änderung solcher MdE-Tabellen. Da es sich nicht um Normen handelt, so das BSG (AZ: B 2 U 41/97 R vom 30.06.1998), stellt die Änderung solcher Erfahrungswerte keine Änderung der rechtlichen Verhältnisse dar. Im konkret entschiedenen Fall ging es um die Frage, ob eine Änderung der Begutachtungsempfehlungen bei der Berufskrankheit 5101 (Hauterkrankung) eine rechtliche Änderung darstellt. Dies hat das BSG verneint.

Schlussfolgerungen aus der Definition bei Änderungen

„Die Änderung der Empfehlungen für die Einschätzung der MdE bei BKen der Haut ist keine Änderung der rechtlichen Verhältnisse i. S. des § 48 Abs. 1 Satz SGB X" (BSG vom 30.06.1998, B 2 U 41/97 R, VB 114/98).

Abb. 3

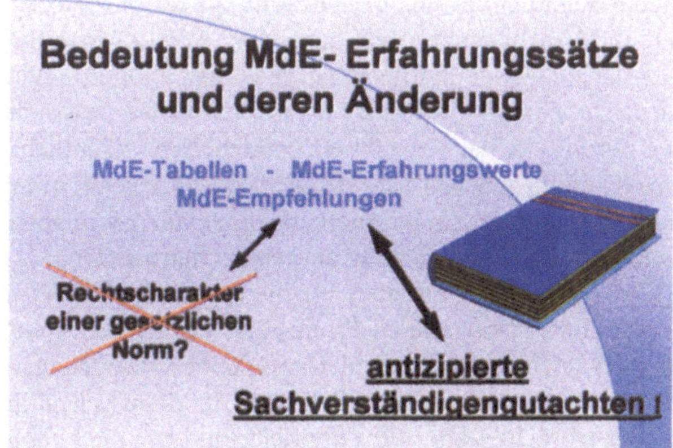

Offen geblieben dabei ist jedoch, ob die Änderung der MdE-Werte sich auf eine Änderung der Verkehrsanschauung stützen können, die ihrerseits durch eine Veränderung von tatsächlichen Verhältnissen geprägt ist. Ließe sich nachweisen, dass die Änderung der Empfehlungen auf statistischen oder tatsächlichen Erkenntnissen beruht, die sich geändert haben, so müsste so eine generelle Änderung der Verkehrsanschauung über das, was im konkreten Fall der richtige Wert ist, beispielsweise aus Gründen der Arbeitsmarktbeurteilung oder der Verbreiterung von Allergenen auf dem allgemeinen Arbeitsmarkt als tatsächliche Änderung anerkannt werden können.

Meines Erachtens stellt eine Änderung der Empfehlung aber eine wesentliche Änderung in den tatsächlichen Verhältnissen bezüglich der Verkehrsanschauung zu den allgemein anerkannten Schätzungsgrundlagen dar, die zu beachten ist!!!

Daraus würde folgen: Auch ohne Änderung des Befundes ggf. Änderung der MdE!!!

Hier wäre also bei neuen MdE-Vorschlägen darauf zu achten, dass exakt die tatsächlichen Grundlagen beschreiben werden, die zu einer veränderten Beurteilung Anlass geben. Dieser Bereich ist sicherlich rechtlich noch nicht abschließend ausgelotet. Die Diskussion zeigt aber auch, dass MdE-Tabellenwerte nicht überschätzt werden sollten, sondern lediglich eine Hilfe bei der Begründung im Einzelfall darstellen können.

2. Rücknahme eines rechtswidrigen nicht begünstigenden Verwaltungsaktes (§ 44 SGB X): Während die im Rahmen des § 48 SGB X dargestellten Varianten im wesentlichen dem zeitbedingten Wandel in den Verhältnissen Rechnung tragen, soll nachfolgend dargestellt werden, wie zu verfahren ist, wenn die Verwaltungsentscheidung über die MdE – u. U. auf der Grundlage von Fehlern im Gutachten, wie sie oben dargestellt worden sind – falsch ist (Abb. 4). Sind in dem ursprünglichen Gutachten Unfallfolgen übersehen worden oder aber war die MdE-Einschätzung von Anfang an falsch, ist zunächst die Frage zu stellen, ob dieser Fehler sich zu Gunsten oder zu Lasten des Versicherten ausgewirkt hat. Hat sich der Fehler zu Lasten ausgewirkt, so ist der ursprüngliche Verwaltungsakt für den Anteil der MdE, der fälschlicherweise nicht zugesprochen worden ist, ein nicht begünstigender Verwaltungsakt. In diesem Fall sind dann Sozialleistungen zu Unrecht nicht erbracht worden. Solche Verwaltungsakte sind grundsätzlich, auch nachdem sie unanfechtbar geworden sind, mit Wirkung für die Vergangenheit zurückzunehmen (§ 44 Abs. 1 Satz 1 SGB X). Nur, wenn der Verwaltungsakt auf Angaben beruht, die der Betroffene vorsätzlich in wesentlicher Beziehung unrichtig oder unvollständig gemacht hat, wird der Verwaltungsakt nur mit Wirkung für die Zukunft zurückgenommen. Im Rahmen pflichtgemäßen Ermessens kann aber auch eine Rücknahme für die Vergangenheit ausgesprochen werden.

Der Gesetzgeber hat aber für die rückwirkende Gewährung von Leistungen eine Ausschlussfrist eingeführt, die eine Leistungseinschränkung bewirkt. Unabhängig davon, wer letztendlich die Fehlerhaftigkeit des Ursprungsverwaltungsakts zu vertreten hat, werden Sozialleistungen längstens für einen Zeitraum bis zu 4 Jahre vor der Rücknahme erbracht. Dabei wird der Zeitpunkt der Rücknahme von Beginn des Jahres an gerechnet, in dem der Verwaltungsakt zurückgenommen wird. Lediglich bei Rücknahme auf Antrag wird auf den Antragszeitpunkt Bezug genommen (§ 44 Abs. 4 SGB X). An einem Beispielsfall soll dies demonstriert werden:

Fallbeispiel

Mit Verwaltungsakt vom 15.01.1980 erhält ein Versicherter eine Unfallrente nach einer MdE von 20%. Am 23.04.1997 stellt er einen Antrag auf Überprüfung dieses Bescheides und macht geltend, es seien seinerzeit wesentliche Unfallfolgen übersehen und bei der MdE-Bewertung nicht mit einbezogen worden. Die gutachterliche Überprüfung des Falls erfordert Gutachten auf mehreren Fachgebieten, die sich bis in das Jahr 1998 hin erstrecken. Mit Bescheid vom 15.04.1998 wird der Ursprungsverwaltungsakt aufgehoben und festgestellt, dass die MdE von Anfang an 30% betragen hat. In diesem Fall ist für die Berechnung der Frist die Antragstellung maßgebend. Da diese 1997 erfolgte, ist für 4 volle Jahre vor diesem Zeitpunkt die Rente nachträglich zu erhöhen. Die erhöhte Rente wird also in diesem Fall ab dem 01.01.1993 nachträglich nach einer MdE von 30% unter Anrechnung der bereits gezahlten 20% gewährt. Leistungen vor dem 01.01.1993 sind dann allerdings ausgeschlossen. Die aus Gründen der Aktualität der

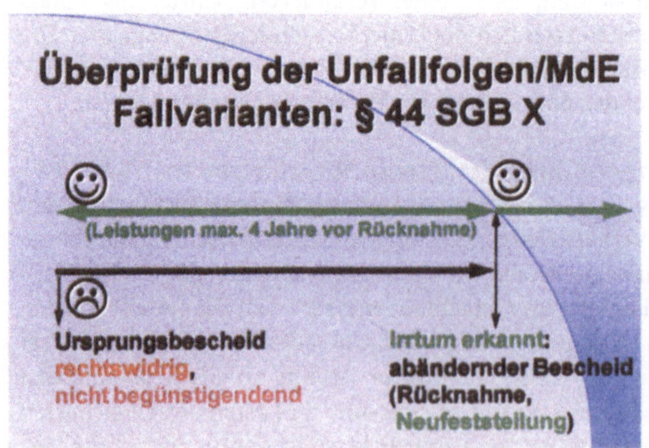

Abb. 4

Sozialleistungen als Unterhaltsleistungen und des Schutzes des Versicherungsträgers vor unüberschaubaren Leistungsverpflichtungen geschaffene Vorschrift des § 44 Abs. 4 SGB X stellt also für die Versicherten u. U. eine erhebliche Schlechterstellung dar und beleuchtet auch die wirtschaftliche Bedeutung einer sorgfältigen Gutachtenerstattung.

3. Rücknahme eines rechtswidrigen begünstigenden Verwaltungsaktes (§ 45 SGB X): Wesentlich schwieriger zu korrigieren sind die Fälle, bei denen der Ursprungsbescheid über eine Leistung den Empfänger von Sozialleistungen rechtswidrig begünstigt (Abb. 5), z. B. dann, wenn die MdE eindeutig zu hoch geschätzt wurde oder Körperschäden als Unfallfolgen bewertet wurden, die nicht Unfallfolge sind. In solchen Fällen besteht ein Konflikt zwischen dem Grundsatz der Gesetzmäßigkeit der Verwaltung auf der einen Seite und dem berechtigten Interesse des Versicherten an einem Vertrauensschutz auf der anderen Seite.

Es hat also eine Abwägung zwischen öffentlichen und privaten Interessen zu erfolgen. Die Bestandskraft eines begünstigenden Verwaltungsaktes begründet dabei grundsätzlich beim Empfänger ein Vertrauen in die Verbindlichkeit der Entscheidung der Verwaltung. Der Gesetzgeber löst den Konflikt, indem er dieses Vertrauen weitgehend schützt und dabei den Verstoß gegen den Grundsatz der Gesetzmäßigkeit der Verwaltung zu Gunsten der Rechtssicherheit in Kauf nimmt.

Rechtssicherheit und Vertrauensschutz gehen in der Regel vor Gesetzmäßigkeit.

Eine Rücknahme des rechtswidrig begünstigenden Verwaltungsaktes kann nicht in Frage kommen, wenn der Begünstigte subjektiv auf den Bestand vertraut hat und dieses Vertrauen unter Abwägung mit dem öffentlichen Interesse an einer Rücknahme auch *schutzwürdig* ist.

Als Regelfälle der Schutzwürdigkeit nennt das Gesetz einerseits den Verbrauch der erhaltenen Leistung. Dies ist insbesondere bei den Fällen nachvollziehbar, in denen der Versicherte eine Leistung erhält, die wie z. B. auch die Rente zum Lebensunterhalt dienen soll und bei deren Verbrauch dann nicht der gutgläubige Versicherte das Risi-

Abb. 5

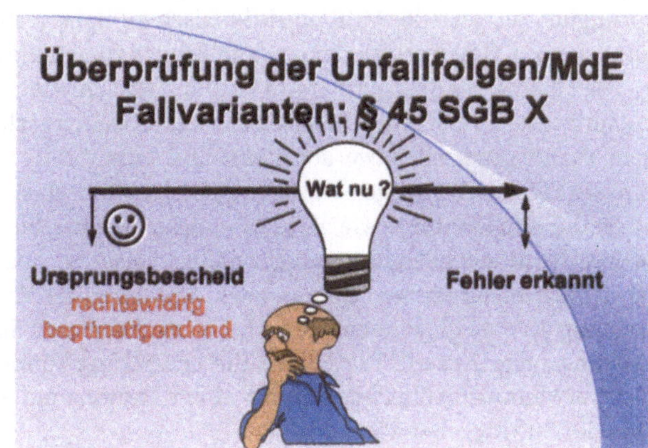

ko der Rückabwicklung tragen soll. Ähnliches gilt für den zweiten Fall, dass der Versicherte im Hinblick auf die zugesagte Leistung eine *Vermögensdisposition* getroffen hat, die er nicht oder nur unter unzumutbaren Nachteilen rückgängig machen kann.

Benutzt z. B. ein Versicherter eine Rentenabfindung, die auf einer objektiv falsch bemessenen MdE beruht, zur Finanzierung eines von ihm bewohnten Hauses, so dürfte deren Rückzahlung in der Regel die Finanzierung zum Scheitern bringen und deshalb die Rücknahme der Abfindung unzumutbar sein.

Kein Vertrauensschutz genießt allerdings der bösgläubige Leistungsempfänger.

Kein Vertrauensschutz bei Beruhen des Verwaltungsaktes auf:

- arglistiger Täuschung,
- Drohung,
- Bestechung,
- Kenntnis oder Kennenmüssen der Rechtswidrigkeit,
- vorsätzlich/grob fahrlässig falschen Angaben.

Hatte der Versicherte Kenntnis davon, dass der Verwaltungsakt falsch ist oder hätte er diese Kenntnis haben müssen bzw. hat er sogar durch Täuschung, Drohung oder Bestechung, vorsätzlich oder fahrlässig falsche Angaben beim Entstehen der Entscheidung mitgewirkt, kann der Verwaltungsakt im Rahmen pflichtgemäßen Ermessens evtl. sogar für die Vergangenheit zurückgenommen werden.

Neben diese inhaltlichen Abwägungsüberlegungen hat aber der Gesetzgeber auch noch einschränkende *Fristen* für eine Rücknahme der Entscheidung gesetzt.

Hat der Versicherte selbst nicht zu dem rechtswidrigen Verwaltungsakt beigetragen, kann der Verwaltungsakt nur für die Zukunft maximal bis zum Ablauf von 2 Jahren nach dem rechtswidrigen Verwaltungsakt zurückgenommen werden. In den übrigen Fällen kann für die Vergangenheit die Rücknahme lediglich bis zu einem Jahr nach sicherer Kenntnis der Tatsachen, die eine Rücknahme rechtfertigen, erfolgen. Im Übrigen ist für einmalige Leistungen eine Frist von 10 Jahren zu beachten.

Zu der Frage von Herrn Dr. Schröter, wie zu verfahren ist, wenn zwar eine Verschlimmerung gegenüber dem Ursprungsbescheid feststellbar ist, jedoch die ursprünglich festgestellte MdE objektiv falsch zu hoch festgelegt wurde, ist in Anwendung der o. a. Gesetzeslage demnach folgendes zu bemerken:

Die Lösung des Problems ergibt sich in zwei Schritten:

Zunächst ist zu prüfen, ob der Ursprungsverwaltungsakt nach den dargestellten Regeln zurückgenommen werden kann und eine richtige Entscheidung den Verwaltungsakt für die Vergangenheit oder die Zukunft ersetzen kann.

Ist die Rücknahme – wie zumeist – nicht möglich, bietet das Gesetz in § 48 Abs. 3 SGB X die Möglichkeit, die unrechtmäßige Leistung „abzuschmelzen“. Erst wenn die tatsächlich rechtmäßige Leistung nach Änderung der Verhältnisse die rechtswidrige Leistung übersteigt, wird eine neue Leistung festgesetzt. Sonst bleibt die rechtswidrige Leistung „eingefroren“. Die Details dieser Prüfung können Gutachter jedoch getrost den Verwaltungen überlasssen. Für einen Hinweis auf entsprechende Sachverhalte sind die Auftraggeber aber dankbar.

Zusammenfassung

Aus den wegen des beschränkten Zeitrahmens nur kursorisch dargestellten Gesetzesregelungen wird ersichtlich, wie schwierig die Korrektur eines rechtswidrigen Verwaltungsaktes ist und welche erhebliche wirtschaftliche Bedeutung Fehler für Versicherte und Verwaltungen haben können. Dies muss für Gutachter und Verwaltungen ein Ansporn sein, ein Höchstmaß an Sorgfalt bei der Feststellung von Rentenansprüchen walten zu lassen.

Anforderungen an die Begutachtung, diagnostische Möglichkeiten, Bewertung des Vorgutachtens, Erfüllbarkeit der Beweisanforderungen

P.-M. Hax

Einleitung

Bei Begutachtungen mit dem Ziel der Rücknahme oder Änderung einer Verwaltungsentscheidung handelt es sich um eine seltene, jedoch meist schwierige Problematik. Da diese seltenen Fälle zudem noch spezifische, individuelle Merkmale beinhalten, ist eine Systematisierung kaum möglich.

Korrektur von Verwaltungsentscheidungen

Unproblematisch sind Rücknahmen oder Korrekturen von Verwaltungsentscheidungen zugunsten des Versicherten, beispielsweise wenn es um die nachträgliche Anerkennung eines verheilten Wirbelbruchs als Folge eines Polytraumas geht.

Gerade bei Mehrfachverletzten, die wegen einer lebensgefährlichen Höhlenverletzung notfallmäßig operiert werden müssen, so dass eine umfassende Primärdiagnostik nicht möglich ist, können Wirbelfrakturen, die nicht mit Nervenausfällen einhergehen, zunächst unerkannt bleiben. Wegen anderer Verletzungen besteht häufig mehrwöchige Bettlägerigkeit, teilweise sind die Patienten in den ersten Wochen nach dem Unfall nicht bei Bewusstsein und werden beatmet. Wenn diese Patienten schließlich mobilisiert und entlassen werden können, wird die Ergänzung der primär unvollständigen Diagnostik oft versäumt, weil eine Wirbelfraktur nach dieser Zeit knöchern fest ist und zunächst wenig oder keine Beschwerden verursacht. Diese treten erst unter stärkerer körperlicher Beanspruchung auf, so dass nicht selten erst dann eine Röntgenuntersuchung des betreffenden Wirbelsäulenabschnittes veranlasst wird (Abb. 1a, b).

Gelegentlich sind ältere Wirbelfrakturen sogar Zufallsbefunde. Für die nachträgliche Anerkennung als Folge eines bestimmten Unfalles genügt die einfache Wahrscheinlichkeit.

Anforderungen an die Begutachtung

Bei Rücknahmen oder Korrekturen von Verwaltungsentscheidungen zu Lasten des Versicherten ist dagegen der positive Nachweis der Rechtswidrigkeit gefordert. Es genügt also nicht, bei einer Nachbegutachtung mit dem Ziel der Rücknahme einer Entscheidung ausschließlich die schon vom Vorgutachter verwandten Argumente für oder gegen einen Zusammenhang zu verwenden und sie nur neu zu gewichten, also in

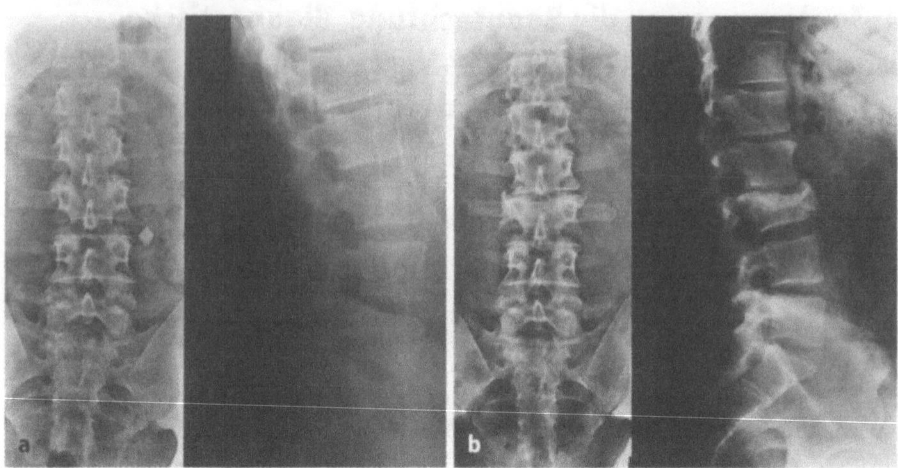

Abb. 1a, b. 38-jähriger Mann, Polytrauma. **a** Auf den nicht optimal belichteten Röntgenbildern der LWS vom Unfalltag ist eine Fraktur nicht sicher erkennbar. **b** Im Rahmen der ambulanten Nachbehandlung wegen Rückenschmerzen erneut angefertigte Röntgenbilder der LWS zeigen einen älteren, primär offensichtlich übersehenen Kompressionsbruch des 3. LWK

dem Sinne, dass man sagt: „Dieses vom Vorgutachter als wesentlich angeführte Argument halte ich für weniger bedeutsam, dafür messe ich jenem Argument, das vom Vorgutachter als untergeordnet eingestuft worden ist, eine wesentlich höhere Bedeutung bei." Der Gutachter muss vielmehr neue, zusätzliche Argumente gegen den Zusammenhang anführen können, es sei denn, es ließe sich belegen, dass das Vorgutachten eindeutig nicht dem anerkannten medizinischen Erfahrungswissen entsprach.

Die Verwaltungen werden nur besonders erfahrene und renommierte Mediziner mit der Begutachtung beauftragen, nicht nur wegen des hohen Schwierigkeitsgrades, sondern auch wegen der zu erwartenden Klage vor dem Sozialgericht: das arbeits- und kostenintensive Verfahren hat überhaupt nur Sinn, wenn ein „absolut gerichtsfester" Bescheid erteilt werden kann.

Wenn also das Vorgutachten dem anerkannten medizinischen Erfahrungswissen entspricht, sind neue Argumente, neue Fakten auf den Tisch zu legen, die die Zusammenhangsfrage in einem neuen Licht erscheinen lassen. Ein gut durchdachter und formulierter Gutachtenauftrag kann manchmal schon entsprechende Hinweise enthalten, in der Regel bedarf es jedoch gerade des medizinischen Sachverstandes eines Gutachters, um die Schwachstellen des Vorgutachtens erkennen und „den Finger in die Wunde legen" zu können.

Bewertung des Vorgutachtens

Die Bewertung des Vorgutachtens muss eine Auseinandersetzung mit dem gesamten bisherigen Verfahrensablauf einbeziehen. Der Gutachter sollte sich zunächst fragen, wie er selbst als Erstgutachter an den Fall herangegangen wäre, ob ihm die bei der Beauftragung des Vorgutachtens zusammengetragenen Fakten genügt hätten, oder ob er anstelle des Vorgutachters schon damals weitergehende Ermittlungen angeregt hätte, ob er die gleichen Untersuchungsverfahren eingesetzt hätte oder andere bzw. weitergehende. Ein komplettes Aktenstudium ist deshalb auch bei einer Nachbegutachtung unumgänglich, denn nur dadurch kann man auf Dinge stoßen, die vielleicht der Vorgutachter übersehen oder ihnen (fälschlicherweise) so geringe Bedeutung beigemessen hat, dass er es nicht für nötig hielt, sie in seine Beurteilung einzubeziehen. Vom Sachbearbeiter kann man nicht erwarten, dass er auf den ersten Blick unwesentliche, bei genauer Betrachtung mit entsprechendem Sachverstand aber doch bedeutende und nach ergänzenden Recherchen schließlich entscheidend erscheinende Details erkennt und verfolgt. Im Übrigen setzt dies voraus, dass die Verwaltung schon bei der Erteilung des Gutachtenauftrags die Rücknahme einer früheren Entscheidung im Auge hatte, was durchaus nicht immer der Fall sein muss. Der Anstoß zur Überprüfung einer Verwaltungsentscheidung kommt nicht selten von einem mit einer Routine-Nachbegutachtung beauftragten Arzt.

Fallbeispiel

Ein übergewichtiger Versicherter rutscht beim Aussteigen aus seinem Auto mit dem linken Fuß ab und klagt seitdem über erhebliche Schmerzen im Vorfuß. Der sofort aufgesuchte D-Arzt schließt eine Fraktur aus und diagnostiziert eine „Vorfußdistorsion". Im Laufe der konservativen Behandlung verstärken sich die Beschwerden bis zum Vollbild einer Algodystrophie. Das BG-liche Heilverfahren wird nach mehreren Monaten abgeschlossen und eine MdE in rentenberechtigender Höhe festgestellt. Erst anlässlich einer Rentennachprüfung fällt einem neuen Gutachter auf, dass sich der „Unfall" zwei Tage nach dem 50. Geburtstag des Versicherten ereignet hat. Auf Nachfrage wird bestätigt, dass der runde Geburtstag feuchtfröhlich gefeiert worden ist. Die nunmehr veranlasste Blutuntersuchung zeigt eine bisher nicht bekannte deutliche Erhöhung des Harnsäurewertes im Serum. Im Nachhinein muss das angebliche Unfallereignis lediglich als auslösendes Moment eines Gichtanfalles angesehen werden.

Eine persönliche Untersuchung des Versicherten durch den Nachgutachter ist in der Regel unerlässlich. Nicht selten ergeben sich Diskrepanzen zum Vorgutachten in den Untersuchungsbefunden und in der Bewertung der Befunde, aus diesen wiederum Anknüpfungspunkte oder sogar direkte Argumente für eine andere Beurteilung. Wenn sich aus der bisherigen Dokumentation keine Ansatzpunkte zum „Aushebeln" des Vorgutachtens ergeben, stellt sich die Frage nach Möglichkeiten und Sinn weiterer diagnostischer Maßnahmen, die allerdings auch eng mit der Frage nach deren Realisierbarkeit verknüpft ist. Invasive und damit duldungspflichtige Verfahren dürften bei einem von Rentenkürzung bzw. -Entzug bedrohten Versicherten auf Ablehnung stoßen.

Fallbeispiel

Nach einer beruflich akquirierten Hepatitis werden chronisch erhöhte Leberenzymwerte festgestellt, eine chronische Hepatitis als Versicherungsfall anerkannt und eine Rente gewährt. Ergibt sich nun nach der Bescheiderteilung der Verdacht, dass die Enzymerhöhung eine andere Ursache haben könnte, etwa einen chronischen Alkoholabusus, lässt sich der für die Rücknahme des Bescheides notwendige Beweis allein über eine Leberbiopsie erbringen. Aus verständlichen Gründen wird der Versicherte die Zustimmung zu einer Leberpunktion nicht geben.

Eine erhebliche Erweiterung der Möglichkeiten einer nichtinvasiven Diagnostik hat allerdings die Einführung der Magnetresonanztomografie gebracht. Dies gilt insbesondere für Gelenk- und Wirbelsäulenschäden, und gerade diese geben immer wieder Anlass zu Diskussionen darüber, ob sie als Folge einer versicherten Tätigkeit entstanden sind oder nicht. Fehlerhafte Anerkennungen von vermeintlichen Frakturen betreffen fast ausschließlich die Wirbelsäule. Residuen einer abgelaufenen juvenilen Aufbaustörung werden vielfach als Frakturfolgen missdeutet und in Kenntnis der eingangs angesprochenen Problematik des relativ häufigen Übersehens von Wirbelfrakturen dann auch ohne weiteres Hinterfragen einem Unfall zugeordnet (Abb. 2a–c). Der für eine Änderung der Verwaltungsentscheidung notwendige überzeugende Beweis über die nichttraumatische Genese dieser Veränderungen lässt sich in der Regel leicht

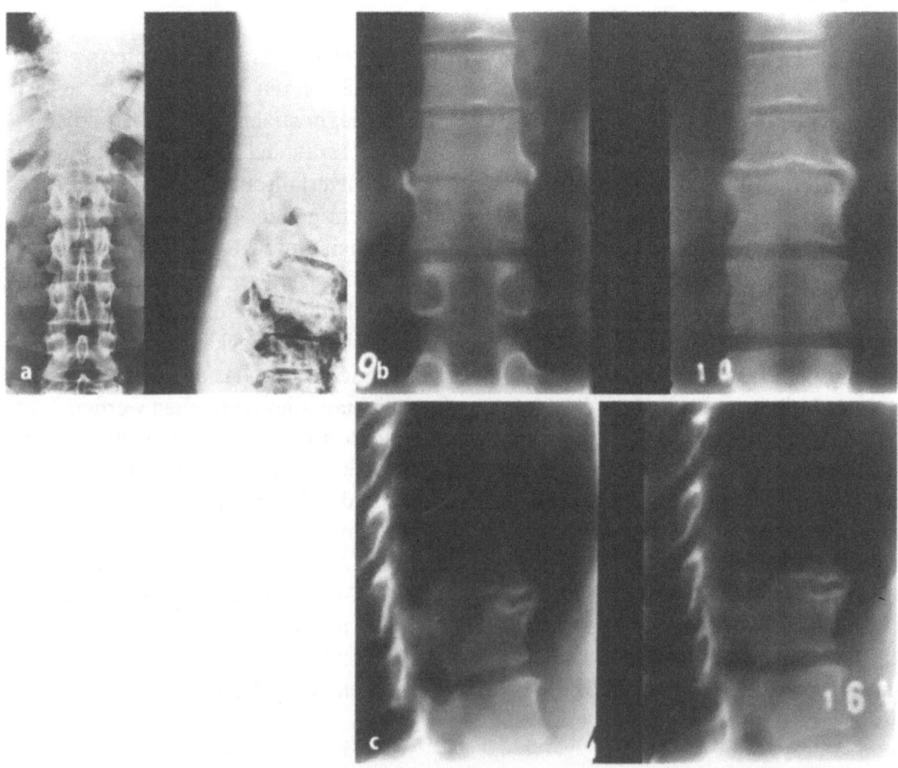

Abb. 2a–c. 41-jähriger Mann, Mehrfachverletzung ohne primär festgestellte Beteiligung der Wirbelsäule. **a** Auf 3 Jahre nach dem Unfall angefertigten Röntgenaufnahmen der BWS zeigt sich eine geringe Höhenminderung und Keilform des 11. BWK, was zunächst als eine alte Fraktur interpretiert wird. **b, c** Ein nachbegutachtender Arzt äußert Zweifel an der traumatischen Genese und lässt Schichtaufnahmen anfertigen, die röntgenmorphologische Kriterien einer abgelaufenen juvenilen Aufbaustörung ergeben

durch Beschaffen älterer Röntgenaufnahmen führen, weiterhin durch Anfertigung von Röntgenaufnahmen der benachbarten Wirbelsäulenabschnitte und konventionelle Schichtaufnahmen sowie durch die Magnetresonanztomografie.

Wesentlich schwieriger wird die nachträgliche Differenzierung zwischen traumatischer und anlagebedingter Genese bei Gelenkknorpelschäden sowie bei Rupturen der Rotatorenmanschette und Bandscheibenvorfällen. Bei diesen Gesundheitsschäden kommt es auch am häufigsten zu fehlerhaften Anerkennungen. Das histologische Bild eines mehr als vier Monate alten, primär traumatischen Knorpelschadens unterscheidet sich nicht mehr von dem eines primär degenerativen. Nach Knietraumen findet eine arthroskopische Abklärung vielfach erst verzögert statt, wenn unter einer zunächst begonnenen konservativen Therapie keine Beschwerdefreiheit eingetreten ist, zudem häufig durch einen anderen Arzt, der den primären klinischen Befund nicht vor Augen hat und auf die meist dürftige schriftliche Dokumentation angewiesen ist. Obwohl anlagebedingte Knorpelschäden an der Kniescheibe, im Kniescheibengleitlager und an den Oberschenkelrollen bekanntermaßen sehr häufig sind, werden sie dann oft leichtfertig einem mehrere Monate zurückliegenden Unfallereignis zugeschrieben. Wenn sich nun nicht gerade eindeutige Hinweise auf eine vorbestehende Erkrankung aus dem Vorerkrankungsverzeichnis ergeben, wird sich eine einmal ausgesprochene Anerkennung als Unfallfolge kaum noch rückgängig machen lassen, allenfalls nach umfangreicher, teils auch duldungspflichtiger Diagnostik. Denkbar wäre beispielsweise eine MRT-Untersuchung beider Kniegelenke mit Kontrastmittel mit dem erhofften Ziel, gleichartige Knorpelschäden auch an der unverletzten Seite zu finden. Welche Beweiskraft ein solcher Befund dann aber vor Gericht hätte, bliebe abzuwarten.

Ähnliches gilt für Bandscheibenvorfälle: obwohl bekannt ist, dass rein traumatische Bandscheibenschäden äußerst selten sind und ohne begleitende Wirbelverletzung oder Luxation eines Bewegungssegmentes kaum vorkommen, und weiterhin bekannt ist, dass ein Bandscheibenvorfall fast immer auf einer vorangegangenen Degeneration des Bandscheibengewebes beruht, werden auch nach banalen Stürzen festgestellte Bandscheibenvorfälle in Gutachten immer wieder zur Anerkennung als Unfallfolge vorgeschlagen. Es wird dann häufig mit dem beliebten Ohrwurm argumentiert, dass man ja in dem Zustand versichert sei, wie man zur Arbeit antrete. Auch hier wäre die Rücknahme einer von der Verwaltung einmal ausgesprochenen Anerkennung in bestimmten Fällen schwer überzeugend zu begründen. Gegenargumente ließen sich gewinnen durch den nativröntgenologischen oder magnetresonanztomografischen Nachweis degenerativer Veränderungen an anderen Wirbelsäulenabschnitten und/oder das Vorerkrankungsverzeichnis bzw. durch Anfragen beim Hausarzt. Bei einer besonders krass erscheinenden Fehlanerkennung ließe sich allerdings auch argumentieren, dass das Vorgutachten nicht dem anerkannten medizinischen Wissensstand entsprach.

Zusammenfassung

Für die Rücknahme einer Verwaltungsentscheidung zu Lasten eines Versicherten müssen, sofern sich nicht klar belegen lässt, dass das Vorgutachten nicht dem anerkannten medizinischen Wissensstand entsprach, neue, überzeugende und gerichtsfeste Argumente vorgebracht werden können. Das gesamte Verfahren ist zeit-, arbeits-

und kostenaufwendig, der Ausgang angesichts das fast immer zu erwartenden SG-Verfahrens ungewiss. Ein Rentenentzug ist ohnehin rechtlich nicht möglich, sondern allenfalls ein Einfrieren der Bezüge, so dass die Kosten/Nutzen-Relation ebenfalls zu berücksichtigen ist. In abgewandelter Form gilt deshalb auch hier: „Die beste Therapie ist eine gute Prophylaxe", in diesem Fall eine effiziente Überwachung und Steuerung des Heilverfahrens, um es erst gar nicht zu fehlerhaften Anerkennungen kommen zu lassen.

Diskussion*

Zusammengefasst und redigiert von G. Hierholzer**

Die Qualität eines Gutachtens ist auch für ggf. erforderliche Änderungen oder Rücknahmen von Verwaltungsentscheidungen von Bedeutung. Es gibt keine statistischen Daten über die Häufigkeit dieser Problematik. Im Einzelfalle kann sie mit erheblichen Schwierigkeiten verbunden sein, wenn die Ursprungsentscheidung nicht mit der notwendigen Sorgfalt vorbereitet worden ist. Fehlt es nun in dem vorangegangenen Gutachten zusätzlich an den erforderlichen Qualitätsmerkmalen, so fällt es u. U. schwer, einen Änderungsbescheid zu erreichen, der vom Patienten widerspruchslos angenommen wird und vor Gericht Bestand hat.

Eine besondere Schwierigkeit ergibt sich in Fällen, bei denen sich nach einer zurückliegenden Anerkennung mit entsprechendem Bescheid im Weiteren der fachliche Wissensstand geändert hat oder die medizinisch fachliche Beurteilung aus der Sicht ex post falsch war. Die Holz-BG nimmt für sich in Anspruch derartige Entscheidungen auch noch nach Jahren aufzugreifen und konsequent zu prüfen, ob die Rechtswidrigkeit des früheren Bescheides nachgewiesen werden kann. Die Prüfung kann ergeben, dass der zurückliegende Bescheid nach § 45 SGB X rechtswidrig und eine Rücknahme des Verwaltungsaktes nicht mehr möglich ist, z. B. aus Gründen des Vertrauensschutzes. In diesen Fällen kann nach § 48 Abs. 3 SGB X die Leistung „eingefroren" werden, das heißt, eine Veränderung, z. B. der Unfallfolgen oder aber auch die jährlich durchzuführende Rentenanpassung führen nicht zu einer Erhöhung der Rentenzahlung (ein „Einfrierungsbescheid" wird erteilt). Bei zu Unrecht anerkannten Unfallfolgen wird damit eine Erhöhung des monatlich zu zahlenden Betrages infolge von Verschlimmerungen ausgeschlossen.

Wird ein zurückliegender Bescheid aus der Sicht ex post und nach eingehender Prüfung als rechtswidrig erkannt, so kann § 48 Abs. 3 SGB X entsprechend angewendet werden.

Die Problematik von vermeintlichen Unfallfolgen, deren rechtswidrige Anerkennung inzwischen aber zum Bestandsschutz geführt hat, wird an Beispielen besprochen. Es sind u. U. längere Behandlungsverläufe und Rentenzahlungen zu Lasten des berufsgenossenschaftlichen Versicherungsträgers entstanden. Wie ist nun zu verfahren, wenn

* Zu den Beiträgen von S. 111–146.

** Teilnehmer: Dickweiss, Erlinghagen, Gissel, Grosser, Jansen, Kaiser, Kortmann, Lehmann, Leufting, Meinhart, Peters, Ricke, Rompe, Schröter.
Leitung: Kortmann und Schürmann.

ein Ursprungsbescheid Unfallfolgen ausweist, die zu Recht und solche, die zu Unrecht anerkannt wurden? Handelt es sich um eine derartige Gemengelage, dann wird in dem neuen Bescheid bezüglich der zu recht anerkannten Unfallfolgen eine Verschlimmerung und bezüglich der zu Unrecht anerkannten Unfallfolgen gleichzeitig deren Rechtswidrigkeit festgestellt. Liegt kein Zahlbetrag vor, so kann der § 48.3 entsprechend Anwendung finden mit folgendem Vorgehen. In dem neuen Bescheid wird festgestellt, dass der Ursprungsbescheid rechtswidrig war und eine zur Diskussion stehende Verschlimmerung deshalb abzulehnen ist. Die Frage der zurückliegenden Behandlungskosten betrifft das Rechtsverhältnis zwischen der Berufsgenossenschaft und der Krankenkasse, also nicht das Rechtsverhältnis zwischen der Berufsgenossenschaft und dem Patienten.

Die Regelungsmöglichkeiten nach einem rechtswidrig ergangenen Ursprungsbescheid betreffen das Rechtsverhältnis zwischen der Berufsgenossenschaft und dem Patienten. Die Frage der Erstattung von Behandlungskosten betrifft das Rechtsverhältnis zwischen der Berufsgenossenschaft und der Krankenkasse.

Diagnostische Maßnahmen oder eine Behandlung, die infolge eines vermeindlichen Unfallereignisses durchgeführt worden sind, fallen zunächst in den Zuständigkeitsbereich der Berufsgenossenschaft unabhängig von der Frage, ob sich daraus eine Regressüberlegung ergibt. Wird nach einem Unfall eine Arthroskopie durchgeführt und entsteht in diesem Zusammenhang eine Komplikation, so ist diese mittelbare Unfallfolge. Ist ein Meniskusschaden unberechtigt anerkannt und liegt der Bescheid mehr als zwei Jahre zurück, so bleibt grundsätzlich die Regelung über einen „Einfrierungsbescheid".

Für eine Zusammenhangsbegutachtung sollten dem Gutachter seitens der Berufsgenossenschaft klare und für den Mediziner verständliche Fragen gestellt werden. Es kann z. B. die Formulierung „war das Unfallereignis geeignet diesen Körperschaden hervorzurufen" zu allgemein und missverständlich sein. Bezogen auf den Einzelfall wäre es besser zu fragen „ist der Unfall ursächlich oder ist die Verletzung mit hinreichender Wahrscheinlichkeit auf den Unfall zurückzuführen". Andererseits ist es die Aufgabe des Gutachters, die medizinischen Vorgaben für eine Entscheidung nachvollziehbar darzustellen. Den Patienten ist immer wieder zu erklären, dass das ärztliche Gutachten mit der Einschätzung einer MDE ausschließlich zur Vorbereitung einer Entscheidung dient, die von der zuständigen Berufsgenossenschaft oder durch ein Gericht getroffen wird.

Bei den an den Gutachter gerichteten Fragen ist zu berücksichtigen, dass sie an einen ärztlichen und nicht an einen juristischen Sachverständigen gestellt worden sind.

Dem ärztlichen Gutachter sollte z. B. nicht die Frage gestellt werden, ob eine Gelegenheitsursache vorliegt. Eine dahingehende Schlussfolgerung ist durch die Verwaltung auf Grund der ärztlichen Darstellung zu ziehen. Der Gutachter soll sich aber im konkreten Einzelfalle zur rechtlich wesentlichen Bedingung äußern.

Stellt der Gutachtenauftrag klar erkennbar die Frage nach einer Verschlimmerung von vor 10 Jahren anerkannten Unfallfolgen, so sollte sich der Gutachter einer Stellungnahme darüber enthalten, ob er die zurückliegende Begutachtung ggf. für unrichtig hält. Das Gutachten könnte z. B. von einem Anwalt oder von einem Gericht wegen „Überschreiten des Auftrages" abgelehnt werden. Die Anmerkung des Gutachters, er gehe davon aus, dass nur die Verschlimmerung der früher anerkannten Unfallfolgen abzuklären sei, gibt dann der Verwaltung den entsprechenden Hinweis, die zurückliegende Entscheidung nochmals zu prüfen.

Bei der Beantwortung der Zusammenhangsfrage ist der Begriff „Eignung" zu vermeiden. Stattdessen sollte aus der ärztlichen Sicht dazu Stellung genommen werden, ob die geschädigte Struktur bei dem Ereignis gefährdet und betroffen war und ob eine biomechanische Plausibilität gegeben ist.

Abschließend wird von den Vertretern der Verwaltungen und von den Ärzten nochmals die Empfehlung ausgesprochen, die an den Gutachter zu richtenden Fragen präzise und differenziert zu formulieren, dabei den Fragenkatalog aber nicht zu umfangreich zu gestalten.

Teil IV

Zerebrale Krampfleiden als Unfallfolge

Gutachterliche Beurteilung von epileptischen Anfällen nach einem Trauma

S. Kotterba

Um beurteilen zu können, ob ein zerebraler Krampfanfall mit einem Trauma in Verbindung gebracht werden kann, muss zuerst entschieden werden, ob eine gravierende zerebrale Schädigung vorgelegen hat.

Traumatische Hirnschäden werden nach unterschiedlichen Nomenklaturen klassifiziert. Hirnverletzungen gelten als gedeckt, wenn sie unter einer intakten harten Hirnhaut liegen oder offen, wenn durch eine defekte Dura eine Verbindung zwischen subduralem Raum und Außenwelt besteht. Primäre Hirnverletzungen entstehen im Augenblick des Unfalls durch direkte Gewalteinwirkung. Sekundäre Hirnschäden entwickeln sich im weiteren Verlauf durch Zirkulationsstörungen, Hirnödem, Einblutungen oder Infektionen bei offenen Hirnverletzungen.

Im Wesentlichen ist (nach Bruns und Bergmann) zu unterscheiden zwischen

Commotio cerebri. Es handelt sich um eine voll reversible Hirnfunktionsstörung ohne nachweisbares morphologisches Korrelat. Die Patienten bieten eine kurze Bewusstseinsstörung mit anterograder Amnesie, vegetative Symptome wie Übelkeit, Erbrechen, Kopfschmerzen und Schwindel. Das EEG kann im Initialstadium eine flüchtige Verlangsamung zeigen.

Contusio cerebri. Hier sind Hirnsubstanzdefekte fassbar. Zu beachten ist, dass diese bei Gewalteintritt auf das Hirn nicht nur an der Auftreffstelle (Coup) sondern auch auf der gegenüberliegenden Seite (Contre-coup) gefunden werden. In der initialen Bildgebung sind oft Hirnstammläsionen schwer fassbar. Die Dauer der initialen Bewusstlosigkeit (Stunden bis zu Wochen) ist prinzipiell bereits ein Maßstab für die Schwere der Hirnverletzung. Allerdings ist sie gerade bei polytraumatisierten Patienten oft nicht fassbar, da eine Sedierung notwendig ist. In der Rückbildungsphase imponieren ausgeprägte hirnorganische Psychosyndrome. Neurologische Ausfälle (insbesondere Halbseitensymptome, Hirnnervenausfälle und Hirnstammfunktionsstörungen) sind unmittelbar nach dem Trauma zu beobachten. Sie können nur flüchtig sein, sich unter Entwicklung eines Hirnödems aber auch verstärken. Im EEG sind neben einer generellen Verlangsamung Herdzeichen (u. U. auch als cerebraler Krampffokus) zu registrieren. Den genauen Läsionsnachweis erbringt die bildgebende Diagnostik mittels CCT und Kernspintomographie (NMR).

Compressio cerebri. Hier handelt es sich um die am meisten gefürchtete Komplikation nach stattgehabter Contusio cerebri in der frühen Sekundärphase. Wegweisend für die intrakranielle Drucksteigerung sind Klagen über Kopfschmerzen und Erbrechen mit folgender Bewusstseinstrübung sowie sich entwickelnde neurologische Herdzeichen (insbesondere einseitige Mydriasis durch Druck auf den N. oculomotorius). In der Pathogenese dominieren in den ersten 48 Stunden nach einem Hirntrauma Hämatome, ab dem 3. Tag ein Hirnödem, nach der ersten Woche systemische Einflüsse wie Hypoxie, Zirkulationsstörungen, Infektionen.

Chronische subdurale Hämatome werden u. U. erst Monate nach einem Trauma symptomatisch (durch Halbseitensymptome, aber auch durch Jackson-Anfälle).

Bei fehlender Substanzschädigung können nach einer Commotio cerebri keine zerebralen Krampfanfälle auftreten.

Nach substantieller Hirnschädigung wird die Inzidenz der posttraumatischen Epilepsie (PTE) mit 3% angegeben, wobei die Schwere berücksichtigt werden muss (0,6% nach leichtem, 7–39% nach schwerem geschlossenen, 20–57% nach offenem SHT). Grundsätzlich muss zwischen posttraumatischen Gelegenheitsanfällen und einer posttraumatischen Epilepsie unterschieden werden. Der initiale Beginn als Krampfstatus erhöht die Wahrscheinlichkeit einer PTE.

Frühestanfälle innerhalb von 5 Minuten nach dem Trauma treten besonders bei Kleinkindern als generalisierte tonische und atonische Anfälle auf. Sie sind z. T. vasovagaler Natur. Sie stellen kein Risiko für die Entwicklung einer PTE dar.

Frühanfälle in den ersten 7 Tagen nach dem Unfall imponieren zu $^{2}/_{3}$ als fokale (und hier meist als einfach-fokale) Anfälle. Sie können eine akute Situationsänderung wie z. B. Hirnödem oder Infektion anzeigen und sind demnach auch als Gelegenheitsanfälle zu werten, die nach Beheben der auslösenden Situation sistieren. Differentialdiagnostisch müssen in dieser Zeitspanne insbesondere Alkoholentzugskrämpfe bedacht werden.

Spätanfälle treten mit mehr als 7 Tagen Abstand zum Trauma auf. Sie imponieren wiederum vorwiegend als fokale (hier aber als komplex-fokale) Anfälle. Erst wenn sie wiederholt ohne Provokation auftreten, kann von einer PTE ausgegangen werden. Die Latenz bis zum Auftreten der Anfälle kann stark variieren (40–50% nach 6 Monaten, 60–70% nach 1 Jahr, nach 2 Jahren 80%, nach 3 Jahren 95%). Selten beginnt die PTE nach dem 7. posttraumatischen Jahr.

Generell ist das Risiko für die Entwicklung einer PTE auch von der Lokalisation der Hirnschädigung abhängig. Am höchsten ist es bei Läsionen in der Zentroparietalregion, etwas niediger bei Schädigungen temporal und frontal, am niedrigsten nach Läsionen am Okzipitalpol. Einblutungen fördern durch ausgedehntere Membranschädigungen das PTE-Risiko. Ebenfalls haben hypoxisch-ischämische Zusatzläsionen einen bedeutenden Einfluss.

Eine generelle antikonvulsive Prophylaxe erscheint bei 90% der Patienten überflüssig. Auch auf die Entwicklung einer PTE besteht kein statistisch gesicherter Einfluss. Viel entscheidender ist die initial optimale Erstversorgung mit Stabilisierung der Vitalfunktionen zur Minimierung einer Hypoxie und Eingrenzung des primär erzeugten Läsionsareal. Auch der Nachweis epilepsietypischer Potentiale in der Frühphase trägt nicht zur Abschätzung des Epilepsierisikos bei.

Zusammenfassend sprechen für einen Zusammenhang zwischen cerebraler Schädigung und Epilepsie:

- eine schwere, insbesondere offene Hirnverletzung mit langer primärer Bewusstlosigkeit,
- eine Verletzung in der Parietal-, Temporal- und Frontalregion,

- fokal beginnende Anfälle mit entsprechenden fokalen EEG-Veränderungen,
- Anfälle in den ersten 3 posttraumatischen Jahren.

Hingegen deuten generalisierte Anfälle und familiäre Epilepsiebelastungen sowie ein Alkoholabusus eher auf unfallunabhängige Anfälle hin. Außerdem treten mit zunehmendem Lebensalter zerebrovaskuläre Störungen auf, die selbst lokalisierte Veränderungen und Anfallsbereitschaft bedingen. Allerdings können auch im Alter Kompensationsmechanismen um eine Traumanarbe abnehmen. Unter Umständen ist ein Zusammenhang dann doch zu bejahen.

Ist der Zusammenhang zwischen Trauma und Epilepsie bewiesen, gelten folgende gutachterliche Bewertungsrichtlinien (Tabelle 1).

Die Therapie richtet sich prinzipiell nach der Art der Anfälle. Da meist fokale Anfälle (z.T. mit sekundärer Generalisierung) vorliegen, werden als Antikonvulsiva vorwiegend Carbamazepin oder Phenytoin gewählt werden. Eine antikonvulsive Medikation wird bei Frühanfällen zunächst über 8–12 Wochen mit dann folgendem Auslassversuch angesetzt. Bei Spätepilepsie sollte sie über mindestens 2 Jahre unter regelmäßigen EEG-Kontrollen, Führen eines Anfallskalenders durch den Patienten und Bestimmungen des Serumspiegels des Antikonvulsivums fortgesetzt werden. Ausbleiben der Anfälle in diesem Zeitraum sowie unauffällige EEG-Befunde erlauben den Auslassversuch.

Berufs-/Erwerbsfähigkeit. Hier müssen spezifisch das berufliche und soziale Umfeld betrachtet werden. Unter optimaler antikonvulsiver Therapie dürfte bei ausreichender Compliance des Patienten eine Erwerbsunfähigkeit zu verhindern sein. Allerdings müssen oft auch begleitende hirnorganische Psychosyndrome berücksichtigt werden. Einschränkend bleibt zu sagen, dass evtl. ältere Arbeitnehmer nicht mehr umgeschult werden können. Hinsichtlich der Berufsfähigkeit sind nämlich folgende Grundsätze zu berücksichtigen:

Ein Arbeitsplatz für Anfallskranke darf nicht mit einem größeren als dem alltäglichen Gefahrenrisiko verbunden sein. Insbesondere verbieten sich Tätigkeiten auf Gerüsten und im Bereich von Gewässern. Allerdings muss eine individuelle Analyse der Tätigkeit durchgeführt werden. Epilepsiepatienten dürfen nicht ungeschützt an rotierenden und schneidenden Maschinen arbeiten. Eine Tätigkeit als Berufskraftfahrer ist in keinem Fall möglich.

Tabelle 1. Gutachterliche Bewertungsrichtlinien bei Epilepsie

Anfallshäufigkeit	MdE
Seltene Anfälle (große Anfälle mit mehr als einem Jahr Pause, kleine Anfälle mit Pausen von Monaten)	30–40
Selten (große Anfälle mit Pausen von Monaten, kleine Anfälle mit Pausen von Wochen)	40
Mittlere Häufigkeit (große Anfälle mit Wochenpausen, kleine Anfälle mit Pausen von Tagen)	50–60
Häufig (wöchentlich große Anfälle, Serien von fokalen Anfällen, tägliche kleine Anfälle)	70–100
Nach 3-jähriger Anfallsfreiheit mit weiterer notwendiger antikonvulsiver Behandlung	20

Fahrerlaubnis. Wer unter epileptischen Anfällen oder anderen anfallsartig auftretenden Bewusstseinsstörungen leidet, ist zum Führen von Kraftfahrzeugen aller Klassen ungeeignet. Auch tageszeitliche Bindungen und regelmäßige Auren berechtigen nicht zu einer Ausnahmeregelung. Die Eignung zum Führen von Kraftfahrzeugen der Klasse 2 und zum Führen von Fahrzeugen, die der Fahrgastbeförderung dienen, bleibt nach mehreren epileptischen Anfällen ausgeschlossen.

Die Wiedererlangung der Fahrerlaubnis ist bei Spätanfällen nach mindestens 1-jähriger Anfallsfreiheit möglich, ist jedoch an ein fachärztliches/medizinisch-psychologisches Gutachten gebunden, welches beurteilen muss, ob keine Epilepsiebereitschaft mehr besteht. Hierzu müssen 3 EEGs im Abstand von je 4 Wochen eindeutig frei von epilepsietypischen Potentialen sein. Bei weiterer Einnahme von Antikonvulsiva muss ausgeschlossen sein, dass diese die Reaktionsfähigkeit beeinträchtigen. Ebenfalls sollte ein höhergradiges hirnorganisches Psychosyndrom ausgeschlossen sein.

Frühanfälle, die ja nicht unbedingt zur PTE führen, erlauben eine flexiblere zeitliche Begrenzung. Grundsätzlich sollte eine Spanne von 3 Monaten nach dem Trauma eingehalten werden.

Literatur

1. Besser R, Gross-Selbeck G (1996) Epilepsiesyndrome-Therapiestrategien. Thieme, Stuttgart New York
2. Delank HW (1996) Traumatische und posttraumatische Schädigungen des Nervensystems. In: Fritze E, May B (Hrsg) Die ärztliche Begutachtung. Steinkopff, Darmstadt
3. Hauser AW (1990) Prevention of posttraumatic epilepsy. N Engl J Med 323: 540–542
4. Hess R (1981) Elektroenzephalographische Aspekte posttraumatischer Epilepsien. Epilepsie 80: 106–113
5. Janz D (1982) Zur Prognose und Prophylaxe der traumatischen Epilepsie. Nervenarzt 53: 238–245
6. Pagni CA (1990) Posttraumatic epilepsy. Incidence and prophylaxis. Acta Neurochir Suppl 50: 38–47
7. Penin H (1979) Epilepsie und Berufsunfähigkeit. Akt Neurol 6: 257–265
8. Penin H (1984) Hirnorganische Anfälle. In: Rauschelbach HH, Jochheim KA (Hrsg) Das neurologische Gutachten. Thieme, Stuttgart New York
9. Pohlmann-Eden B, Bruckmeier J (1994) Prädiktoren und Dynamik posttraumatischer Epilepsien. Epilepsie 93: 349–358

Anforderung an die Berufshilfe, Arbeitsplatzgestaltung aus werksärztlicher Sicht

K. Etzler

Bei der arbeitsmedizinischen Betrachtung der beruflichen Möglichkeiten bei einer traumatischen Epilepsie ergeben sich drei Schwerpunkte.

- Als erster, welcher Beruf sollte erlernt werden, wenn die Epilepsie im Kindesalter, z. B. als Schüler, aufgetreten ist?
- Als zweiter, kann der ausgeübte Beruf auch ohne Anfallsfreiheit weiter ausgeführt werden?
- Als dritter, was ist beim Erlernen einer neuen Tätigkeit zu beachten?

Da bei einer Herausnahme aus dem zuletzt ausgeübten Beruf vorhandene Qualifikationen verloren gehen und zusätzlich psychische Belastungen durch Änderung des sozialen Umfeldes oder durch die Belastung, bisher Fremdes neu erlernen zu müssen, auftreten können, ist der arbeitsmedizinische Königsweg stets, den Beschäftigten am alten Arbeitsplatz zu lassen, ggf. unter einer speziellen Arbeitsplatzgestaltung, die der Behinderung entspricht. Und dies ist auch ganz überwiegend möglich.

Es gibt nur wenige Berufsgruppen, die dem posttraumatischen Epileptiker dauerhaft verschlossen bleiben:

- Luftfahrttätigkeiten (nach der Richtlinie für die Feststellung der Tauglichkeit des Luftfahrtpersonals),
- Fahrgastbeförderung (nach der Straßenverkehrszulassungsordnung),
- Führen von Kraftfahrzeugen der Klasse 2 (nach der Straßenverkehrszulassungsordnung).

Darüber hinaus gibt es eine Reihe von Verordnungen, Unfallverhütungsvorschriften und berufsgenossenschaftlichen Grundsätzen für arbeitsmedizinische Vorsorgeuntersuchungen, die zumindest vorübergehend eine Tätigkeit ausschließen:

- Binnenschiffahrtspatentverordnung,
- Rheinschiffahrtsuntersuchungsordnung,
- VBG 9 Krane,
- VBG 11 Schienenbahnen,
- VBG 12 Fahrzeuge,
- BG-Grundsätze, z. B.
  - G 7 (Kohlenmonoxid),
  - G 26 (Atemschutz),
  - G 30 (Hitzearbeiten),
  - G 35 (Arbeitsaufenthalt im Ausland),
  - G 41 (Arbeiten mit Absturzgefahr).

Als Richtschnur für die Wiederzulassung einer vorübergehend nicht ausgeübten Tätigkeit kann aus arbeitsmedizinischer Sicht die Regelung der Straßenverkehrszulassungsordnung gelten:

- zwei Jahre Anfallsfreiheit,
- EEG ohne Anhalt für Epilepsie-Zeichen,
- notwendige Medikation ohne beeinträchtigende zentralnervöse Wirkungen,
- regelmäßige Kontrolluntersuchungen,
- einjährige Anfallsfreiheit bei operativ behandelten Epilepsiekranken.

Wenn also diese Kriterien erfüllt sind, bestehen keinerlei Bedenken, den Verunfallten mit einer traumatischen Epilepsie wieder seine alte berufliche Tätigkeit ausüben zu lassen.

Es ist somit festzuhalten, dass ein generelles Verbot für die genannten Tätigkeiten bei den meisten traumatischen Epilepsien unbegründet ist. Denn der Einsatz eines Epileptikers richtet sich grundsätzlich nach der Schwere der Erkrankung. Es ist also stets eine Einzelfallprüfung erforderlich.

Im Folgenden möchte ich dazu Stellung nehmen, welche weiteren Gesichtspunkte bei der Auswahl für eine behindertengerechte Arbeitsplatzgestaltung zu berücksichtigen sind, für einen Berufsanfänger, für einen Beschäftigten, der voraussichtlich vorübergehend seine zuletzt ausgeübte Tätigkeit nicht ausüben kann, und für die Beschäftigten, die trotz Therapie nicht anfallsfrei zu stellen sind.

Im Rahmen der notwendigen Einzelfallprüfung muss eine Beurteilung der Schwere der Epilepsie erfolgen, also eine Bewertung der Anfallsart, der Anfallshäufigkeit und der Prognose der Erkrankung.

Für die Beurteilung der Art der Anfälle haben sich folgende Gefährdungskategorien als praktikabel erwiesen.

0 erhaltenes Bewusstsein, erhaltene Haltungskontrolle und Handlungsfähigkeit,
A Beeinträchtigung der Handlungsfähigkeit bei erhaltenem Bewußtsein mit Haltungskontrolle,
B Handlungsunterbrechung bei Bewusstseinsstörung mit Haltungskontrolle,
C Handlungsunfähigkeit mit/ohne Bewusstseinsstörung bei Verlust der Haltungskontrolle,
D unangemessene Handlungen bei Bewusstseinsstörungen mit/ohne Haltungskontrolle.

Für die Arbeitsgestaltung – also die Gestaltung des Arbeitsplatzes und der Arbeitsinhalte – ist im Wesentlichen zu berücksichtigen, ob das Bewusstsein erhalten bleibt, ob es zu einem Haltungsverlust kommt, ob die Willkürmotorik gestört ist oder ob es zu unangemessenen Bewegungen kommt.

Für die Arbeitsgestaltung ist es ebenso bedeutsam, die Anfallshäufigkeit zu berücksichtigen. So liegen beispielsweise die Angaben über das Wiederholungsrisiko eines epileptischen Anfalles zwischen 29% und 78% innerhalb von drei Jahren, wobei 90% aller Zweitanfälle innerhalb des ersten Jahres auftreten. Wer also ein Jahr anfallsfrei geblieben ist, kann mit hoher Wahrscheinlichkeit damit rechnen, dass kein weiterer Anfall mehr auftritt. Insofern wäre es arbeitsmedizinisch nicht zu verantworten, diesem Personenkreis bestimmte berufliche Tätigkeiten von vornherein zu verwehren.

Eine traumatische Epilepsie mit länger als zweijähriger Anfallsfreiheit unter Therapie oder eine mit länger als einjähriger nach operativer Therapie kann ebenso als anfallsfrei eingestuft werden, wie eine Epilepsie, die mehr als drei Jahre ausschließlich während der Schlafenszeit auftritt.

Als weiterer, wichtiger Beurteilungsparameter ist die Prognose und der Behandlungsstand zu berücksichtigen. Prognostisch ungünstig sind nicht nur große Anfälle, sondern auch bestimmte fokale Anfälle, wobei sich die Kombination aus großen generalisierten Anfällen mit komplex-fokalen Anfällen, die zeitlich nicht gebunden auftreten, besonders ungünstig erscheinen. Auch Auren sind nur dann als verwertbare Faktoren anzusehen, wenn durch wiederholte Fremdbeobachtungen nachgewiesen werden konnte, dass sich der Patient rechtzeitig zuverlässig schützen konnte. Auch die zeitliche Bindung von Anfällen an bestimmte Schlaf-Wach-Rhythmen kann bei Beginn einer Epilepsie nicht als Schutzfaktor angesehen werden, da bei Anfällen, die zu Beginn einer Epilepsie nur während der Schlafzeit auftraten, zu beobachten war, dass es in den ersten zwei Jahren in etwa 20% der Fälle auch zu Anfällen am Tage kam.

Neben der Art und der Häufigkeit der Anfälle ist für die Prognose einer Epilepsie von entscheidender Bedeutung, dass alle therapeutischen Möglichkeiten qualifiziert ausgeschöpft werden. Der Arbeitsmediziner ist hier auf einen in der Epilepsie-Behandlung erfahrenen Neurologen angewiesen. Des Weiteren ist von entscheidender Bedeutung, dass die Mitarbeit des Patienten mit einer verlässlichen Medikamenteneinnahme erreicht werden kann.

Sofern jedoch ein Patient nicht anfallsfrei gestellt werden kann, ergeben sich aus arbeitsmedizinischer Sicht für folgende Arbeiten Einschränkungen:

- mit Absturzgefahr, bzw. Schwindelfreiheit,
- an ungeschützten, rotierenden, schneidenden, stanzenden, pressenden und zerkleinernden Maschinen,
- in der Umgebung aufwärts gerichteter, größerer, spitzer oder scharfer Metallteile,
- an Bändern, wenn die Gefahr der Einklemmung und Quetschung besteht,
- an offenen Bädern, Gruben und mit Flüssigkeit gefüllten Becken,
- mit Gasgefahren und Tragen von Atemschutzgeräten,
- mit Umgang bestimmter Gefahrstoffe,
- mit Umgang von Starkstrom,
- mit Fahr-, Steuer- und Überwachungstätigkeiten,
- im Wechsel von Tag- und Nachtschicht,
- an Einzelarbeitsplätzen.

Der Arbeitsmediziner muss vor dem Arbeitseinsatz eines Epileptikers insbesondere Folgendes abgeklärt haben.

- Eine Gefährdung der eigenen Person und Dritter muss ausgeschlossen werden.
- Eine eventuelle Minderung der Reaktionsfähigkeit, die durch die erforderliche Medikation auftreten kann, muss berücksichtigt werden.
- Die Berufsausübung muss mögliche Auslöserfaktoren für einen Anfall ausschließen (z. B. photosensible Faktoren).

Entscheidend für jede arbeitsmedizinische Beurteilung ist nicht die Feststellung, was ggf. nicht gemacht werden darf, sondern ausschließlich die Feststellung, was verrichtet werden kann trotz einer Behinderung. Und insofern ist es erforderlich, in Abhängigkeit einer Einzelfallprüfung den Arbeitsplatz so zu gestalten, dass die belastenden Faktoren ausgeschlossen werden.

Bei einer Erstausbildung ist insbesondere darauf zu achten, dass im angestrebten Beruf möglichst viele Tätigkeitsfelder denkbar sind, um beim Nichterlangen einer Anfallsfreiheit nicht erneut die Berufsart wechseln zu müssen. Selbst wenn es zum Ausbildungsgang gehört, dass nur vorübergehend Arbeiten mit erhöhter Unfallgefährdung erlernt werden müssen, lassen sich individuelle Ausbildungsvarianten finden, die trotzdem das Erlernen des angestrebten Berufes möglich machen.

Wenn die traumatische Epilepsie nach der Berufsausbildung aufgetreten ist, so ist immer erst vorrangig zu prüfen, ob bestimmte bisherige Gefährdungen vermieden werden können. Häufig lassen sich beispielsweise Absturzgefahren in der zuletzt ausgeübten Tätigkeit durch Änderung des Arbeitsplatzes, z.B. durch Verlagerung der Steuerelemente, vermeiden. Auch die Umgestaltung von Maschinen, z. B. zur Vermeidung von Quetschungen durch spezielle Schutzeinrichtungen, ist überwiegend möglich. Auch durch arbeitsorganisatorische Veränderungen lässt sich häufig eine Einzelarbeitsplatztätigkeit oder eine Nachtschichttätigkeit vermeiden.

Da der überwiegende Teil der traumatischen Epileptiker bei regelmäßiger Medikamenteneinnahme nach ca. zwei Jahren als anfallsfrei eingestuft werden kann, ist es erforderlich, dass sowohl der Patient, als auch alle für den Arbeitseinsatz Verantwortliche oder beratend Tätige den Willen haben, eine Lösung herbeizuführen. Dies setzt voraus, dass in vertrauensvollen, gemeinsamen Gesprächen die Möglichkeiten eines Einsatzes am alten Arbeitsplatz ausgelotet werden.

Es sollte die extreme Ausnahme bleiben, dass eine Umschulung erforderlich wird, wobei dann aus arbeitsmedizinischer Sicht stets eine berufsvorbereitende Maßnahme, z. B. Arbeitserprobungsfindung oder Förderlehrgänge, als notwendig erachtet werden.

Zusammenfassend lässt sich feststellen, dass für die arbeitsmedizinische Beurteilung eines zerebralen Krampfleidens als Unfallfolge stets eine Einzelfallprüfung vorzunehmen ist, um die Schwere der Epilepsie nach Art, Häufigkeit, Prognose und Behandlungsstand beurteilen zu können. Nach Erfassung der Unfallgefährdung bei der zuletzt ausgeübten Tätigkeit sind durch Arbeitsplatzgestaltung und arbeitsorganisatorische Maßnahmen die Gefährdungen zu beseitigen. Bei einer regelmäßigen Medikamenteneinnahme und einer dauerhaften neurologischen Überwachung ist eine uneingeschränkte Einsatzfähigkeit überwiegend zu erwarten. Es gibt nur wenige Tätigkeiten, die dauerhaft dem Epileptiker versagt sind, da trotz aller optimalen Therapie auch nach längerer Anfallsfreiheit in seltenen Fällen Rückfälle auftreten können. Insgesamt hat sich in den letzten Jahren jedoch die Auffassung zur Einsatzmöglichkeit des Epilepsiekranken zum Vorteil dieser Behindertengruppe verbessert.

Anforderungen an die Berufshilfe aus der Sicht der Verwaltung

W. Römer

Anzahl der Fälle

Jährlich werden zwischen 70 und 80 neue Rehafälle mit der Diagnose „zerebrale Anfallsleiden" in der medizinischen Rehabilitation abgeschlossen.

In ca. 90% der Fälle kommt es zu einer Unfallrente, d. h. es verbleiben Schäden, die eine Minderung der Erwerbsfähigkeit auf dem Arbeitsmarkt zur Folge haben. Es verwundert daher nicht, wenn in ca. 40% der Fälle Berufshilfemaßnahmen und in etwa jedem 20. Fall Bildungsmaßnahmen notwendig werden, um eine berufliche Wiedereingliederung zu ermöglichen.

Steht als Unfallfolge ein zerebrales Anfallsleiden fest, so wird regelmäßig durch den Berufshelfer zu prüfen sein, ob Maßnahmen zur Sicherung des Arbeitsplatzes oder zur beruflichen Wiedereingliederung notwendig sind. Dabei ist es besonders vorteilhaft, wenn der Berufshelfer möglichst früh mit dem Versicherten und dem Betrieb Kontakt aufnimmt.

Gründe für die Notwendigkeit von Berufshilfemaßnahmen

Maßnahmen der beruflichen Rehabilitation sind immer dann nötig, wenn der Unfall die Fähigkeit, den alten Arbeitsplatz auszufüllen bzw. überhaupt an ihm zu arbeiten, beeinträchtigt hat. Die Gründe hierfür sind bei zerebralen Anfallsleiden im Wesentlichen:

- Eine erhöhte Unfallgefahr durch einen möglichen weiteren Anfall. Hiervon sind besonders Arbeitsplätze betroffen, an denen es erhebliche Unfallgefahren gibt, z. B. durch laufende Maschinen oder durch Arbeiten auf Leitern und Gerüsten, oder wenn es sich um Fahr- und Steuertätigkeiten handelt.
- Ebenfalls negative Auswirkungen auf den Arbeitsplatz können die Nebenwirkungen von Medikamenten zur Verhinderung eines neuen Anfalles haben. So z. B. wenn Überwachungs- und Steuerungstätigkeiten ausgeführt werden und die Medikamente zu Verzögerungen in der Reaktion oder zu Müdigkeit usw. führen.
- Berufshilfe kann aber auch angezeigt sein, wenn durch den Arbeitsplatz die Anfallsbereitschaft erhöht wird, weil Lärm, Hitze, optische Reize, Stress, Schichtarbeit usw. die Gefahr eines Anfalles heraufbeschwören.
- Schließlich wird in vielen Fällen Berufshilfe nicht vordringlich wegen des zerebralen Anfallsleidens notwendig, sondern z. B. auch wegen zusätzlicher Hirnleistungsstörungen, die dem Versicherten ein wettbewerbsfähiges Arbeiten am alten Arbeitsplatz nicht mehr erlauben.

Rechtliche Rahmenbedingungen

Es gibt keine Vorschriften, die ausschließlich die Arbeitsbedingungen von Anfallskranken regeln. Es muss daher für jede Tätigkeit im Einzelnen geprüft werden, ob eine Beschäftigung möglich ist oder nicht.

Erste Hinweise geben die allgemeinen Schutzvorschriften des Arbeitsrechts. Nach § 618 BGB, den §§ 3 und 4 Arbeitsschutzgesetz und vergleichbaren Vorschriften hat der Arbeitgeber den Versicherten vor Unfall- und Gesundheitsgefahren am Arbeitsplatz zu schützen. § 2 VBG I verlangt, dass Arbeitnehmer nur an für sie geeigneten Arbeitsplätzen beschäftigt werden.

Zusätzlich gibt es einige wenige spezielle Vorschriften für besonders gefährliche Arbeitsplätze. Allgemein gilt hier gem. § 36 VBG I, dass gefährliche Arbeiten nur geeigneten Personen übertragen werden dürfen. Weiterhin gibt es besondere Regelungen für Arbeiten mit Absturzgefahren, die Personenbeförderung, den Luftverkehr und sonstige, hohe Anforderungen stellende Fahr- und Steuertätigkeiten [1].

Bei der Beurteilung des Risikos ist aber stets zu berücksichtigen, dass Gefahren auch gegebenenfalls durch Schutzmaßnahmen gesenkt werden können, und damit ein Arbeiten ermöglicht werden kann.

Konsequenzen für den Versicherten mit zerebralen Anfallsleiden

Grundsätzlich gilt, dass eine Gefährdung Dritter auszuschließen ist.

Des Weiteren ist davon auszugehen, dass Versicherte mit Anfallsleiden am Arbeitsplatz keinen höheren Gefahren ausgesetzt werden dürfen, als sie dies im Alltag auch sind. Das heißt, bewegen sich die Risiken am Arbeitsplatz für den Versicherten im Rahmen alltäglicher Gefährdungen, so ist eine Beschäftigung möglich. Besteht die Gefahr z. B. bei einem Büroarbeitsplatz darin, sich bei einem Anfall am Schreibtisch oder durch Sturz vom Stuhl zu verletzten, so ist dies kein Ausschlussgrund für eine Beschäftigung. Besteht dagegen die Gefahr, in eine laufende Maschine zu stürzen, so ist eine Beschäftigung nur möglich, wenn diese Gefahr durch Schutzmaßnahmen (z. B. ein Schutzgitter) beseitigt werden kann.

In diesem Zusammenhang stellt sich auch die Frage, ob andere Behörden über derartige Gefährdungen zu informieren sind. So z. B. die Straßenverkehrsbehörde, wenn davon auszugehen ist, dass der Versicherte wegen seines Anfallsleidens die Tauglichkeit zum Führen eines Kraftfahrzeuges verloren hat. Eine Pflicht zur Information besteht nicht. Auch ein Recht zur Information wird – unter Berufung auf die strengen Vorschriften des Datenschutzes – grundsätzlich abgelehnt [2]. Der Versicherte sollte jedoch schriftlich auf dieses Problem hingewiesen und gebeten werden, diese Frage mit der Straßenverkehrsbehörde zu klären.

Prüfung im Einzelfall

Ob besondere Gefahren am Arbeitsplatz drohen, hängt damit im Wesentlichen von den Gefahren des Arbeitsplatzes (gegebenenfalls unter Berücksichtigung von Schutzmaßnahmen) und dem Grad der Gefährdung durch die Anfälle ab. Um die Gefährdung durch die Anfälle beurteilen zu können, wird folgendes *Gefährdungsraster* vorgeschlagen [3]:

0 Erhaltenes Bewusstsein, erhaltene Haltungskontrolle und Handlungsfähigkeit:
  - Anfälle ausschließlich mit Befindlichkeitsstörungen ohne arbeitsmedizinisch relevante Symptome; möglicherweise wird eine Handlung bewusst unterbrochen bis zum Ende der subjektiven Symptome.

A Beeinträchtigung der Handlungsfähigkeit bei erhaltenem Bewusstsein mit Haltungskontrolle:
  - Anfälle mit Zucken, Versteifen oder Erschlaffen einzelner Muskelgruppen.

B Handlungsunterbrechung bei Bewusstseinsstörung mit Haltungskontrolle:
  - Plötzliches Innehalten, allenfalls Minimalbewegungen ohne Handlungscharakter.

C Handlungsfähigkeit mit/ohne Bewusstseinsstörung bei Verlust der Haltungskontrolle:
  - Plötzlicher Sturz ohne Schutzreflex, langsames Insichzusammensinken, Taumeln und Sturz mit Abstützen.

D Unangemessene Handlungen bei Bewusstseinsstörungen mit/ohne Haltungskontrolle:
  - Unkontrollierte komplexe Handlungen oder Bewegungen, meist ohne Situationsbezug.

Daneben ist die Häufigkeit der Anfälle zu beachten, wobei davon ausgegangen werden kann, dass bei mehr als zweijähriger Anfallsfreiheit in der Regel keine besonderen Gefährdungen mehr gesehen werden. Außerdem muss berücksichtigt werden, welche Gefährdungen von den Nebenwirkungen der zur Vermeidung der Anfälle eingenommenen Medikamente ausgehen (verzögerte Reaktion, Müdigkeit usw.). Diesen Gefährdungen durch den Anfall sind, wie ausgeführt, die Gefahren und Anforderungen des Arbeitsplatzes gegenüber zu stellen, unter Berücksichtigung der Möglichkeiten, die zur Gefahrenabwehr ergriffen werden können. Zum Schluss ist dann abzuwägen, ob eine Beschäftigung des Versicherten auf diesem Arbeitsplatz, gegebenenfalls unter Schutzmaßnahmen, zu verantworten ist oder nicht. Maßstab ist hierbei, dass eine Gefährdung Dritter und eine Gefährdung des Versicherten über normale Alltagsgefahren hinaus zu vermeiden ist.

Welche Möglichkeiten stehen der Berufshilfe offen?

Zunächst sind alle Möglichkeiten der *medizinischen Rehabilitation*, also Anfallsdiagnostik und Behandlung auszuschöpfen. Kommt es trotzdem weiterhin zu Anfällen, ist die Notwendigkeit von Maßnahmen der beruflichen Rehabilitation zu prüfen [4]. Besteht grundsätzlich die Möglichkeit, dass der Versicherte seine frühere Tätigkeit wiederaufnimmt, ist es regelmäßig sinnvoll, durch eine *Arbeits- und Belastungserprobung* herauszufinden, inwieweit der Versicherte mit den Gegebenheiten des Arbeitsplatzes zurechtkommt. Sollte es Probleme geben, ist zunächst zu versuchen, durch eine *Umgestaltung des Arbeitsplatzes*, gegebenenfalls durch Schutzmaßnahmen, dem Versicherten die Arbeit zu erhalten. Ist dies nicht möglich, ist zu überlegen, ob durch *Herausnahme von gefährdenden Tätigkeiten* oder durch *Umsetzung* im Betrieb der Versicherte wieder eingegliedert werden kann. Gegebenenfalls ist auch eine *Hilfe zur Einrichtung eines neuen Arbeitsplatzes* möglich. Auch *berufliche Anpassungsmaßnahmen*, um im Betrieb einer anderen Arbeit nachzugehen, kommen in Frage.

Scheitert dies alles, wird in der Regel eine *berufliche Neuorientierung* notwendig sein. Hierzu wird zunächst durch die Maßnahmen der *Berufsfindung und Arbeitserprobung* herauszufinden sein, für welche Tätigkeiten beim Versicherten Eignung und Neigung vorliegen. Dabei ist besonders abzuklären, ob eine breite Einsatzmöglichkeit auf dem Arbeitsmarkt unter Berücksichtigung des Anfallsleidens zu erwarten ist. Zum Teil lassen sich neue Berufsfelder durch *Einarbeitungszuschüsse* erschließen. Vielfach werden dann aber doch aufwändige *berufliche Bildungsmaßnahmen* notwendig, um eine erfolgreiche Wiedereingliederung zu ermöglichen.

Um alle mit dem Anfallsleiden zusammenhängenden Fragen am Arbeitsplatz sinnvoll abklären zu können, wird es häufig notwendig sein, neben dem medizinischen Spezialisten, einen Arbeitsmediziner und zusätzlich den Technischen Aufsichtsdienst oder Sicherheitsfachkräfte des Unternehmens einzuschalten. Patentrezepte wird es nicht geben. Es werden immer *Einzelfallentscheidungen* sein, die unter Berücksichtigung aller Umstände nach besten Erkenntnismöglichkeiten zu treffen sind.

Sollte es trotz aller Vorsichtsmaßnahmen am Arbeitsplatz oder zu Hause durch einen erneuten Anfall zu einem Körperschaden kommen, ist dies kein neuer Arbeitsunfall, sondern ein sogenannter Folgeunfall des ersten Arbeitsunfalles, der das Anfallsleiden auslöste.

Literatur und Anmerkungen

1. Vgl. z.B. Bundesminister für Verkehr: Krankheit und Kraftverkehr, Gutachten des Gemeinsamen Beirats für Verkehrsmedizin beim Bundesminister für Verkehr und beim Bundesminister für Jugend, Familie und Gesundheit
2. Vgl. Benz, Unfall- (Berufskrankheits) -Folgen und Fahrtüchtigkeit, BG 1996, 696ff
3. Hauptfürsorgestelle Landschaftsverband Westfalen-Lippe, Epilepsie – Anfallskrank im Arbeitsleben, S 17
4. Vgl. auch die Empfehlungen des Arbeitskreises zur Verbesserung der Eingliederungschancen von Personen mit Epilepsie, ASP 1983, 147ff. und Schönberger/Emmerich, Anfallskrankheit und berufliche Tätigkeit, BG 1986, 676ff

Diskussion*

Zusammengefasst und redigiert von G. Hierholzer**

Die Diskussion über die Begutachtungsaufgabe nach derartigen Verletzungen führt zunächst zu allgemeinen Anmerkungen über die Umsetzung des erteilten Auftrages. Unzweifelhaft kann ein persönlich benannter Gutachter bei der Untersuchung, Bearbeitung und Erstellung nachgeordnete Ärzte mit einbeziehen. Es ergeben sich aber nicht selten aus der medizinischen Darlegung ergänzende Fragen oder Probleme, die für die Klärung von Rechtsfragen oder für die verwaltungsseitig zu treffenden Entscheidungen geklärt werden müssen. Es erscheint nicht vertretbar, dass der verantwortliche Gutachter diese Aufgabe an einen weiteren Mitarbeiter delegiert und sich u.U. zwei Oberärzte aus einer Klinik kontrovers zum gleichen Thema äußern. Aus der Sicht der Verwaltung ist zu fordern, dass die Beantwortung derart wichtiger Zusatzfragen erkennbar die Auffassung des verantwortlich zeichnenden Gutachters wiedergibt.

Der namentlich beauftragte Gutachter trägt die gesamte Verantwortung für das Gutachten auch in den Fällen, in denen er Aufgaben der Untersuchung und Bearbeitung delegiert.

Entscheidend für unfallbedingte zerebrale Krampfleiden ist es, dass durch das Trauma ein Hirnsubstanzdefekt gesetzt worden ist. Die Frage, ob zerebrale Krampfanfälle bereits vor dem Unfall aufgetreten waren, kann nicht nur auf Grund der subjektiven Angaben, aber auch nicht im Sinne einer Ausschlussdiagnose geklärt werden. Ein wichtiges Hilfsmittel ist das Vorerkrankungsverzeichnis. Ergeben sich daraus keine Hinweise, so ist die Zusammenhangsfrage auf der Grundlage der Wahrscheinlichkeit und in dem Bewusstsein eines Restrisikos zu beantworten. Unpräzise und aus einem persönlichen Eindruck entstandene ärztliche Voten können die Vorbereitung der durch die Berufsgenossenschaft zu treffenden Entscheidung erschweren oder fehlleiten.

Der Gutachter darf nur mit einer beweisbaren Begründung ausschließen, dass vor dem Unfall Krampfanfälle bestanden haben. Fehlt diese, so sollte er sich auf die Formulierung beschränken, „ihm seien aus der Vorgeschichte des Patienten keine Krampfanfälle bekannt geworden".

* Zu den Beiträgen von S. 153–164.

** Teilnehmer: Dietmair, Erlinghagen, Etzler, Gerstmann, Hanisch, Kotterba, Meyer-Clement, Römer. Leitung: Wehking und Etzler.

Seitens der Neurologen wird auf die Schwierigkeit hingewiesen, im Einzelfalle ein Krampfleiden sicher auszuschließen. Das Elektroenzephalogramm und auch das Langzeit-EEG stellen im Hinblick auf die möglichen langen freien Intervalle mehr oder weniger Momentaufnahmen dar. Um so wichtiger ist es, die medizinische Vorgeschichte des Patienten umfänglich zu prüfen.

Teil V

Amputationen

Indikation zur Amputation

U. Lehmann

Die Indikation zur Erhaltung oder Amputation einer Extremität ist schwierig zu stellen, da einerseits eine hohe Hemmschwelle besteht und zahlreiche Kriterien bewertet werden müssen. Diese setzen eine Beurteilung des Schweregrades der Verletzung voraus, in der die Bewertung des Weichteilschadens, der Unfallmechanismus, das Ausmaß der Gewalteinwirkung und die Frakturschwere mit dem Ausmaß der ossären Zerstörung zu berücksichtigen sind. Zudem gilt es die Gesamtverletzungsschwere mit ipsi- und kontralateralen Begleitverletzungen, die Ausdehnung des Schocks und den initialen Blutverlust in die Beurteilung mit einzubeziehen. Die Prognose wird letztendlich entscheidend durch das Ausmaß von Gefäß- und Nervenläsion geprägt sowie die Dauer des Ischämieintervalls und die Ausprägung des damit verbundenen Reperfusionsschadens.

Nach schweren offenen Frakturen insbesondere der unteren Extremität wurde in den vergangenen Jahren mit zunehmender Häufigkeit die Indikation für einen Erhaltungsversuch gestellt, nicht zuletzt aufgrund der Entwicklung moderner mikrochirurgischer Techniken und durch eine Weiterentwicklung der Möglichkeiten zur sekundären Knochenrekonstruktion wie z. B. Verbesserung und Verfeinerung der Ilizarov-Technik. Da jedoch allein der Begriff der III° offenen Fraktur ein zu weites Spektrum mit unterschiedlicher Verletzungsschwere beschreibt, wurde von Gustilo [3] eine Unterteilung in drei weitere Kategorien (Tabelle 1) vorgenommen:

Unter den *IIIA*-Verletzungen besteht zwar ein ausgedehnter Weichteilschaden, die Fraktur kann jedoch bei intaktem Periost und ohne Gefäßverletzung mit Weichteilen gedeckt werden. Diese Frakturen können prognostisch eher als gutartig eingestuft werden. Die *IIIB*- und *IIIC*-Verletzungen hingegen können eine Deperiostierung und eine Gefäßverletzung vorweisen, die eine kritische Beurteilung [10] über Erhalt oder Amputation unter Berücksichtigung der oben genannten Kriterien erfordern.

Tabelle 1. Klassifikation des begleitenden Weichteilschadens offener Frakturen nach Gustilo (1984)

Typ	Weichteilschaden
I	Durchspießung der Haut durch ein Fragment, Wunddurchmesser <1 cm
II	Durchspießungswunde >1 cm, geringe Haut- und Muskelkontusion, keine avitale Muskulatur
III A	Ausgedehnte Weichteillazeration durch hohe Energie, komplette Weichteildeckung des Knochens ist möglich, keine Deperiostierung
III B	Ausgedehnter Weichteildefekt, Deckung des Knochens ist nicht gewährleistet, Knochen ist deperiostiert
III C	Entscheidendes Kriterium ist die Gefäßverletzung, welche eine operative Intervention erfordert, ausgedehnte Weichteildefekte und Deperiostierung sind möglich jedoch nicht zwingend für diesen Typ

Vergleicht man die Ergebnisse nach primärer Amputation mit den Untersuchungen zu Langzeitergebnissen von Erhaltungsversuchen, so zeigten sich nach aufwendigen Rekonstruktionen häufig schwere funktionelle Einschränkungen [1, 4]. Es wurden daher von verschiedenen Autoren Bewertungsskalen oder Scores entwickelt, die als Orientierungshilfe für die Entscheidung zur Amputation oder den Erhaltungsversuch der Extremität herangezogen werden können. Einerseits erscheint vom medizinischen Standpunkt aus der Erhaltungsversuch erstrebenswert, andererseits ist damit oft ein längerer Krankenhausaufenthalt mit langer Rehabilitation verbunden, die häufig soziale und psychische Veränderungen nach sich ziehen. Zudem kann gemessen am funktionellen Ergebnis ein Erhaltungsversuch nicht in jedem Fall gerechtfertigt werden. Unter rein ökonomischen Gesichtspunkten ziehen ein verlängerter stationärer Aufenthalt und die damit verbundene Arbeitsunfähigkeit einen deutlichen Anstieg der Kosten nach sich, die bekanntermaßen nach primärer Amputation geringer ausfallen. Nicht selten führen aufwendige Versuche zur Rekonstruktion zu einer mehr als 2 Jahre dauernden Erwerbsunfähigkeit, die eine Rückkehr zur Arbeit unwahrscheinlich werden lässt [2]. Außerdem weisen die Ergebnisse einiger Untersuchungen darauf hin, dass die sekundäre Amputation, der ein Erhaltungsversuch mit Rekonstruktion vorausging, einer primären Amputation hinsichtlich der späteren Funktion deutlich unterlegen ist [5].

Um diese Problematik zur Beantwortung der Frage der Rekonstruktion oder Amputation und eine Entscheidungshilfe für die Therapie schwerster Extremitätenverletzungen geben zu können, wurde das eigene Patientengut unter folgenden Gesichtspunkten untersucht:

- Zuverlässigkeit von verschiedenen Bewertungsskalen/ Scores als Entscheidungshilfe für eine Rekonstruktion oder Amputation,
- funktionelles Ergebnis nach erhaltener Extremität im Vergleich zu primärer oder sekundärer Amputation,
- Unterschiede nach Rekonstruktion im funktionellen Ergebnis zwischen IIIB- und IIIC-Verletzungen.

Patientengut und Methodik

In einer retrospektiven Analyse wurden Patienten mit Unterschenkelfrakturen und einem begleitenden Weichteilschaden des Schweregrades IIIB und IIIC, entsprechend der Klassifikation nach Gustilo [3], untersucht, die primär an der Unfallchirurgischen Klinik der Medizinischen Hochschule Hannover behandelt worden waren. Der Nachuntersuchungszeitpunkt musste mindestens 2 Jahre nach dem Unfall, der sich zwischen den Jahren 1985 und 1993 ereignete, liegen. Neben demographischen Daten wurden die Verletzungsschwere und das -muster nach dem Hannoverschen Polytraumaschlüssel erhoben, die Frakturen nach der AO-Klassifikation in die Typen B und C eingeteilt und die Spätergebnisse der Patienten mit dem Tegner- und dem Karlström/Olerud-Score (Tabelle 2, 3) beurteilt.

Die III° offenen Frakturen wurden anhand von 4 allgemein bekannten und akzeptierten Scores, die definitive und objektivierbare Kriterien aufweisen, bewertet. Deren

Tabelle 2. Tegner-Score (Sport und Beruf)

Stufe 10	Leistungssport	Fußball, nationale und internationale Elite
Stufe 9	Leistungssport	Fußball, untere Spielklassen, Eishockey, Ringen, Sport-Gymnastik
Stufe 8	Leistungssport	Squash oder Badminton, Leichtathletik, Ski-Abfahrtslauf
Stufe 7	Leistungssport	Tennis, Moto-Cross, Speedway-Rennfahren, Handball, Basketball
Stufe 7	Freizeitsport	Fußball, Eishockey, Squash, Leichtathletik, Querfeldeinlaufen
Stufe 6	Freizeitsport	Tennis oder Badminton, Handball, Basketball, Ski-Abfahrtslauf, Jogging (5-mal pro Woche)
Stufe 5	Freizeitsport	Jogging auf unebenem Untergrund (2-mal pro Woche)
Stufe 4	Freizeitsport	Radfahren, Ski-Langlauf, Jogging auf ebenem Untergrund (2-mal pro Woche)
Stufe 3	Geringe sportliche Aktivität	Im Wald spazierengehen
Stufe 2	Geringe sportliche Aktivität	Gehen auf unebenem Untergrund möglich
Stufe 1	Geringe sportliche Aktivität	Gehen auf ebenem Untergrund
Stufe 5	Schwere körperliche Arbeit	Bauarbeiten, Waldarbeit
Stufe 4	Mäßig schwere körperliche Arbeit	Lastwagenfahren, schwere Arbeiten im Haushalt
Stufe 3	Leichte körperliche Arbeit	Pflegetätigkeiten, usw.
Stufe 2	Leichte körperliche Arbeit	Briefträger, usw.
Stufe 1	Sitzende Tätigkeit	Sekretärin, Bürotätigkeit
Stufe 0	Arbeitsunfähigkeit	-

Tabelle 3. Karlström-Olerud-Funktionsscore

Kriterium	3 Punkte	2 Punkte	1 Punkt
Schmerzen	kein	gering	schwer
Gehbehinderung	kein	leicht	schwer Gliedmaße
Behinderung beim Treppensteigen	kein	mit Unterstützung	unfähig
Behinderung durch frühere sportliche Tätigkeit	kein	etwas Sport	kein Sport
Einschränkung der Arbeitsfähigkeit	kein	leicht	Arbeit einstellen
Hautproblem	normal	Verfärbung	Ulkus/Fistel
Missbildung	kein	gering	signifikant
Muskelatrophie	< 1 cm	1–2 cm	> 2 cm
Längendiskrepanz	< 1 cm	1–2 cm	> 2 cm
Verlust der Beweglichkeit des Knies	<10°	10–20°	>20°
Verlust der Beweglichkeit des Knöchels	<10°	10–20°	>20°
Verlust der Pro-/Supination	<10°	10–20°	>20°

Zuverlässigkeit wurde mittels einer ROC-Analyse [9], dem Cut Off Point (COP) und entsprechender Sensitivität und Spezifität abgeschätzt.

- HFS: *H*annover *F*racture *S*cale (Tabelle 4; [11]),
- MESS: *M*angled *E*xtremity *S*everity *S*core (Tabelle 5; [6]),
- NISSSA: *N*erve *I*schemia *S*oft tissue *S*keletal *S*hock *A*ge (Tabelle 6; [8]),
- PSI: *P*redictive *S*alvage *I*ndex (Tabelle 7; [7]).

Tabelle 4. Hannover Fracture Scale (HFS)

A Fraktur	
Frakturtyp A	1
Frakturtyp B	2
Frakturtyp C	4
Knochenverlust	
<2 cm	1
>2 cm	2
B Weichteile	
Haut (Wunde, Kontusion, Abrasion)	
Keine	0
<1/4 Zirkumferenz	1
1/4–1/2 Zirkumferenz	2
1/4–3/4 Zirkumferenz	3
>3/4 Zirkumferenz	4
Weichteildefekt	
Keine	0
<1/4 Zirkumferenz	1
1/4–1/2 Zirkumferenz	2
1/4–3/4 Zirkumferenz	3
>3/4 Zirkumferenz	4
Tiefe Weichteile (Muskel, Sehnen, Gelenkkapsel, Ligamente) Kontusion, Defekt	
Keine	0
<1/4 Zirkumferenz	1
1/4 –1/2 Zirkumferenz	2
1/4–3/4 Zirkumferenz	3
>3/4 Zirkumferenz	4
Amputation	
Keine	0
Subtotale Guillotine	1
Subtotale Crash	2
Totale Guillotine	3
Totale Crash	4
Summe	
C Durchblutung	
Normal	0
Inkomplette Ischämie (capillary refill +)	1
Komplette Ischämie	
<4 h	2
4–8 h	3
>8 h	4
D Nerven	
Palmar-plantar-Sensibilität: ja	0
nein	1
Finger-Zehen-Motorik: ja	0
nein	1
E Kontamination	
Fremdkörper keine	0
wenige	1
massiv	2
Bakterielle Kontamination	
Keine	0
Aerob,1 Keim	2
>1 Keim	3
Anaerob	2
Aerob-Anaerob	4

Tabelle 4. Fortsetzung

F Begleitverletzungen	
Monotrauma, PTS 1	0
PTS 2	1
PTS 3	2
PTS 4	4
G im Falle eines Weichteilscores >2	
Operationsbeginn	a
6–12 h	1
>12 h	3

Tabelle 5. Mangled Extremity Severity Score (MESS)

Typ	Eigenschaften	Verletzungen	Punkte
Skelett-/Weichteil-Gruppe			
1	niedrige Energie	Stichwunde, einfache verschlossene Brüche, kleinkalibrige Schusswunden	1
2	mittlere Energie	offene oder Mehrfachbrüche, Luxation, mäßige Quetschungsverletzungen	2
3	hohe Energie	Schusswunde (aus der Nähe), Schusswunde (hohe Geschwindigkeit)	3
4	massive Quetschung	Holzfällen, Eisenbahn, Ölbohrunfall	4
Schock-Gruppe			
1	normotone Hämodynamik	Blutdruck im Feld und im Operationssaal stabil	0
2	vorübergehend hypoton	Blutdruck im Feld instabil, spricht aber auf intravenöse Flüssigkeit an	1
3	längerfristig hypoton	systolischer Blutdruck im Feld unter 90 mmHg, spricht nur im Operationssaal auf intravenöse Flüssigkeit an	2
Ischämie-Gruppe			
	a	a	a
1	kein	Puls in der Gliedmaße ohne Anzeichen von Ischämie	0[a]
2	leicht	niedrigerer Puls ohne Anzeichen von Ischämie	1[a]
3	mittel	kein Doppler-Puls, träge Wiederauffüllung der Kapillaren, Parästhesie, verringerte motorische Aktivität	2[a]
4	fortgeschritten	ohne Puls, kühl, paralysiert und gefühllos ohne Wiederauffüllung der Kapillaren	3[a]
Altersgruppe			
1	<30 Jahre	–	0
2	30–50 Jahre	–	1
3	>50 Jahre	–	2

[a] Punkte verdoppeln, falls Ischämiedauer 6 Stunden übersteigt

Tabelle 6. NISSSA-Score

Art der Verletzung	Schweregrad der Verletzung	Punkte	Beschreibung
Nervenverletzung (N)	sensal	0	keine Verletzung wichtiger Nerven
	dorsal	1	tiefe oder oberflächliche peronäale oder femorale Nervenverletzung[a]
	plantar, teilweise	2	tibiale Nervenverletzung[a]
	plantar, vollständig	3	Verletzung des Ischiasnervs[a]
Ischämie (I)	kein	0	gute bis ordentliche Pulse, keine Ischämie
	leicht	1[b]	verringerte Pulse, Durchblutung normal
	mittel	2[b]	kein(e) Puls(e), verlängerte Wiederauffüllung der Kapillaren, Doppler-Puls vorhanden
	schwer	3[b]	kein Puls, kühl, ischämisch, kein Doppler-Puls
Weichteile/ Kontamination (S)	niedrig	0	minimale bis keine Weichteilquetschung, keine Kontamination
	mittel	1	mäßige Weichteilverletzung, Schusswunde (niedrige Geschwindigkeit), mäßige Kontamination, minimale Quetschung
	hoch	2	mäßige Quetschung, Knochenfreilegung, Schusswunde (hohe Geschwindigkeit), mäßige Weichteilverletzung kann Weichteil-Gewebslappen erforderlich machen, beträchtliche Kontamination
	schwer	3	massive Quetschung, landwirtschaftliche Verletzung, ernste Knochenfreilegung, schwere Kontamination, erfordert Weichteil-Gewebslappen
Skelett (S)	niedrige Energie	0	Spiralbruch, Schrägbruch, keine bis geringe Verlagerung
	mittlere Energie	1	Transversalbruch, minimale Knochensplitterung, kleinkalibrige Schusswunde
	hohe Energie	2	mäßige Verlagerung, mäßige Knochensplitterung, Schusswunde (hohe Geschwindigkeit), schmetterlingsförmige(s) Bruchstück(e)
	sehr hohe Energie	3	segmentär, schwere Knochensplitterung, Knochenverlust
Schock (S)	normoton	0	Blutdruck normal, systolisch immer >90 mmHg
	vorübergehend hypoton	1	vorübergehende Hypotonie im Feld oder medizinischen Notfallzentrum
	anhaltend hypoton	2	anhaltende Hypotonie trotz Flüssigkeitsgabe
Alter (A)	jung	0	<30 Jahre
	mittel	1	30–50 Jahre
	alt	2	>50 Jahre

[a] Nervenverletzung laut Beurteilung in der Notfallstation (vorwiegend) b bei Ischämie >6 Stunden den Score verdoppeln

Tabelle 7. Predictive Salvage Index (PSI)

Variable	Punkte
A. Stelle der Arterienverletzung	
suprapopliteal	1
popliteal	2
infrapopliteal	3
B. Grad der Knochenverletzung	
leicht	1
mittel	2
schwer	3
C. Grad der Muskelverletzung	
leicht	1
mittel	2
schwer	3
D. Zeitspanne zwischen Verletzung und Ankunft im Operationssaal	
< 6 h	0
6–12 h	2
>12 h	4

Ergebnisse

In einem Untersuchungszeitraum von 8 Jahren wurden insgesamt 95 Patienten (Tabelle 8) erfasst. In 72 Fällen erfolgte nach III° offenen Frakturen (IIIB und IIIC) eine Rekonstruktion, in 12 Fällen wurde primär eine Amputation vorgenommen und in 11

Tabelle 8. Patientengruppen, unterteilt nach Rekonstruktion, primärer und sekundärer Amputation entsprechend der Gustilo-Klassifikation in IIIB- und IIIC-Verletzungen; HFS-, NISSSA-, MESS- und PSI-Score mit Cut Off Point, Sensitivität und Spezifität zur Abschätzung der Zuverlässigkeit

–	Rekonstruktion		Primäre Amputation		Sekundäre Amputation	
Anzahl (n)	72		12		11	
Alter (Jahre)	37		38		38	
AO: Fx-Typ B/C (%)	41/59		25/75		27/73	
PTS (Punkte) Summe	23		29		30	
Extremitäten	17		20		21	
Gustilo-Klassifikation (%)	IIIB	IIIC	IIIB	IIIC	IIIB	IIIC
–	73	27	17	83	45	55
OP-Anzahl primär (n)	3,1	3,7	2,7		6,0	
Krankenhaus-Aufenthalt primär (Wochen)	8,5	11,9	8,3		11,8	
Krankenhaus-Aufenthalt sekundär (Wochen)	3,0	6,4	–		3,1	
Arbeitsunfähigkeit (Wochen)	52	56	43		71	
eingeschränkte Gehfähigkeit (%)	40	42	33		73	
ΔTegner (Sport)	1,3	0,9	2,2		2,1	
ΔTegner (Beruf)	1,0	1,2	1,0		2,4	
Karlström/Olerud	26	25	20		21	
Scores: Zuverlässigkeit						
–	Cut Off Point		Sensitivität (%)		Spezifität (%)	
HFS	15		91		71	
NISSSA	9		78		88	
MESS	7		59		97	
PSI	7		57		94	

Fällen wurde sekundär eine Amputation notwendig. Das Durchschnittsalter fiel mit 37,6 Jahren in den 3 Gruppen nahezu gleich hoch aus.

Legte man die AO-Fraktur-Klassifikation zugrunde, so war der Anteil der C-Verletzungen in den Gruppen mit primärer (75%) und sekundärer (73%) Amputation vergleichsweise höher als in der Gruppe mit erfolgter Rekonstruktion (59%).

Die Gesamtverletzungsschwere, beurteilt nach dem Hannoverschen Polytraumaschlüssel, lag in den Gruppen mit Amputation signifikant höher, die Verletzung der Extremitäten allein betrachtet nur gering höher als in der Gruppe mit Rekonstruktion.

Die durchschnittlich höchste Anzahl (n=6,0) während des ersten Krankenhausaufenthaltes durchgeführter Operationen entfiel auf die Gruppe mit sekundärer Amputation. Der erste Krankenhausaufenthalt dauerte unter den IIIC-Verletzungen mit Rekonstruktion (11,9 Wochen) und den sekundären Amputationen (11,8 Wochen) am längsten an, verglichen mit den IIIB-Verletzungen (8,5 Wochen) und den primären Amputationen (8,3 Wochen). Ein erneuter Krankenhausaufenthalt in der Gruppe der IIIC-Verletzungen mit Rekonstruktion fiel mit durchschnittlich 6,4 Wochen am längsten aus, verglichen mit den übrigen Gruppen.

Die längste Dauer der Arbeitsunfähigkeit mit durchschnittlich 72 Wochen war in der Gruppe mit sekundärer Amputation zu beobachten. Die gleiche Gruppe zeigte den höchsten Anteil (73%) von Patienten auf, die ständig auf Gehstützen oder zeitweise den Gebrauch eines Rollstuhls angewiesen waren.

Die geringsten Einschränkungen in den Bereichen Sport und Beruf im Vergleich des Status vor und nach dem Unfall waren nach dem Tegner-Score in den Gruppen mit Rekonstruktion für die IIIB- und IIIC-Verletzungen zu verzeichnen. Eine weitere Bewertungsskala zur Beurteilung des Outcome, der Karlström-Olerud-Score, erbrachte die durchschnittlich besseren Ergebnisse für die beiden Gruppen mit Rekonstruktion.

Legte man die Scores (Tabelle 8) zur Beurteilung der Verletzungsschwere und als Entscheidungshilfe für einen Extremitätenerhalt oder eine Amputation zugrunde, so erlaubte der HFS Score bei einem Cut Off Point (COP) von 15 Punkten mit einer Sensitivität von 91% und einer Spezifität von 71% die beste Abschätzung, gefolgt vom NISSSA-Score (COP: 9 Punkte, Sensitivität: 78%, Spezifität: 88%), und MESS- und PSI-Score.

Zusammenfassung und Schlussfolgerung

Offene Unterschenkelfrakturen der Verletzungsschweregrade IIIB und IIIC nach Gustilo erfordern eine primäre Entscheidung über einen Erhalt oder eine Amputation der betroffenen Extremität. Dazu eigens als Entscheidungshilfe für die Frühphase entwickelte Scores wie der Hannover Fracture Scale (HFS), der Predictive Salvage Index (PSI), der Mangled Extremity Severity Score (MESS) und der NISSSA-Score wurden anhand des eigenen Patientenguts auf ihre klinische Wertigkeit überprüft. Der HFS wies die höchste Sensitivität mit 91% auf, die Spezifität betrug 71%. Der MESS dagegen zeigte die höchste Spezifität mit 97% und eine geringe Sensitivität mit 59%. Die Analyse der Ergebnisse ergab insbesondere für die sekundären Amputationen den längsten und schlechtesten klinischen Verlauf mit entsprechenden funktionellen Einbußen. Diese Gruppe von Patienten sollte identifiziert und vermieden werden. Patienten mit einem HFS Wert über 15 oder NISSSA Wert über 9 zeigten nach Rekonstruktion einen prolongierten Verlauf mit funktionell schlechtem Ergebnis. Eine frühe Amputation erzielt hier möglicherweise ein besseres Ergebnis und muss individuell sehr kritisch bewertet werden. Wesentliche Entscheidungskriterien für eine Rekonstruktion oder eine Amputation stellen dabei die differenzierte Bewertung des Weichteilschadens dar, die Erhebung der Plantarsensibilität, die Gesamtverletzungsschwere und das -muster unter Einbeziehung von ipsi- und kontralateraleren Extremitätenverletzungen.

Prinzipiell sollte nach jedem Rekonstruktions- oder Erhaltungsversuch das funktionell zu erwartende Ergebnis besser sein verglichen mit dem Spätergebnis nach Amputation und nachfolgender optimaler prothetischer Versorgung.

Literatur

1. Georgiadis GM, Behrens FF, Joyce MJ, Earle AS, Simmons AL (1993) Open tibial fractures with severe soft-tissue loss. Limb salvage compared with below-the-knee Amputation. J Bone Joint Surg [Am] 75: 1431–1441
2. Gregory RT, Gould RJ, Peclet M (1985) The mangled extremity syndrome (M.E.S.): a severity grading system for multisystem injury of the extremity. J Trauma 25: 1147–1150
3. Gustilo RB, Mendoza RM, Williams DN (1984) Problems in the management of type III (severe) open fractures: a new classification of type III open fractures. J Trauma 24: 742–746
4. Hansen ST Jr (1989) Overview about severely traumatized lower limb. Reconstruction versus amputation. Clin Orthop 24: 12–19
5. Hansen ST (1987) The type IIIC open tibial fracture. Salvage or amputation. J Bone Joint Sur [Am] 69: 799–800
6. Helfet DL, Howey T, Sanders R, Johnsen K (1990) Limb salvage versus amputation. Preliminary results of the Mangled Extremity Severity Score. Clin Orthop 256: 80–86
7. Howe HR jr, Poole GV jr, Hansen KJ, Clark T, Plonk GW, Koman LA, Pennell TC (1987) Salvage of lower extremities following combined orthopedic and vascular trauma. A predictive salvage index. Ann Surg 53: 205–208
8. McNamara MG, Heckman JD, Corley FG (1994) Severe open fractures of the lower extremity: a retrospective evaluation of the Mangled Extremity Severity Score (MESS). J Orthop Trauma 8: 81–87
9. McNeil BJ, Keeler E, Adelstein SJ (1975) Primer on certain elements of medical decision making. N Engl J Med 293: 211–216
10. Quirke TE, Sharma PK, Boss WK, Oppenheim WC, Rauscher GE (1996) Are type IIIC lower extremity injuries an indication for primary amputation? J Trauma 40: 992–996
11. Südkamp N, Haas N, Flory PJ, Tscherne H, Berger A (1989) Kriterien der Amputation, Rekonstruktion und Replantation von Extremitäten bei Mehrfachverletzten. Chirurg 60: 774–781

Standardtechniken der Amputation und Bemerkungen zu den funktionellen Ergebnissen an der unteren Extremität

H. J. Böhm und R. Klose

Einleitung

Jede auch noch so geringfügige Amputation an einer Extremität bedeutet neben dem allgemeinen Verlust der körperlichen Integrität auch den irreversiblen Verlust eines differenzierten Körperteiles. Neben dem körperlichen Defekt, welcher auch in Zukunft durch die noch so raffinierteste Technik prothetisch nicht vollkommen ausgeglichen werden kann, sind je nach Ausmaß der Amputation auch Schwierigkeiten in der familiären und beruflichen Umgebung zu erwarten. Die emotionale Verarbeitung einer Amputation durch den Patienten ist erfahrungsgemäß erheblich unterschiedlich. Dass Amputationen nicht das Ende aller bisherigen Aktivitäten bedeuten müssen, zeigen eindrücklich die sportlichen Höchstleistungen, die Amputierte während der „Paralympics" vollbringen. Um den Grundstein für eine adäquate prothetische Versorgung legen zu können muss sich der behandelnde Arzt vorausschauend bei der Durchführung einer Amputation verhalten, da prinzipiell eine Amputation nicht das Ende sondern den Anfang einer Behandlung darstellt.

Ätiologie und Amputationshöhe

Als wesentliche Ursachen einer Amputation kommen die arteriellen Verschlusskrankheiten, der Diabetes mellitus, der Unfall sowie die Tumorerkrankungen und Infektionen in Frage [3]. In Abhängigkeit des Alters treten diese Ursachen unterschiedlich häufig auf (Tabelle 1).

Auch korreliert die Häufigkeit einer bestimmten Amputationshöhe mit der Grunderkrankung (Tabelle 2).

Eine Erklärung dafür liegt darin, dass bei gefäßbedingter Amputation durch die mangelhafte Gefäßversorgung weit proximal abgesetzt werden muss [4]. Auch bei der Tumorerkrankung ergibt sich häufig durch die erforderliche onkologische Radikalität ein Absetzen der Extremität im körpernahen Anteil. Hier konnte jedoch in letzter Zeit

Tabelle 1. Amputationsursachen in Abhängigkeit des Alters. (Nach Baumgartner)

Jahre	AVK [%]	Trauma [%]	Tumor [%]
>20	1	90	5–10
20–60	30	60	5–10
<60	80–90	10	5

Tabelle 2. Amputationshöhe in Abhängigkeit der Amputationsursache. (Nach Baumgartner)

	AVK [%]	Trauma [%]	Tumor [%]
Hüftexartikulation/Hemipelvektomie	25	25	50
Oberschenkel/Unterschenkel	80–90	5–10	5
Fuß	50	40–50	5
Obere Extremität 1	1	90	5–10

durch ein kombiniertes Therapieschema mit perioperativer Radiatio und Chemotherapie insbesondere bei Kindern an Extremitätenlänge gewonnen werden. Bei der traumatischen Amputation wird der Grundsatz gelten, zunächst so wenig wie möglich von der Extremität zu opfern, um im weiteren Verlauf die definitive Amputationshöhe festlegen zu können. Hier muss bei ultrakurzen Stümpfen der Tibia auch an die ggf. spätere Verlängerungsosteotomie gedacht werden, um unter Umständen eine erheblich bessere prothetische Versorgung ermöglichen zu können.

Fußamputationen

Neben den allgemeinen Amputationskriterien hat jedes Amputationsniveau seine eigenen Spezifitäten, welche bedacht werden müssen, um der Statik und Dynamik des Stehens und Gehens gerecht werden zu können.

Zehenamputationen

Reine Zehenamputation der Zehen 3–5 sind biomechanisch von untergeordneter Bedeutung. Da die Hauptbelastung des Fußes während der Stützphase über dem 1. und 2. Strahl läuft, sind Amputationen in diesem Bereich bereits problematisch. Um Druckulzerationen vorzubeugen, sollte bei gefäßbedingter Großzehenamputation auch eine $^{2}/_{3}$-Resektion des 1. Mittelfußknochens erfolgen. An dieser Stelle soll nicht unerwähnt bleiben, dass bei traumatischer Amputation der Zehen 1–4 das Belassen der 5. Zehe nicht nur biomechanisch unbedeutend sondern auch bei der späteren Schuhversorgung erheblich hinderlich ist. Auch das Belassen einer 4. und 5. Zehe muss als grenzwertig angesehen werden. Zur Defektdeckung sollte, wenn immer möglich überschüssige Sohlenhaut verwendet werden. Die Amputation selbst erfolgt durch Rackett-förmiges Umschneiden der Grundphalanx mit Verlängerung des Hautschnittes nach proximal. Nach Durchtrennung der Seitenbänder kann die Zehe herausgelöst werden.

Mittelfußamputationen

Die älteste beschriebene partielle Fußamputation (nach Sharp) bietet im Gegensatz zur Exartikulation im Lisfranc-Gelenk eine längere Abstützfläche. Die Resektion erfolgt hier basisnah unter Bildung eines größeren plantaren und kleineren dorsalen

Hautlappens. Orthopädieschuhtechnisch genügt in der Regel ein Vorfußdefektausgleich mit zusätzlicher Fußbettung.

Lisfranc-Amputation

Bei der Amputation in der Gelenklinie zwischen den Metatarsalknochen und der Os cuneiforme 1–3 ist das zurückliegende Gelenk des 2. Mittelfußknochens zu beachten. Hier ist es oft günstiger nicht schematisch in der Gelenklinie zu resezieren, sondern knöchern den Fuß auf gleicher Länge zu amputieren. Die direkt unter den Knochen liegenden Gefäße des Arcus sind für die Versorgung des plantaren Lappens unbedingt zu erhalten. In der Nachbehandlung muss aktiv der spontan sich einstellenden Equinovarusstellung entgegengewirkt werden.

Chopart-Amputation

In Abhängigkeit der Beschaffenheit der Fußsohle kann diese Amputation durchgeführt werden. Nur in Ausnahmefällen sollte ein dorsaler Hautlappen zur Stumpfdeckung verwendet werden. Die Narbe sollte in jedem Fall auf dem Fußrücken zu liegen kommen.

Sowohl bei der Lisfrane- als auch der Chopart-Amputation ist die Standfläche bereits erheblich verkleinert. Um ein harmonisches Abrollen zu ermöglichen, sollten die Kanten von Talus und Kalkaneus zusätzlich abgerundet werden [5]. Das Muskelgleichgewicht ist bei dieser Amputation im Fußbereich empfindlich gestört. Die Fußheberansätze fehlen und die verbliebene Achillessehne flektiert und supiniert den Stumpf. Hier kann die Anlage eines Fixateur externe für die ersten 2–4 postoperativen Wochen gute Dienste leisten. Falls auch diese Maßnahme nicht ausreichend ist, kommen folgende weitere Eingriffe in Frage:

- Achillessehnenverlängerung.
- Verlagerung der Tibialis-anterior-Sehne bei passiv noch ausgleichbarer Fehlstellung.
- Arthrodese des unteren Sprunggelenks.

Sollte auch nach diesen Maßnahmen ein prothetisch nur unzureichend versorgender Stumpf verbleiben, muss auf das nächsthöhere Amputationsneveau zurückgegriffen werden.

Pirogoff/Spitzy

Die Exartikulation des Fußes im Talo-Kalkaneargelenk steht als Rückzugsmöglichkeit ebenso wie die Amputation nach Syme bei nicht ausreichend versorgter Chopart- oder Lisfranc-Amputation zur Verfügung. Dabei wird nach Pirogoff der Talus sowie die Malleolen entfernt und eine kalkaneotibiale Arthrodese durchgeführt. Auf diese Gefäße und Nerven hinter dem Innenknöchel ist peinlichst zu achten. Die Tibia wird um 10–15 mm nach dorsal bzw. das Fersenbein nach ventral zur Arthrodese eingestellt. Zur Sicherung des Ergebnisses können sowohl der Fixateur als auch gekreuzte K-Drähte eingesetzt werden. Das Verfahren führt zu einer Beinverkürzung von 3–4 cm.

Syme

Das nächsthöhere Amputationsniveau und damit gleichzeitig der am weitesten körpernah gelegene Fußstumpf entsteht bei der Syme-Amputation. Durch die Amputation oberhalb der Knöchelgabel entsteht ein endbelastungsfähiger Stumpf. Die Operation ist technisch anspruchsvoll, da eine Verletzung der Gefäße hinter dem Innenknöchel oder eine Hautperforation zur Nekrose des Hinterlappens führen. Bei größerer Nekrose steht die Sohlenhaut nicht mehr zur Verfügung und das Stumpfende wird dadurch nicht mehr endbelastungsfähig. Allgemein wird die Exartikulation des Fußes nach Syme als Alternative zur Pirogoffschen bei gleichzeitig vorliegenden Neuropathien angesehen [2, 5].

Unterschenkelamputationen

Bei der häufigsten Lokalisation der Amputation an der unteren Extremität besteht unverändert eine Diskussion über die zu wählende Stumpflänge. Mit zunehmender Länge sinkt die Weichteildeckung, es steigt jedoch der am Kniegelenk ansetzende Hebelarm, was zu einer besseren Funktion führt. Ist der Stumpf zu nah am Kniegelenk, kann keine ausreichende Führung der Prothese gewährleistet werden. Anatomische Grenze der proximalen Amputationshöhe ist die Tuberositas tibiae als Ansatzpunkt der Patellarsehne. Während lange Unterschenkelstümpfe für Gefäßpatienten prinzipiell nicht geeignet sind, wird von Baumgartner die Länge des Hebelarmes wertvoller als die Endbelastungsfähigkeit des Stumpfes eingeschätzt [1].

Operative Technik

Das Prinzip besteht in der Bildung eines langen hinteren Muskel-Haut-Lappens, welcher über das ventral sorgfältig abgerundete Tibiaende geschlagen wird. Die Naht mit dem kurzen Vorderlappen kommt dabei außerhalb der Belastungszone zu liegen. Neben der hohen Ligatur der großen Gefäße sind die Nerven nach proximal deutlich über die knöcherne Resektionshöhe zu präparieren und glatt zu durchtrennen. Bei insgesamt gut erhaltener Durchblutung kann der Musculus soleus entfernt werden. Dies bietet zum einen den Vorteil einer besseren Übersicht bei der Versorgung der tibialen Gefäße und des Nervus tibialis. Zum anderen wird das Weichteilvolumen des Stumpfes reduziert und die notwendige Atrophie der Weichteile beschleunigt. Bei kritischer Durchblutung ist die Versorgung des Muskulus soleus deutlich schlechter als des Gastrocnemius und kann daher Anlass zu Muskelnekrosen und nachfolgenden Infekten geben.

Die Tibia wird in der Regel ca. 12 cm unterhalb des Kniegelenkes abgesetzt und die Vorderkante angeschrägt. Die Fibula sollte ca. 5–10 mm kürzer durchtrennt werden.

Bei der traumatischen Auslösung der Fibula aus dem proximalen Gelenk sollte diese eher komplett reseziert werden als in einer Fehlstellung belassen, da dies die prothetische Versorgung erschwert. Zudem erleichtert die Fibularesektion oft entscheidend den Weichteilverschluss. Der Nachteil der reliefbedingten verminderten Rotationsstabilität der späteren Prothese nach Fibularesektion ist nur als untergeordnet anzusehen.

Der Verschluss der Weichteile muss spannungsfrei erfolgen. Grob adaptierende Nähte und weitlumige Drainagen beugen einem Verhalt vor. Unter der Berücksichtigung dieser Operationstechnik lassen sich 90–95% der Unterschenkelstümpfe mit einer Kurzprothese versorgen, so dass nur noch in Ausnahmefällen auf eine Prothese mit Oberschaft zurückgegriffen werden muss.

Kniegelenksexartikulation

Die Knieexartikulation wird heutzutage sehr kritisch betrachtet. Die Entwicklung moderner Kniegelenke in der Prothesentechnik, welche eine Amputation im Oberschenkelbereich ca. 8–10 cm oberhalb der Kniegelenkebene erfordern, hat die Exartikulation zahlenmäßig zurückgedrängt. Jedoch sind die Vorteile der Exartikulation mit einfacher, atraumatischer Operationstechnik, Erhalt der muskulären und knöchernen Strukturen im Oberschenkel, der Endbelastungsfähigkeit des Stumpfes und möglicher Versorgung mit einem Weichwandschaft bei guter Rotationsstabilität nicht von der Hand zu weisen.

Operationstechnik

Einige Hinweise zur Operationstechnik sollen hier genügen. Zur Stumpfdeckung wird ein mindestens 5 cm langer Vollhautschlauch vom Unterschenkel benötigt.

Nach Durchtrennung der Kreuz- und Seitenbänder sowie des Ligamentum patellae erfolgt die Exartikulation ventral in Höhe des Tibiaplateaus. Bei geringstem Verdacht einer Durchblutungsstörung sollten zur Vermeidung von Nekrosen alle bradytrophen Gewebe wie z.B. Menisken und Bänder entfernt werden. Die Naht zwischen Ligamentum patellae und Kreuzbandstumpf sowie der Beugesehnen und der hinteren Kapsel ist nicht zwingend erforderlich. Die Indikation zur Patellaresektion besteht nur bei ansonsten nicht durchführbarem Weichteilverschluss. Bei belassener Patella sollte dann allerdings eine Synovektomie erfolgen, um einer Gelenkfistel aus dem Retropatellargelenk vorzubeugen.

Oberschenkelamputationen

Auch bei der Oberschenkelamputation spielt die Stumpflänge eine entscheidende Rolle. Je kürzer der Stumpf und damit der Hebelarm, um so größer ist seine Tendenz zur Abduktion, Flexion und Außenrotation durch ein Übergewicht der Abduktoren und des Musculus iliopsoas. Im Gegensatz zur Knieexartikulation besteht nur noch eine Endbelastungsfähigkeit des Stumpfes von 20–30%. Um so wichtiger ist hier die Schaffung eines Stumpfes, der in seinem Verhältnis der Länge von Muskulatur zum Knochen gut ausgebildet ist. Ein ungenügend gepolsteter Stumpf ist nicht endbelastbar und ein Stumpf ohne genügend lange knöcherne Führung erschwert die Führung der Prothese.

Operationstechnik

Wie bei allen Amputationen sollte der Eingriff möglichst in Spinal- oder Periduralanästhesie durchgeführt werden, um der Ausbildung von Phantomschmerzen entgegenzuwirken. Eine Blutleere sollte nach Möglichkeit vermieden werden. Sie behindert bereits in aller Regel die erforderliche proximale Kürzung des Nervus ischiadicus.

Das Ziel eines zylindrischen oder konischen Stumpfes erhält man durch Bildung von 2 gleich großen Haut- und Muskellappen. Die Durchtrennung der Muskulatur kann entweder von innen nach außen (Durchstichmethode) oder umgekehrt erfolgen. Vor Darstellung des Hinterlappens wird der Knochen durchtrennt. Nach Ligatur der großen Gefäße werden die Nerven wie üblich oberhalb des knöchernen Resektionsniveaus durchtrennt. Die Art der Stumpfdeckung erfolgt in Abhängigkeit der Amputationsgenese. Bei guter Durchblutung können die Muskelstümpfe transossär am Femur fixiert werden. Dies hat den Vorteil, dass kein Muskelüberschuss am Stumpfende entsteht und ein frühzeitiges Abgleiten der Muskelschlingen verhindert wird. Ansonsten werden die Antagonisten durch Matratzennähte locker vereinigt. Bei stark verschmutzter Wunde oder chronischen Infekten wird zunächst offen amputiert und sekundär der Stumpf verschlossen. Bei der Nachbehandlung ist zu beachten, dass eine verstärkte Hüftbeugung (>30°) oder Abduktion/Adduktion (>10°) in der ersten perioperativen Phase zu vermeiden ist, da sonst die Muskelnähte unweigerlich ausreißen.

Zusammenfassung

Die Durchführung einer Amputation ist insbesondere aufgrund der zunehmend komplizierter werdenden prothetischen Versorgung als eine wichtige und verantwortungsvolle Aufgabe anzusehen. Es ist keine Minutenchirurgie, die unerfahrenen Kollegen überlassen werden sollte. Neben der Amputationshöhe ist insbesondere die Qualität der Weichteildeckung am Amputationsstumpf prognostisch entscheidend im Hinblick auf die späteren prothetischen Versorgungsmöglichkeiten. Unter Berücksichtigung der bekannten Amputationskriterien sollte es möglich sein, den idealen Stumpf, welcher schmerzfrei auf der gesamten Oberfläche ohne Einschränkung der Sensibilität belastbar, ohne Störung der Motorik oder Beweglichkeit der Gelenke ist, möglichst nahe zu kommen.

Neuerungen in der Prothesen- und der Orthesentechnik

M. Schachtschneider

Einleitung

Neue Werkstoffe halten Einzug in die Orthopädietechnik und ersetzen die bislang traditionellen Materialen wie Holz, Leder und Metall im Prothesen- und Orthesenbau.

Den Schwerpunkt bei den neuen Werkstoffen bilden Karbonfaser und Kevlarmischgewebe sowie Silikonmaterialien. Vonseiten der orthopädischen Industrie werden auf die neuen Techniken abgestimmte Passteile geliefert, welche ebenfalls deutlich zur Gewichtsreduzierung und damit zur Erhöhung der Patientencompliance beitragen.

Besonders hervorzuheben sind hierbei elektronisch mikroprozessorgesteuerte Kniegelenke, welche eine ähnliche Entwicklung wie bei den myoelektrischen Armprothesen aufzeigen und den Aktivitätenrahmen der Patienten in Zukunft deutlich fördern werden.

In Verbindung mit kosmetischen Überzügen aus Silikon ist es möglich, auch das optische Erscheinungsbild von Kunstgliedern so weit an die verbleibenden Extremitäten anzupassen, dass für den außenstehenden Betrachter eine Unterscheidung kaum mehr möglich ist.

Die nachfolgenden Versorgungsbeispiele sollen den Stand der Technik detailliert wiedergeben:

Oberschenkelamputationen

Den größten Fortschritt in der Versorgung oberschenkelamputierter Patienten mit mittlerem bis hohem Aktivitätsgrad erreicht man durch die Verwendung des von Otto Bock entwickelten mikroprozessorgesteuerten C-LEG-Kniegelenksystems (Abb. 1a,b).

Das C-LEG ist vollständig per Mikroprozessor gesteuert, was bedeutet, dass der Patient sich in allen Schrittgeschwindigkeiten fortbewegen, Treppen steigen und sicher bergab gehen kann. Der Prothesenträger braucht nicht mehr über das Gehen und die zur richtigen Benutzung der Prothese anzuwendende Technik nachzudenken. Das Kniegelenk erkennt den jeweiligen Status des Bewegungsablaufes und passt sich innerhalb eines Bruchteils einer Sekunde an die Erfordernisse an.

Pro Schrittzyklus (ca. 1,2 s) erhält das Kniegelenk 60 Messwerte über den aktuellen Gehstatus. Es wird der Kniewinkel, die Kniewinkelgeschwindigkeit und die Krafteinleitung gemessen und an Servomotoren im Kniegelenk weitergeleitet.

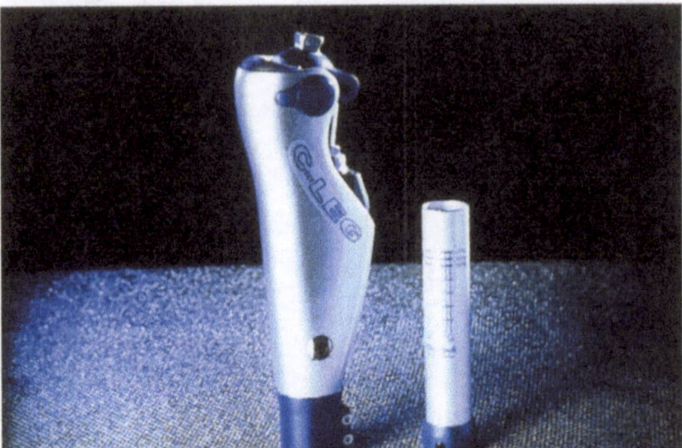

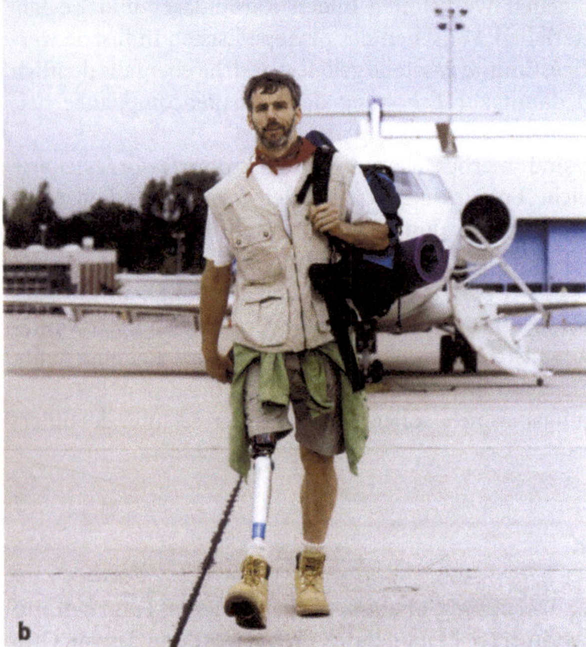

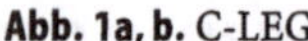

Abb. 1a, b. C-LEG

Standphasensicherung

Beim konventionellen Kniegelenk, gleich ob lastabhängiges Bremskniegelenk oder hydraulische Steuerung – ist nur eine Einstellung möglich, der Patient kann nur in dem Schrittzyklus sicher gehen, für den die Prothese eingestellt ist. Will der Patient eine Treppe hinuntergehen, muss er sich fest auf die Prothese stellen, damit die Bremse ausgelöst und das Knie blockiert wird. Er geht die Treppe mit steifem Kniegelenk hinunter, was einen unphysiologisch hohen Energieaufwand fordert.

C-LEG

Kraftmesstabellen erfassen die Daten von Fersenauftritt und Vorfußlast und stellen den Flexionswiderstand durch Servomotoren ein. Springt der Patient z. B. beim Treppensteigen zwei Stufen gleichzeitig herunter, so wird die eingeleitete Fersenkraft errechnet und die Standphasensicherung durch einen sehr starken Flexionswiderstand gesichert. Das Kniegelenk blockiert in diesem Fall nicht, sondern wird federnd abgebremst. Es ist somit ein physiologisches Treppensteigen und Bergabgehen möglich, ohne Angst haben zu müssen, dass die Prothese plötzlich einknickt.

Schwungphase

Beim konventionellen Kniegelenk erlauben mechanische, pneumatische oder hydraulische Vorbringer nur eine Einstellung und damit nur eine optimale Gehgeschwindigkeit. Bisherige Zwischenstufen intelligenter Kniegelenke ermöglichten zwar die Einspeicherung verschiedener Gehgeschwindigkeiten; die Kniegelenke reagierten auf ein Verändern der Geschwindigkeit jedoch mit einer Schrittverzögerung, so dass man nicht direkt vom langsamen Gehen in den Sprint wechseln konnte.

C-LEG

Die Regelung der Schwungphase beim C-LEG basiert auf Echtzeitmessung und stellt sich sofort auf die Ansprüche des Prothesenträgers ein. Prothesenträger erhalten mit einer C-LEG-Versorgung ein Höchstmaß an Aktivität und Sicherheit. Sie können sich in allen Lebenslagen, bis hin zum Tanz, frei bewegen. Auffälligkeiten im Gangbild sind weitgehend ausgeschlossen.

In Verbindung mit längsovalen oder flexiblen Oberschafttechniken, welche auch das Arbeiten der Muskulatur im Prothesenschaft zulassen, ergeben sich höchstmögliche Rehabilitationschancen für den oberschenkelamputierten Patienten.

Technische Daten

- Batterie: 25–30 h Nutzungsdauer,
- Batterie-Ladezeit 2,5 h, Notbatterie 10 h Nutzungsdauer,
- Gewicht: ca. 1.000 g.

Umkehrplastik nach Borggreve

Konventionelle Versorgung: Holz-Leder-Stahl-Technik, Oberschaft zum Schnüren

Nachteile: Arthrophie der Muskulatur und damit verminderte Steuerungsfähigkeit der Prothese durch reduzierte Muskelkraft, hohes Gewicht.

Alternativversorgung unter Verwendung von Karbonfaser und Silikonmaterialien (Abb. 2a–e)

Um eine 100%ige Haftung zwischen Fuß und Prothese zu gewährleisten, wird der Patient mit einem maßgefertigten Silikonliner versorgt. Die Verbindung des Silikonliners mit der Prothese findet über ein Clutch-Lock statt, wie es bei Icerosslinern in der

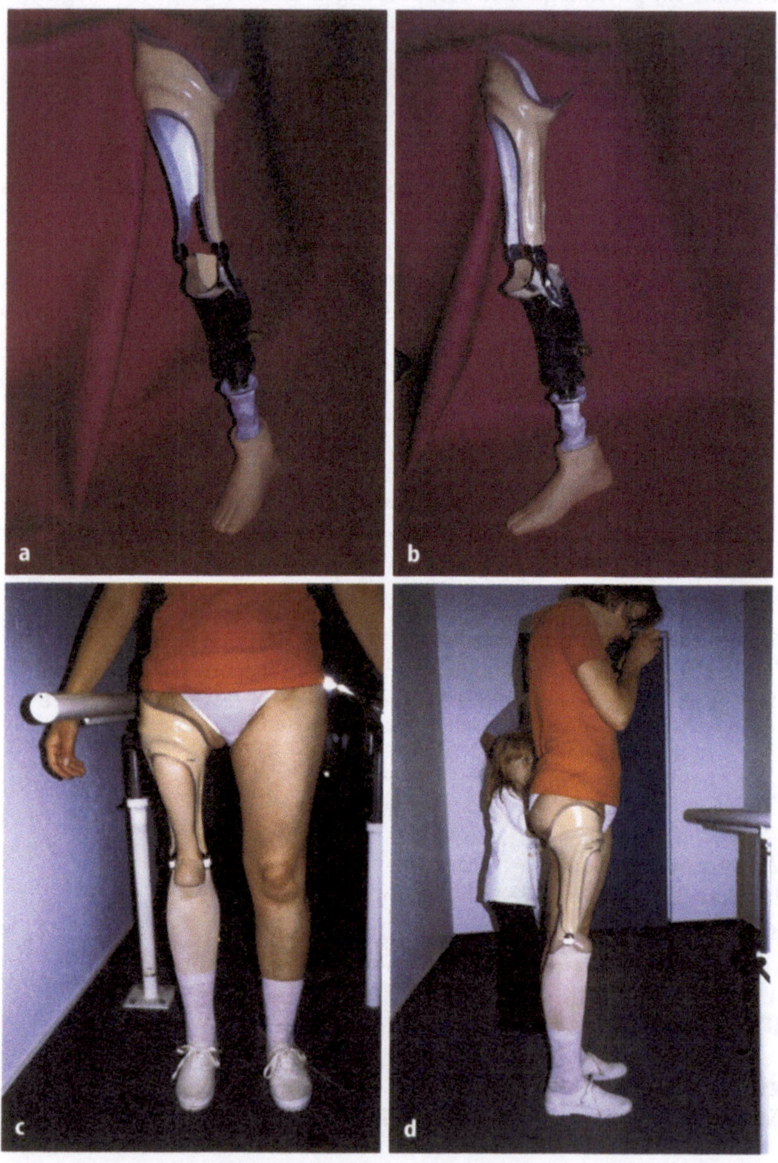

Abb. 2a–e. Umkehrplastik nach Borggreve

Abb. 2e

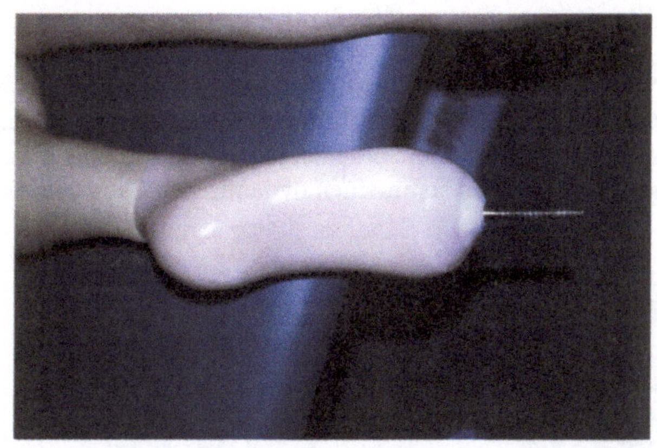

Unterschenkelprothetik angewandt wird. Die Fixierung der Prothese erfolgt somit über die Silikonsocke am Fuß; der herkömmliche Oberschenkelschnürschaft wird nicht mehr benötigt. Schlupf- und Pumpbewegungen des Fußes sind über die Verriegelung ausgeschlossen. Ein Wundscheuern des Fußes kann somit vermieden werden. Der Oberschaft wurde in einer Carbonfaser-Spangen-Technik erstellt. Das Gewicht des Patienten wird über eine Tuberanstützung abgefangen. Die Silikonauskleidung der Schaftinnenflächen sorgt für eine weitere Fixierung der Prothese am Oberschenkel.

Der Unterschaft wurde ebenfalls aus Kohlefaser gefertigt und mit einer gewichtssparenden Weichschaumkosmetik kaschiert.

Ergänzend ist ein Überzug mit einer Silikonkosmetik möglich.

Durch die sich aus der hier vorgestellten Technik ergebende Gewichtsersparnis und die bessere Fixierung der Prothese am Bein wird dem Patienten mehr Sicherheit beim Tragen der Prothese auch bei hohem Aktivitätsgrad gegeben.

Prothesenversorgung nach Hüftexartikulation

Auch bei hüftexartikulierten Patienten ist es das angestrebte Ziel, durch die Verwendung der bereits zuvor beschriebenen Werkstoffe den Aktivitätsgrad zu fördern und eine Erhöhung der Patientencompliance durch Reduzierung von Gewicht zu erreichen.

Der hier versorgte Patient ist 41 Jahre alt. Durch ein Trauma entwickelte sich Gasbrand, woraus eine Amputation in 1992 resultierte. Es wurde eine Erstversorgung mit einem weichen Gießharzschaft erstellt. Das Laufen mit der Prothese ist dem Patienten schwer gefallen, er stürzte häufig und klagte über Druckstellen.

Konventionelle Versorgung

Gießharzoberschaft mit statischem Aluminiumrohrgestell und modularem Kniegelenk.

Alternativversorgung (Abb. 3a–c)

Verwendung des ESSA-Blattfedersystems. Das ESSA-Blattfedersystem nimmt die beim Gehen eingeleiteten Stöße auf und ermöglicht dem Patienten ein schonendes elastisches Laufen. Die vom Patienten eingeleitete Energie wird von Karbonfedern wiedergegeben und lässt somit einen dynamischen Gangablauf zu. In Verbindung mit einer

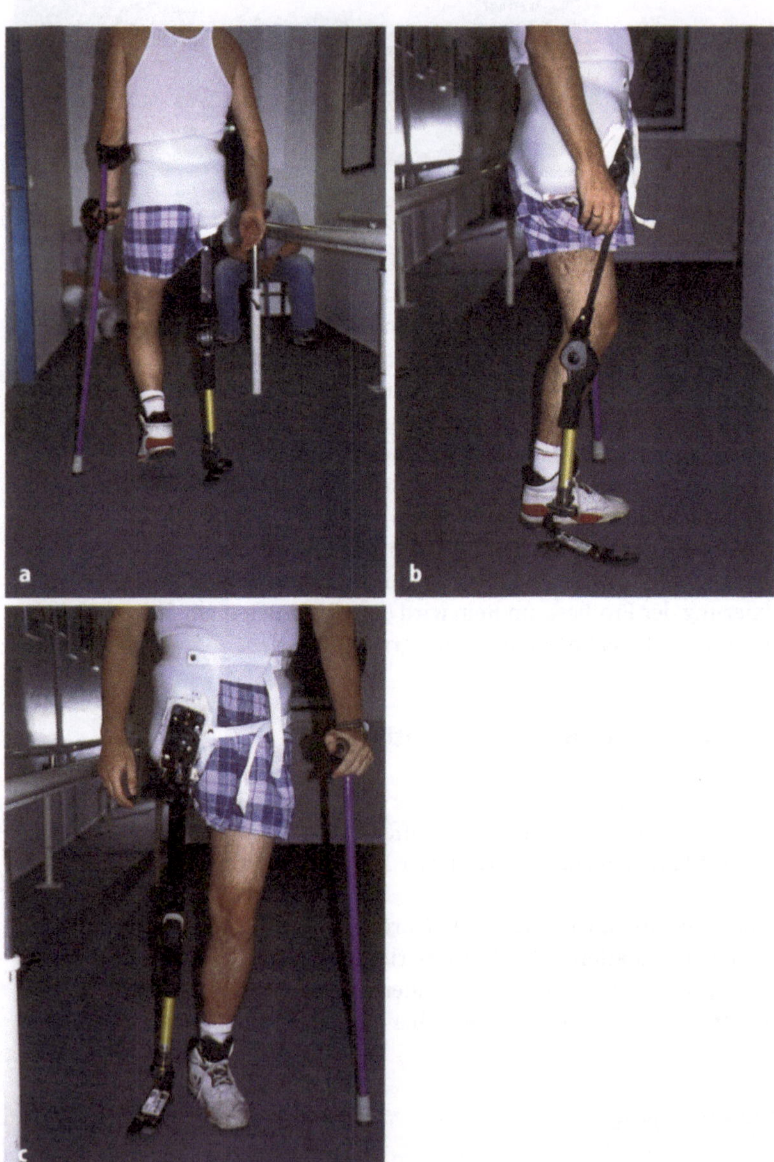

Abb. 3a–c. Versorgung nach Hüftgelenksexartikulation

Rotationshydraulik im Kniegelenk wird ein sicheres Bergabgehen und Treppensteigen gewährleistet.

Der Oberschaft wird bei der Endversorgung ebenfalls in Karbonfaser gegossen und mit einem Silikoninnenschaft gepolstert. Das Silikon erhöht den Halt der Prothese und verhindert Bewegungen im Hüftkorb, welche zu Hautirritationen führen können. Bei Silikonunverträglichkeiten können alternative Polstermaterialien verwendet werden.

Um ein bequemes Anziehen der Prothese zu ermöglichen, wird der Beckenkorb hart gegossen und mittels Scharnieren aufklappbar gefertigt. Die Sitzbeinumgreifung wirkt sich zusätzlich beckenstabilisierend aus.

Vorfußamputation

Herkömmliche Versorgung: Kork-Leder Mobilisatoren oder Orthopädische Schuhe

Nachteil: Kosmetisch nicht ansprechend.

Alternativversorgung: Silikonprothesen

Insbesondere um das optische Erscheinungsbild der Patienten wiederherzustellen, zeichnet sich seit einigen Jahren ein neuer Trend zur Versorgung mit Silikonvollprothesen ab (Abb. 4a–c).

Diese Prothesen lassen eine perfekte Reproduktion des amputierten Gliedmaßes zu und lassen sich optisch auf den verbleibenden Fuß anpassen. Auch das Barfußgehen in der Öffentlichkeit lässt die Behinderung des Patienten somit nicht mehr offensichtlich zu Tage treten. Silikonvorfußprothesen werden wie ein Slipper angezogen und haften aufgrund ihrer Materialeigenschaften ohne weitere Schnürung am Stumpf. Eine Versorgung mit orthopädischen Schuhen ist nicht mehr notwendig, der Patient kann wieder normale Konfektionsschuhe tragen.

Die aus der Epithetik bekannten Materialien werden bevorzugt zum Ersatz von kleinen Gliedmaßen oder Teilamputationen genutzt. Sie sind ebenfalls hervorragend zum Ausgleich posttraumatischer oder postoperativer Deformitäten, wie z. B. als Wadenausgleich geeignet.

Zusammenfassung

Auf dem Gebiet der Orthopädietechnik hat in den letzten Jahren eine große technologische Entwicklung stattgefunden. Die den Orthopädietechnikern an die Hand gegebenen Materialien führen zu einfacher nutzbaren Prothesen und damit zu einer besseren Rehabilitation der Patienten.

Letztlich kommt es jedoch auf die Ideenvielfalt der ausführenden Handwerker an, ob die ihnen zur Verfügung stehenden Möglichkeiten genutzt werden. Die hier aufgeführten Versorgungen werden in dieser Form nicht in der Ausbildung propagiert und sind somit, trotz der nachgewiesenen Vorteile, noch nicht Standard. Erfolg und Misserfolg von prothetischen und orthetischen Versorgungen sind somit weitgehend das Ergebnis der interdisziplinären Zusammenarbeit zwischen Operateur und Ortho-

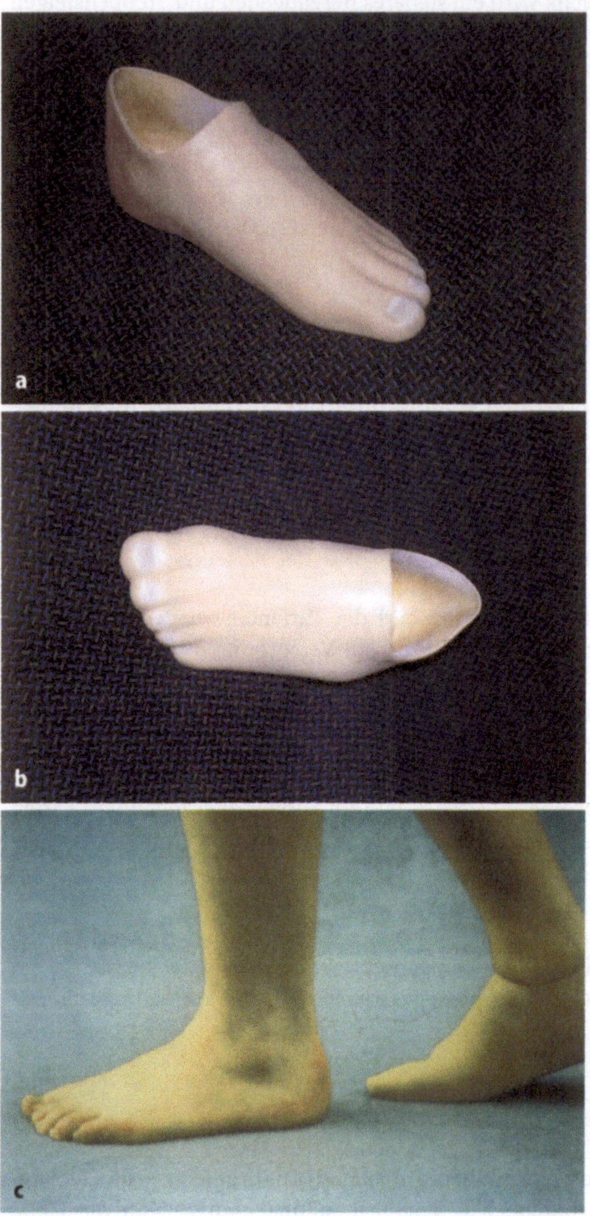

Abb. 4a–c. Silikon-Vorfußprothese

pädietechniker, unter Berücksichtigung der jeweiligen Anforderungsprofile der Patienten.

Schulbuchversorgungen führen heute nicht mehr zum größt möglichen Erfolg; dies gilt es insbesondere gegenüber den Kostenträgern darzustellen. Eventuelle Mehrkosten bei der Erstversorgung lassen sich durchaus über die Reduzierung von Folgekosten kompensieren.

Die Begutachtung

V. Grosser, M. Faschingbauer, G. Paus und K. Seide

Einleitung

Die Problematik des Amputierten, bezogen auf die Begutachtung, erschöpft sich nicht in der Einschätzung einer MdE. Auch viele Jahre nach einer Amputation können noch Veränderungen eintreten, die vielleicht die MdE nicht wesentlich verändern, aber einen Behandlungsbedarf begründen. Auch die prothetische Versorgung muss im Rahmen der Begutachtung mit beurteilt werden, wobei sich das Augenmerk hier nicht nur auf aktuell bereits manifeste Probleme, sondern auch auf die Verhinderung von erst langfristig eintretenden Folgeschäden richten sollte.

Eckwerte

Ausgangspunkte für die Einschätzung der MdE sind in jahrzehntelanger Begutachtungserfahrung gewachsene Eckwerte. Die Sätze beziehen sich auf glatte Gliedverluste mit guten Stumpfverhältnissen. Bei schlechten Weichteil- bzw. Narbenverhältnissen, Durchblutungsstörungen am Stumpf, Bewegungseinschränkungen von Gelenken, neurologischen Ausfällen, außergewöhnlichen psychischen Folgestörungen oder ausgeprägten Phantomschmerzen ist die MdE entsprechend den funktionellen Auswirkungen zu erhöhen.

Obere Extremität

Die früher im Bereich der oberen Extremität geübte Unterscheidung zwischen rechter und linker Seite wurde fallengelassen. Über die in Abb. 1 gezeigten Eckwerte besteht in der Literatur weitgehende Übereinstimmung. Die Werte für den Oberarmstumpf (75 v. H. statt 70 v. H.) und für den Unterarmstumpf (65 v. H. statt 60 v. H.) beruhen auf einer Empfehlung von Rompe [10]. Die sonst eher problematische Abstufung der MdE in Fünferschritten erscheint hier gerechtfertigt, da sonst die funtionellen Nachteile dieser Amputationshöhen im Vergleich zur Ellbogen- bzw. Handgelenksexartikulation nicht berücksichtigt werden könnten. Bezüglich der MdE Einschätzung bei Teilamputationen der Hand und Amputationen von Fingern wird auf das Gutachtenkolloquium 11 verwiesen [5, 9].

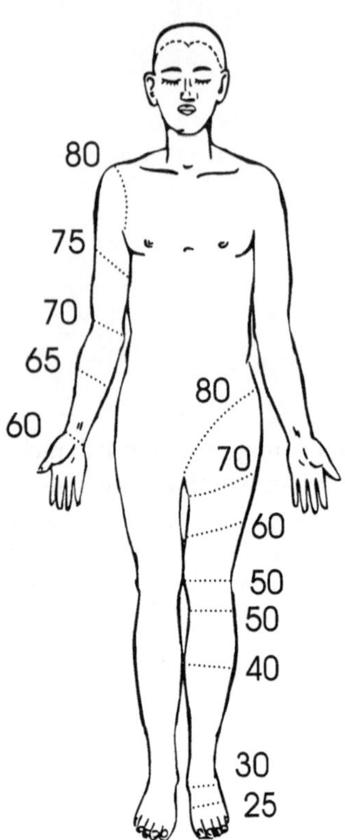

Abb. 1. MdE-Eckwerte in Abhängigkeit von der Amputationshöhe

Untere Extremität

Die Eckwerte für die untere Extremität können Abb. 1 entnommen werden. Bei der Hemipelvektomie ist neben der problematischen prothetischen Versorgung, die nur eine sehr eingeschränkte Gehfähigkeit ermöglicht, auch das Sitzen erheblich beeinträchtigt. Eine MdE von 90 v. H. erscheint daher angemessen. Bei der Hüftgelenksexartikulation ist das Sitzen besser möglich als bei der Hemipelvektomie, aber auch hier ist die prothetische Versorgung schwierig und die Gehfähigkeit in ganz erheblichem Maße eingeschränkt. Die Einschätzung der MdE auf 80 v. H. ist daher gerechtfertigt.

Die Kraftentfaltung und Ausdauer bei einem Oberschenkelstumpf ist umso besser, je länger der Stumpf ist. Oberschenkelstümpfe, die nur bis kurz unter den Trochanter major reichen, sind biomechanisch ungünstig. Hier ist eine MdE von 70 v. H. angemessen. Der Oberschenkelstumpf an „typischer" Stelle wird mit einer MdE von 60 v. H. bewertet. Ideal ist eine Stumpflänge von $^{2}/_{3}$ des Oberschenkels bis 8 cm oberhalb des Kniegelenkes. Bei noch längeren Oberschenkelstümpfen wird der Vorteil des zusätzlichen Hebelarms durch Probleme bei der Prothesenversorgung aufgewogen.

Die Kniegelenkexartikulation bietet gegenüber dem Oberschenkelstumpf den wesentlichen Vorteil der Endbelastungsfähigkeit. Die Ausdauer ist besser, bei der prothetischen Versorgung kann auf einen Tuberaufsitz verzichtet werden. In der Vergangenheit wurde oft als Nachteil genannt, dass die Prothese beim Sitzen nach vorn sehr prominent war. Dieses Problem ist bei modernen Prothesen durch eine spezielle Gelenkmechanik, bei der sich der Unterschenkelteil der Prothese beim Beugen nach hinten verschiebt, weitgehend gelöst. Es hat sich daher heute weitgehend durchgesetzt, eine endbelastungsfähige Kniegelenkexartikulation mit einer MdE von 50 v.H. und nicht mehr mit 60 v.H. zu bewerten [6, 10].

Der Unterschenkelstumpf an typischer Stelle ist bei guten Weichteilverhältnissen und guter Beweglichkeit des Kniegelenkes mit einer MdE von 40 v.H. zu bewerten. Der Vorschlag von Mollowitz [7] auch den Unterschenkelstumpf an typischer Stelle grundsätzlich mit 50 v.H. einzuschätzen, hat sich nicht durchgesetzt. Ideal ist eine Länge des Unterschenkelstumpfes von 15–20 cm. Bei kürzeren Stümpfen geht Hebelwirkung verloren, längere Stümpfe sind häufig durch Weichteilprobleme und Durchblutungsstörungen belastet. Bei kurzen Unterschenkelstümpfen wird eine MdE von 50 v.H. als angemessen erachtet. Wir sehen die Grenze hier bei einer Stumpflänge von weniger als 10 cm, weil dann in der Regel eine Versorgung mit Oberschenkelmanschette erforderlich ist. Mehrhoff u. Muhr [6] setzten die Grenze hier allerdings erst bei einer Stumpflänge von weniger als 6 cm an.

Der wesentliche Vorteil der Fußstümpfe und der Pirogoffstümpfe ist die Endbelastungsfähigkeit mit Bodenkontaktgefühl. Die Patienten können kürzere Strecken auch ohne Prothese laufen ohne hüpfen zu müssen oder auf Gehstützen angewiesen zu sein. Ein idealer Pirogoff- oder Chopartstumpf wird mit 30 v.H., ein idealer Lisfranc- oder Sharpstumpf mit 25 v.H. bewertet. In der Praxis sind die Fußstümpfe jedoch häufig nicht ideal, so dass höhere MdE-Bewertungen bis 40 v.H. nicht selten sind.

Aufgrund der großen Bedeutung des Metatarsale-I-Köpfchen für den normalen Abrollvorgang beim Gehen wird die MdE bei Verlust der Großzehe mit MT-I-Köpfchen auf 20 v.H. geschätzt. Der Verlust der Zehen 1–3 oder 2–5 an einem Fuß bedingt ebenfalls eine MdE von 20 v.H. Der Verlust der Großzehe allein bedingt eine MdE von 10 v.H., der Verlust einer anderen Zehe allein ein MdE von unter 10 v.H.

Beidseitige Amputationen

Einigkeit besteht, dass der Verlust beider Arme oder Hände, der Verlust beider Beine oder der Verlust eines Armes und eines Beines eine MdE von 100 v.H. bedingt.

Bei Verlust beider Unterschenkel mit frei beweglichen Kniegelenken ist nach Schönberger, Mehrtens u. Valentin [12] eine MdE von 80 v.H. angemessen. Die andernorts, z.B. bei Mehrhoff u. Muhr [6] teilweise angeführte Bemessung mit 70 v.H. erscheint im Vergleich zu jener des einseitig Unterschenkelamputierten zu niedrig. Der beidseitig Unterschenkel-Amputierte ist voll auf seine Prothesen angewiesen. Er hat kein gesundes Standbein mehr, auf das er sich verlassen kann. Er kann sich nicht mit Hilfe von Gehstützen fortbewegen oder kurze Strecken auf einem gesunden Bein hüpfen.

Entsprechend erscheint für einen Patienten mit Pirogoff-Stumpf rechts und Unterschenkelstumpf links eine MdE von 70 v.H. angemessen; das Gleiche gilt für einen Patienten mit Unterschenkelstumpf rechts und kompletter Peronäuslähmung links.

Spezielle Probleme

Ungünstige Haut-Weichteilverhältnisse am Stumpf und eine eingeschränkte Beweglichkeit angrenzender Gelenke sind häufige Gründe, die MdE oberhalb des Eckwertes einzuschätzen.

Bei Unterschenkelamputationen, die wegen der Folgen eines Compartmentsyndroms durchgeführt werden müssen, ist die Weichteildeckung wegen der Muskelnekrosen typischerweise schlecht. Die MdE wird hier häufig um 10 v.H. über den Eckwerten liegen.

Die Entwicklung einer Spitzfußstellung im oberen Sprunggelenk ist bei Chopartstümpfen aufgrund des Muskelungleichgewichtes insbesondere dann, wenn keine plastisch-funktionelle Stumpfbildung erfolgen konnte, häufig. Als zusätzliches Problem treten dann oft druckbedingte Hautweichteildefekte in der Belastungszone auf, welche auch bei optimaler prothetischer Versorgung schwer therapierbar sind. Die MdE ist bei einer derartigen Situation je nach Ausprägung der Spitzfußstellung und Häufigkeit der Narbendehiszenzen auf 40 oder 50 v.H. einzuschätzen. Therapeutisch kommt in derartigen Fällen je nach Weichteilsituation die Beseitigung der Spitzfußstellung durch eine Arthrodese im OSG oder die Umwandlung des Stumpfes in eine Pirogoff-Modifikation in Betracht; in ungünstigen Fällen kann eine Unterschenkelamputation die beste Lösung sein.

Fallbeispiel

Überrolltrauma des rechtes Fußes durch einen Eisenbahnwaggon am 21.04.1993 bei einem damals 28-jährigen Mann. Auswärts Primärversorgung zunächst mit Erhaltungsversuch des rechten Fußes, dann Mittelfußamputation, Sekundärnaht und Thiersch-Plastik und schließlich Amputation des rechten Fußes im Chopart-Gelenk mit – untypischem – Erhalt des Kahnbeins. Versorgung zunächst nur mit normal hohem orthopädischem Schuhwerk. Entwicklung einer ausgeprägten Spitzfußstellung im OSG bei aufgehobener Beweglichkeit im USG (Abb. 2 und 3). Rezidivierende druckbedingte Hautweichteildefekte. Im BUKH Versorgung mit Pirogoff-Prothese (Abb. 4 und 5). Im Verlauf immer wieder Hautweichteildefekte, welche jeweils nur vorrübergehend zur Ausheilung gebracht werden konnten. Am 17.4.1998 zur Behebung der Spitzfußstellung und zur Verbesserung der Weichteildeckung Resektionsarthrodese nach Spitzy (Abb. 6). Erreichen einer stabilen Arthrodese zwischen Pilon tibiale und Calcaneus, jedoch rezidivierende Hautweichteildefekte und Entwicklung einer Fersenbeinosteitis (Abb. 7 und 8). Nach 2 erfolglosen Versuchen, die Fersenbeinosteitis operativ zu beruhigen, in Übereinstimmung mit dem Wunsch des Patienten Verzicht auf weitere lokale Eingriffe. Am 28.09.1998 myoplastische Unterschenkelamputation (Abb. 9 und 10). Prothetische Versorgung mit Unterschenkelkurzbein mit Silikonbettung. Weiterer Verlauf komplikationslos mit guter Belastbarkeit, problemlosen Hautweichteilverhältnissen und freier Kniegelenksbeweglichkeit.

Für die freundliche Unterstützung bei der Fotodokumentation des dargestellten Fallbeispiels danken wir Herrn Ulsaß, Gehschule des BUKH

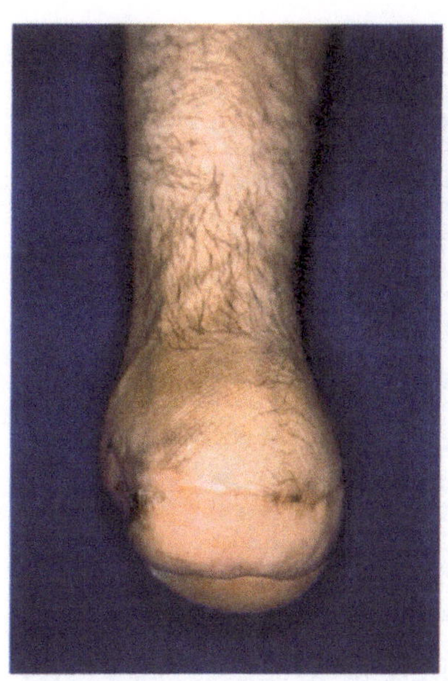

Abb. 2. Fallbeispiel, s. Text

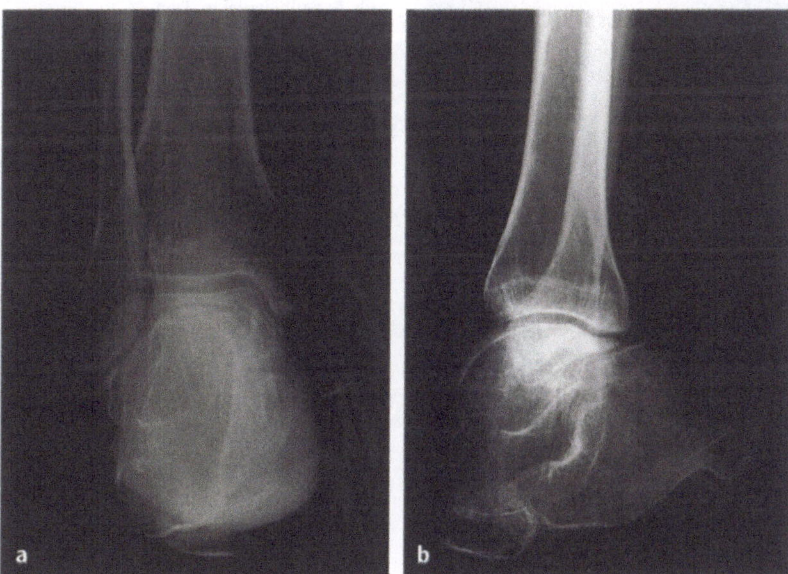

Abb. 3a, b. Fallbeispiel, s. Text

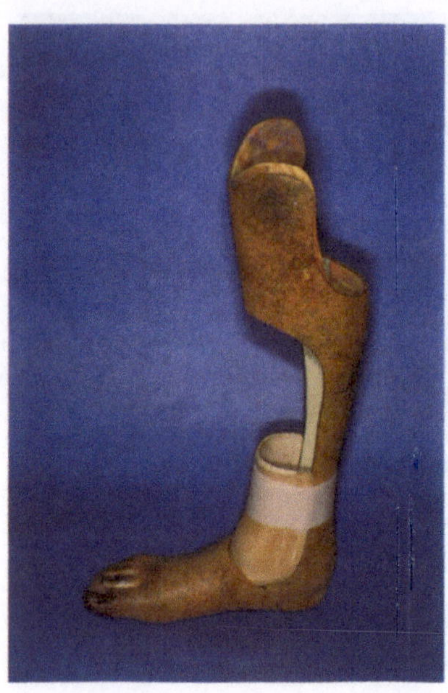

Abb. 4. Fallbeispiel, s. Text

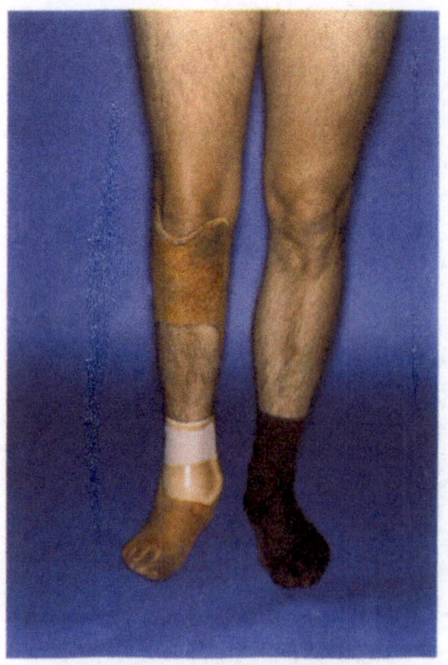

Abb. 5. Fallbeispiel, s. Text

Der *schlaffe Weichteilmantel* als meist primäres Ergebnis der Stumpfversorgung spielt zahlenmäßig eine große Rolle; bleibt ein solcher Befund bestehen, muss der Gutachter auf die Korrekturnotwendigkeit hinweisen [8].

Im Verlauf auftretende *Prothesenrandwülste* und *Prothesenrandknoten* sind insgesamt häufig, bedingen aber für sich nur selten eine höhere MdE-Bewertung. Sie kön-

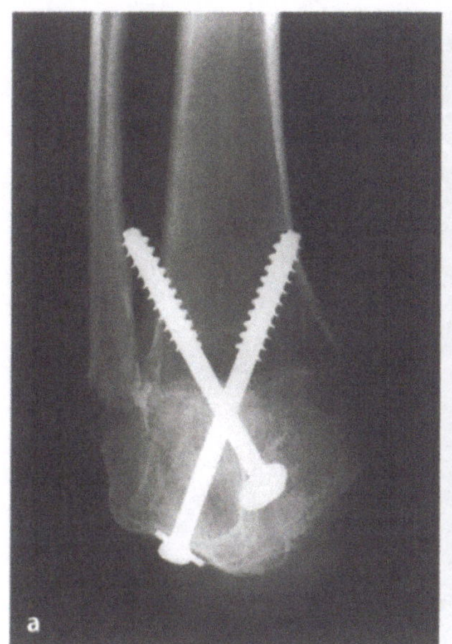

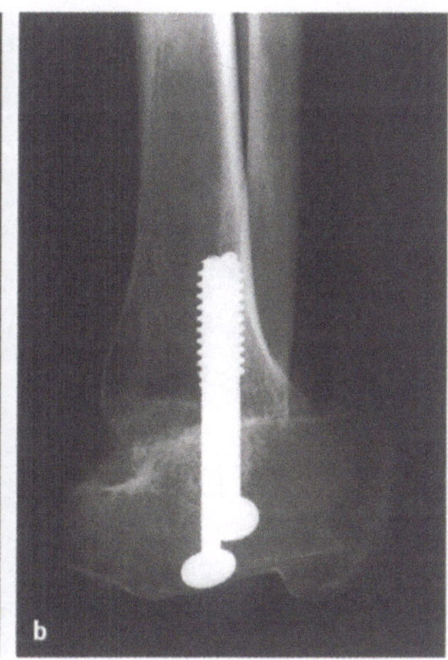

Abb. 6a, b. Fallbeispiel, s. Text

Abb. 7. Fallbeispiel, s. Text

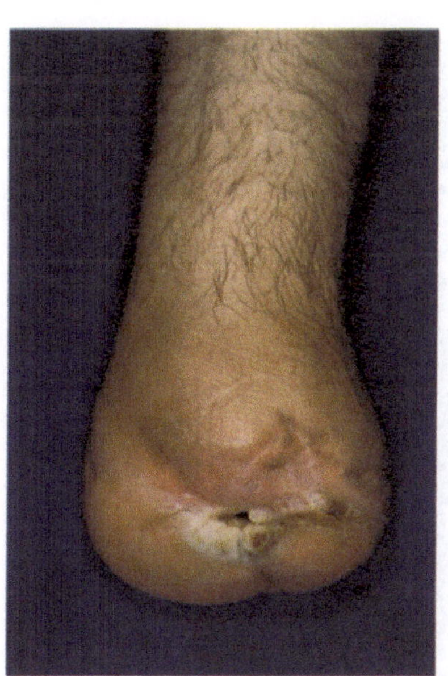

nen meist durch eine passgerechtere Ausgestaltung des Prothesenschaftes konservativ behandelt werden. Ein operatives Angehen dieser Befunde sollte nach Möglichkeit vermieden werden, da die Narben in den Prothesenrandbereich zu liegen kommen und dort ihrerseits Probleme verursachen.

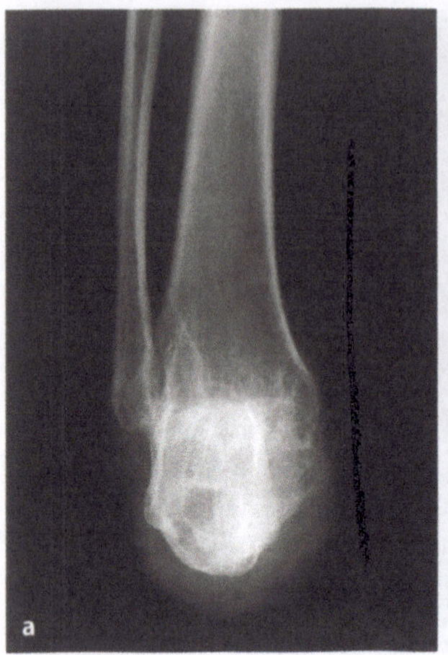

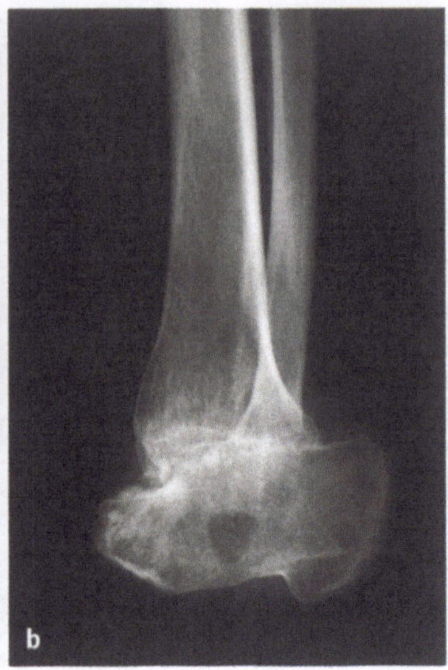

Abb. 8a, b. Fallbeispiel, s. Text

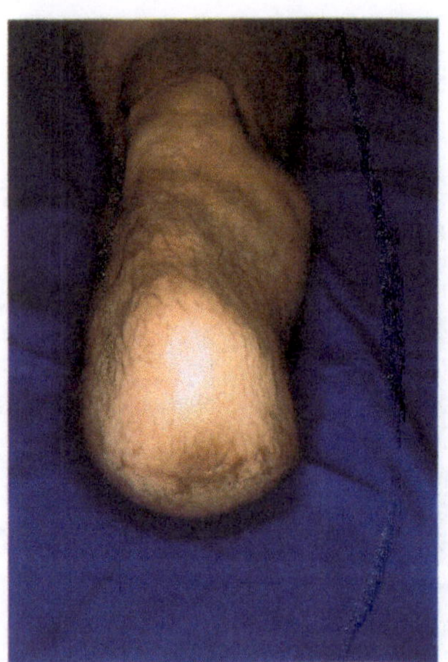

Abb. 9. Fallbeispiel, s. Text

Bei *Phantomschmerzen* kann je nach Ausprägung eine höhere MdE- Einschätzung angemessen sein. In derartigen Fällen sollte auf eine Zusatzbegutachtung durch einen in der gutachterlichen Einschätzung von Schmerzzuständen erfahrenen Nervenarzt nicht verzichtet werden. Zur Begutachtung sollten vollständige Unterlagen über die

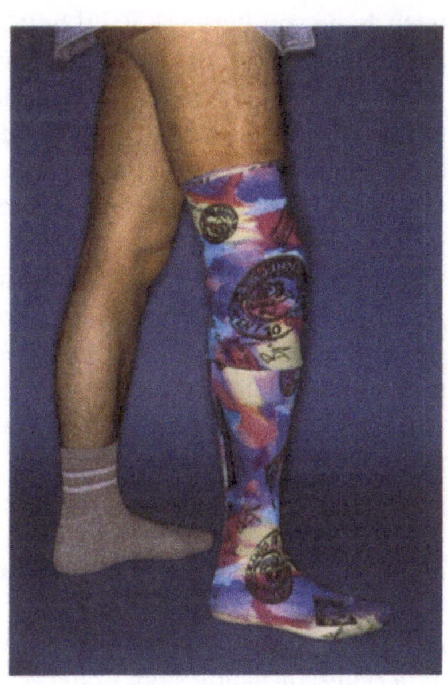

Abb. 10. Fallbeispiel, s. Text

bisher unternommenen Behandlungsversuche vorliegen. Wichtig ist es, Phantomschmerzen von *Neuromschmerzen* abzugrenzen, da bei Neuromschmerzen eine operative Behandlung häufig erfolgversprechend ist. Nach unserer Erfahrung sollten dabei immer sowohl der N. tibialis als auch der N. peroneus revidiert werden, selbst wenn sich die Neuromschmerzen präoperativ einem Nerven zuordnen lassen. Häufig besteht nämlich am zweiten Nerven ebenfalls ein Neurom, dessen Symptomatik durch das klinisch im Vordergrund stehende Neurom maskiert wird. Wird nur ein Nerv revidiert, treten nach erfolgreicher Behandlung des ersten Neuroms die vom zweiten Neurom ausgehenden Beschwerden zutage und erfordern dann oft einen zweiten operativen Eingriff. Unverzichtbar ist eine nervenärztliche Zusatzbegutachtung, wenn der Verdacht auf außergewöhnliche *psychische Folgestörungen* besteht.

Zusammenhangsfragen bei Gelenkbeschwerden

Arens [1] ist diesen Fragen an einem großen Patientengut von 500 Amputierten nachgegangen. Beschwerden an der kontralateralen Hüfte wurden in 6,6%, am kontralateralen Knie in 26,2% und am kontralateralen Fuß in 16,9% der Fälle angegeben. Hüftbeschwerden auf der kontralateralen Seite sind nach Friberg [4] häufiger, wenn die Prothese zu kurz ist. In der überwiegenden Mehrzahl waren die Gelenkbeschwerden weder mit einer Arthrose noch mit wesentlichen Funktionseinschränkungen verbunden. Bemerkenswert ist auch, dass die meisten Patienten mit radiologischem Nachweis einer Arthrose nicht über Gelenkbeschwerden klagten.

Das Risiko von Arthrosen der Gelenke am kontralateralen Bein wird durch die Amputation nicht erhöht. Die Zahlen von Arens zeigen vielmehr, dass die Häufigkeit niedriger ist als in der Normalbevölkerung. Diese Ergebnisse wurden auch durch eine Untersuchung von Burke et al. [2] bestätigt. Dieser protektive Effekt der Amputation ist auch plausibel, da der Oberschenkelamputierte nur etwa $^{1}/_{3}$, der Unterschenkelamputierte bis zu $^{1}/_{2}$ der Zeit eines Gesunden steht und geht. Einen noch ausgeprägteren protektiven Effekt fanden Burke und Mitarbeiter bei Unterschenkelamputierten für das Kniegelenk der ipsilateralen Seite. Es steht zur allgemeinen Überzeugung fest, dass es amputationsbedingte Gelenkarthrosen als Folge einer sog. Überbelastung nicht gibt [8, 11].

Die Anerkennung von Arthrosen im Bereich der Beine als Folgeschaden einer Amputation kommt deshalb in aller Regel nicht in Betracht. Ausnahmen können jedoch vorkommen, wenn nachgewiesen werden kann, dass über viele Jahre aufgrund einer schlechten prothetischen Versorgung eine erhebliche Fehlbelastung vorgelegen hat und das festgestellte Degenerationsmuster biomechanisch zu dieser Fehlbelastung passt.

Zusammenhangsfragen bei Wirbelsäulenbeschwerden

Arens [1] hat gezeigt, dass Seitwärtsverbiegungen der Lendenwirbelsäule bei Beinamputierten sehr häufig sind, wobei es sich überwiegend um sog. „Idem"-Verbiegungen handelt, d.h. die Konvexität zeigt zur Seite der Amputation.

Viele, aber nicht alle Seitswärtsverbiegungen lassen sich durch fehlerhafte prothetische Versorgungen und unzureichende Gangschulung erklären. Arens stellte die Hypothese auf, dass die Seitwärtsverbiegungen zum großen Teil eine Kompensationsfolge einer amputationsbedingten Schwerpunktverlagerung sind.

Interessant ist, dass Arens eine Häufung von Seitwärtsverbiegungen nicht nur bei Oberschenkelamputierten, sondern im Gegensatz zu anderen Autoren auch bei Patienten mit Unterschenkel- und Fußstümpfen fand. Während es in der Literatur allgemein anerkannt ist, dass als mittelbare Folge von einseitigen Oberschenkelamputationen Seitwärtverbiegungen der Lendenwirbelsäule auftreten können, ist ein derartiger Ursachenzusammenhang bei den distal Amputierten allerdings fraglich. Auffällig ist auch, dass in der Patientenpopulation von Arens das typische Überwiegen der „Idem"-Verbiegungen nach distal hin immer weniger deutlich wird.

Gelegentlich auftretende Rückenschmerzen gehören bei Beinamputierten zu den üblichen Beschwerden. Sie werden vorzugsweise im unteren Lendenabschnitt empfunden und bedürfen von Fall zu Fall auch ärztlicher Behandlung [3]. In der Mehrzahl der Fälle bleibt die Funktion der Wirbelsäule allerdings trotz etwaiger amputationsbedingter Sekundärfolgen gut oder die Funktionseinschränkungen sind so gering, dass sich in der Gesamtschau keine Auswirkungen auf die MdE ergeben.

Bei stärkeren objektiven Funktionseinschränkungen der Wirbelsäule stehen häufig unfallunabhängige Ursachenfaktoren im Vordergrund. An erster Stelle ist die eigenständige Bandscheibenerkrankung innerer Ursache zu nennen, wobei hier degenerative Veränderungen häufig nicht nur an der Lendenwirbelsäule, sondern auch an der Halswirbelsäule nachweisbar sind. Bandscheibenerkrankungen der Lendenwirbelsäule können aber auch als sekundäre Folge einer amputationsbedingten Fehlstatik entstehen. Bei der Abgrenzung ist das Verteilungsmuster der Bandscheibenveränderungen hilfreich. Bandscheibendegenerationen aufgrund einer Seitwärtsverbiegung der Lendenwirbelsäule sind konkavseitig im Bereich des Scheitelpunktes am ausgeprägtesten. Auch sekundäre Beugekontrakturen im Hüftgelenk des amputierten Beines z. B. bei einem Oberschenkelkurzstumpf können über die kompensatorische Hyperlordose zu einer Bandscheibenschädigung an der LWS führen, wenn sie bei der Einbettung des Stumpfes in die Prothese nicht ausgeglichen werden. In jedem Fall ist zu beachten, dass die amputationsbedingte Fehlstatik langjährig bestanden haben muss, bevor es zu relevanten Bandscheibenschäden kommt.

In jedem Einzelfall ist auch zu prüfen, ob Seitwärtsverbiegungen im Wesentlichen durch die Amputation bedingt sind, oder ob es sich um eine vorbestehende Skoliose handelt. Dies gilt insbesondere, wenn die Konvexität der Seitwärtsverbiegung zur nicht amputierten Seite zeigt. Es können erhebliche Abgrenzungsprobleme auftreten und therapeutische Chancen verpasst werden, wenn die Wirbelsäule erst Jahrzehnte nach der Amputation zum ersten Mal untersucht wird. Um derartige Probleme bereits im Vorfeld zu vermeiden, unterstützen wir die Empfehlung von Arens, bei Amputierten bereits bei der ersten Begutachtung nach erfolgter Prothesenversorgung Stehendaufnahmen der Lendenwirbeläule durchzuführen.

Literatur

1. Arens W (1957) Chirurgische Begutachtung von Beinamputationsfolgen. Med Sach LIII/2: 25–30
2. Burke MJ, Roman V, Wright V (1978) Bone and joint changes in lower limb amputees. Ann Rheum Dis 6/37: 252 -254
3. Erdmann H (1975) Sekundäre Amputationsfolgen – „chirurgisch-röntgenologisches Referat". BG-UMed 26: 123–128
4. Friberg O (1984) Biomechanical significance of the correct length of lower limb protheses: a clinical and radiological study. Prothet Orthop Int 12/8(3): 124–129
5. Izbicki W (1995) Begutachtung des Fingerverlustes bzw. -teilverlustes aus unfallchirurgischer Sicht. In: Hierholzer G, Kunze G, Peters D (Hrsg) Gutachtenkolloqium 10. Springer, Berlin Heidelberg New York Tokio, S 217–222
6. Mehrhoff F, Muhr G (1999) Unfallbegutachtung. de Gruyter, Berlin, S 157
7. Mollowitz G (1998) Der Unfallmann. Springer, Berlin Heidelberg New York Tokio, S 357
8. Probst J (1975) Begutachtungsfragen bei Amputationen. BG-UMed 26: 117–121
9. Reill P (1995) Begutachtung des Fingerverlustes bzw. -teilverlustes aus handchirurgischer Sicht. In: Hierholzer G, Kunze G, Peters D (Hrsg) Gutachtenkolloqium 10. Springer, Berlin Heidelberg New York Tokio, S 223–235
10. Rompe G, Erlenkämper A (1998) Begutachtung der Haltungs- und Bewegungsorgane. Thieme, Stuttgart, S 422
11. Rompe G, Niethard F (1980) Aktuelle Gesichtspunkte zum Thema Gliedmaßenverlust – Wirbelsäule - Fehlbelastung. Med Sach 76/1: 8–10
12. Schönberger A, Mehrtens G, Valentin H (1998) Arbeitsunfall und Berufskrankheit. Erich Schmidt, Berlin, S 708

Anmerkungen zur Begutachtung aus verwaltungsjuristischer Sicht

A. Dietmair

Einleitung

Begutachtungen von Amputationsverletzungen stehen im Ruf, unproblematisch zu sein. Der Befund ist offensichtlich, auch von Nichtmedizinern überschaubar. Richtwerte zur MdE-Bewertung stehen in genauer Differenzierung zur Verfügung. Kein Vergleich z. B. mit einem Zusammenhangsgutachten auf neurologischem Fachgebiet.

Dennoch hat sich in der Praxis gezeigt, dass bei der Begutachtung von Amputationsverletzungen zumindest aus verwaltungsjuristischer Sicht durchaus Schwierigkeiten auftreten können. Acht Problembereiche, die alle im Zusammenhang mit der MdE-Einschätzung stehen, werde ich Ihnen in meinem Vortrag darlegen:

- Bedeutung der Schmerzen für die MdE-Bewertung.
- Kompensation durch prothetische Versorgung?
- Anpassung und Gewöhnung.
- Berücksichtigung von Vorschäden.
- Spätschäden infolge Fehlbelastung und Minderdurchblutung.
- Keine Unterscheidung mehr zwischen Arbeitshand und Beihand.
- Besonderes berufliches Betroffensein.
- Vermehrte Bedeutung einer Amputation für Versicherte eines anderen Kulturkreises?

Bedeutung der Schmerzen für die MdE-Bewertung

Geht der Gutachter von der Amputationsverletzung aus und schlägt er in den MdE-Richtwerten den dazugehörigen MdE-Wert nach, so sind in diesem MdE-Wert die subjektiven Beschwerden mit berücksichtigt. Dieser Grundsatz wird nur in den Fällen durchbrochen, in denen besondere Umstände hinzukommen, d. h., außergewöhnlich starke subjektive Beschwerden vorliegen.

Außergewöhnlich subjektive Beschwerden

- Schmerzen am Amputationsstumpf im Sinne einer Hyperpathie bzw. eines Neuromes,
- Phantomschmerzen.

Die Schmerzen am Amputationsstumpf werden oft gefördert durch eine schlechte Weichteildeckung und schlechte Narbenverhältnisse. Weiter erschwerend können

Durchblutungsstörungen in diesen Bereichen hinzutreten. Zum Phantomschmerz: Gerade im Rahmen der Begutachtung muss der Begriff Phantomschmerz von der Erscheinung des Phantomgliedes unterschieden werden. Der Phantomschmerz ist der brennende Schmerz, den der Verletzte in seinen amputierten Gliedmaßen zu verspüren glaubt. Das Empfinden eines Phantomgliedes hingegen ist in der Regel schmerzfrei. Diese Missempfindung fällt deswegen auch unter die subjektiven Beschwerden, die der MdE-Richtwert bereits mitberücksichtigt hat. Bei Phantomschmerzen und Neuromen bzw. Hyperpathien ist dies nicht der Fall. Hier hat der Gutachter das Schmerzempfinden auf seine besondere Wertigkeit hin zu prüfen. Nach der Literatur können die besonderen Schmerzen zu einer Erhöhung der MdE-Richtwerte um 5–20% führen.

Kompensation durch orthopädische Versorgung?

Um es kurz zu machen: Der MdE-Richtwert, den Sie der Amputationsverletzung zuordnen können, setzt regelmäßig eine passende orthopädische Versorgung voraus. Ein gut sitzendes orthopädisches Hilfsmittel kann daher zu keiner Besserung des MdE-Satzes führen. Umgekehrt: Ist die orthopädische Versorgung schlecht, muss ein Zuschlag bei der MdE-Festsetzung in Betracht gezogen werden.

Orthopädische Versorgung gut	MdE-Richtwert aus Tabelle
Orthopädische Versorgung schlecht	MdE-Zuschlag

Meines Erachtens muss dies auch für den Sonderfall gelten, dass bei einer Amputation an der oberen Extremität eine bioelektrische Prothese indiziert ist. Aus Sicht der Verwaltung haben die Versicherten im Umgang mit dieser bioelektrischen Prothese größere Schwierigkeiten als zunächst erwartet. Die MdE-Bewertung sollte sich auch hier an der Amputation orientieren und von keiner Kompensation ausgehen.

Anpassung und Gewöhnung

Nach einer Amputationsverletzung kann man davon ausgehen, dass sich der Befund der Unfallfolgen nicht verändern wird. Trotzdem wird vor allem bei Amputationen im Bereich der Hand die MdE-Bewertung nach einer ersten Zeit sinken. Grund hierfür ist die Anpassung und Gewöhnung des Versicherten an seine Verletzungsfolgen. Er wird Ersatzgreifformen entwickeln. Diese physiologische Adaption wirkt sich positiv auf die Funktionsfähigkeit der Hand aus. Konsequenterweise bedeutet dies dann eine niedrigere MdE:

Amputation (unveränderter Befund) → MdE
Amputation → Anpassung und Gewöhnung → niedrigere MdE

Berücksichtigung von Vorschäden

Gerade bei der Begutachtung von Amputationsverletzungen muss der Gutachter darauf achten, ob unfallunabhängige Vorschäden bestehen. Ausgangspunkt für den Gutachter ist stets die individuelle Erwerbsfähigkeit des Versicherten vor dem Unfall. Nehmen wir z. B. einen Versicherten, dem bereits seit Jahren der Daumen der linken Hand fehlt. Jetzt passiert der Arbeitsunfall. Durch den Arbeitsunfall zusätzlich noch alle Langfinger der rechten Hand. Weil sich dieser unfallbedingte Verlust der Langfinger der rechten Hand wegen des Vorschadens, d. h. dem Fehlen des Daumens an der anderen Hand, besonders bemerkbar macht, muss der Unfallschaden mit einer höheren MdE als dem Regelsatz von 45% bewertet werden. Selbstverständlich darf dies jedoch nicht so weit gehen, dass der unfallunabhängige Verlust des Daumens quasi zur Unfallfolge aufgewertet wird. Dies dürfte Ihnen bereits geläufig sein. Bitte bedenken Sie auch, dass auch geringe Vorschäden die unfallbedingte MdE erhöhen können. Es ist nicht erforderlich, dass der Vorschaden für sich mit einer messbaren MdE zu bewerten wäre.

Es ist auch erforderlich, dass der Gutachter in seinem Gutachten darauf hinweist, wenn seines Erachtens ein unfallunabhängiger Vorschaden dazu führt, dass Unfallfolgen vermehrt ins Gewicht fallen. Der Gutachter erspart sich hier unnötige Rückfragen der Verwaltung.

Zu einer anderen Variante der Vorschadensproblematik: Wie ist bei der MdE-Einschätzung zu verfahren, wenn der Versicherte beim Arbeitsunfall die rechte Hand verliert, diese rechte Hand jedoch bereits zum Unfallzeitpunkt erheblich geschädigt war, ja unter Umständen schon Fingerverluste aufwies? In diesem Fall ist der unfallbedingte Schaden der Hand geringer zu bewerten, d. h., die MdE-Bewertung muss erheblich unter dem Richtwert von 60% bleiben. Entscheidend ist, inwieweit der Versicherte durch den Arbeitsunfall in seiner Erwerbsfähigkeit gemindert worden ist.

Spätschäden infolge Fehlbelastung und Minderdurchblutung

Spätschäden infolge Fehlbelastung können vor allem dann auftreten, wenn nach einer Oberschenkelamputation die Wirbelsäule anormal belastet wird. Bereits eine zu kurze Prothese kann hier die Ursache sein. Anfangs kommen die Oberschenkelamputierten mit einer verkürzten Prothese besser zurecht.

Langfristig leidet jedoch die Statik der Wirbelsäule darunter. Es kann zu einer konvexen Verbiegung der Lendenwirbelsäule zum Bauch hin kommen. Deswegen der Hinweis für den Gutachter: Stellt er fest, dass die Prothese mehr als 1 cm zu kurz ist, so soll er den Versicherten und den Unfallversicherungsträger darauf hinweisen, damit derartige Spätschäden durch eine Verbesserung an der Prothese vermieden werden können.

Auch der veränderte Gang des Oberschenkelamputierten kommt als Verursacher von Spätschäden an der Wirbelsäule in Betracht. Während bei einem Gesunden der Körperschwerpunkt in der Wirbelsäule liegt, verlagert sich beim Oberschenkelamputierten während der Schwungbeinphase des Gehens der Körperschwerpunkt auf das Kunstbein. Anschließend kommt es dann noch zu einer Seitwärtsbewegung der Wirbelsäule. Dadurch werden die Bandscheiben des Oberschenkelamputierten einem erhöhten Druck ausgesetzt und auch die Stellung der kleinen Wirbelgelenke zueinander verändert. Der erfahrene Gutachter wird deshalb auch die Wirbelsäule in seine Bewertung mit einbeziehen.

Bitte beachten Sie, dass es sich dabei um mögliche Ursachen für Spätschäden an der Wirbelsäule handelt. Sie müssen stets prüfen, ob derartige Wirbelsäulenbeschwerden tatsächlich als Spätschäden der Amputation anzusehen sind oder ob sie nicht degenerative Ursachen haben. Hier stellt sich also doch die Zusammenhangsfrage. Als sehr hilfreich für den Gutachter und auch für die Verwaltung erweist es sich dabei, wenn alsbald nach der Amputation Röntgenbilder der Wirbelsäule angefertigt worden sind.

Dadurch lassen sich zumindest vorbestehende Schadensanlagen ausgrenzen. Trotzdem bleibt selbst dann die Zusammenhangsbeurteilung schwierig. Auch bei einwandfreier Prothese und intakter Haltung kann der Oberschenkelamputierte wie jeder Gesunde an einem Wirbelsäulenleiden erkranken. Hier fällt dem Gutachter die Aufgabe zu, zu entscheiden, ob und gegebenenfalls welchen Einfluss die Oberschenkelamputation auf die Entstehung und das Ausmaß des Wirbelsäulenleidens gehabt hat. Degenerative Veränderungen können nicht als Spätfolgen der Amputation anerkannt werden. In Osteochondrosen, Spondylarthrosen und Spondylosis deformans sieht die medizinische Literatur überwiegend keine möglichen Unfallfolgen nach Amputationen. Die Praxis geht davon aus, dass je nach Alter des Versicherten die Wirbelsäulenstatik 5–15 Jahre gestört gewesen sein muss, bevor die Amputationsverletzung einen Schaden an der Wirbelsäule hervorrufen kann.

Jetzt zu einer zweiten Gruppe von möglichen Spätschäden: Bei allen Amputationen besteht die Gefahr, dass der Stumpf unter einer schlechten Gefäßversorgung leidet. Vor allem mangelhaft ernährte Unterschenkelstümpfe führen oft dazu, dass das ganze Bein gebrauchsunfähig wird. Das Resultat können Kreislaufschäden sein, unter Umständen auch mittelbar über die mangelhafte Körperbewegung verursacht.

Ein letzter Hinweis zu diesen Spätschäden. Bedenken Sie bitte stets, dass eine MdE-Einschätzung sich immer nur an dem orientieren kann, was bereits ist bzw. was gewesen war. Schäden, die möglicherweise in der Zukunft erst eintreten, dürfen bei der MdE-Einschätzung nicht berücksichtigt werden. Treten sie später wirklich dazu, wird der Unfallversicherungsträger bei einem Hinweis des Versicherten oder seines Arztes eine neue Begutachtung veranlassen, die dann gegebenenfalls zu einer Verletztenrente nach einer höheren MdE führen wird.

Keine Unterscheidung zwischen Arbeitshand und Beihand

Der Streit, ob bei einer Amputation im Bereich der oberen Extremitäten zwischen Arbeitshand und Beihand unterschieden werden soll, ist alt. Einigkeit bestand nur, dass jedenfalls der Verlust des Daumens links wie rechts gleich bewertet wird. 1996 hat der Hauptverband der gewerblichen Berufsgenossenschaften e.V. in seinen „Anhaltspunkten für die gutachterliche Beurteilung von Handverletzungen in der gesetzlichen Unfallversicherung“ die frühere Unterscheidung in Haupt- und Hilfshand aufgegeben. Maßgebend ist nunmehr der MdE-Wert für die bisherige Haupthand. Grund: Die Arbeitswelt hat sich verändert. Heutzutage kommt es vermehrt auf Geschicklichkeit und Feinmotorik beider Hände an.

Ein Blick über den Zaun: Auch in der Schweiz und in Österreich werden die Arbeitshand und die Beihand gleich bewertet.

Besonderes berufliches Betroffensein

Dieses Problem stellt sich vor allem bei Fingeramputationen. Grundsätzlich wird die MdE auf dem Hintergrund des gesamten Erwerbslebens eingeschätzt. Es kommt daher prinzipiell nicht darauf an, wie sich die Fingeramputation auf den konkret ausgeübten Beruf des Versicherten auswirkt.

Kein Prinzip ohne Ausnahme: Solch derartige Ausnahmen kann es vor allem bei Handverletzungen geben. Wenn z. B. ein Konzertpianist den Ring- und Kleinfinger einer Hand einbüßt, dann kann er wettbewerbsfähig nicht mehr Klavier spielen. Sein Lebensberuf ist ihm damit versperrt. Auch seine lange Ausbildung zum Konzertpianisten und das langjährige Üben nützen diesem Versicherten nichts mehr. Die Amputation des Ring- und Kleinfingers kann er auch nicht andersweitig ausgleichen. In einem solchen Fall liegt ein besonderes berufliches Betroffensein vor mit der Folge, dass der MdE-Richtwert um 10–20% angehoben wird.

MdE bei Amputationsverletzungen

- Grundsatz: Einschränkungen auf dem gesamten Gebiet des Erwerbslebens maßgebend (§ 56 Abs. 2 Satz 1 SGB VII), MdE-Richtwert, nicht der konkret ausgeübte Beruf entscheidend.
- Ausnahme: besondere berufliche Kenntnisse und Erfahrungen nutzlos, Nachteile auch nicht kompensierbar (§ 56 Abs. 2 Satz 3 SGB VII) + MdE-Zuschlag von 10–20%

Bei dieser Prüfung sind strenge Maßstäbe anzulegen, damit das grundsätzliche Prinzip der abstrakten Schadensbemessung nicht aufgeweicht wird. Ein Zuschlag ist lt. Rechtsprechung deshalb nur in den Fällen berechtigt, in denen die normale MdE-Bemessung eine unbillige Härte darstellen würde.

Höhere MdE-Bewertung einer Amputationsverletzung für Versicherte aus einem anderen Kulturkreis

Die Fälle sind nicht selten: Ein Versicherter beschwert sich über die zu niedrige MdE-Einschätzung seiner Amputationsverletzung. Dem Hinweis auf die MdE-Richtsätze und auf das Gleichbehandlungsgebot entgegnet er mit dem Argument, in seinem Kulturkreis hätte die körperliche Unversehrtheit eine viel höhere Bedeutung und er fühle sich deswegen auch erheblich stärker beeinträchtigt. Auch seine Arbeitsleistung leide darunter.

Hier haben wir das Problem, dass die objektiv bestehenden Funktionsbeeinträchtigungen infolge der Amputation dem richtigen MdE-Wert zugeordnet werden, der Versicherte seine Beschwerden jedoch subjektiv erhöht und unter Umständen deswegen seine Erwerbsfähigkeit tatsächlich stärker eingeschränkt sein kann.

Dieses Problem kann und soll der chirurgische Gutachter nicht lösen. Tatsächlich handelt es sich hier nicht um ein Problem der MdE-Bewertung der Amputationsverletzung, sondern um die Frage, ob zum chirurgischen Befund, d. h. der Amputation, eine weitere Unfallfolge hinzugetreten ist, eine Unfallfolge auf psychischem Fachgebiet. Diese Prüfung ist Aufgabe eines psychiatischen Gutachters.

Er wird dabei immer zu klären haben, ob die Depression tatsächlich rechtlich wesentlich durch die Amputationsverletzung verursacht worden ist oder ob die psychische Beeinträchtigung nicht andere, unfallunabhängige Ursachen hat. Sehr oft stellt sich heraus, dass der Arbeitsunfall nur den Anlass bildet, an dem sich vorbestehende Probleme entladen.

Zusammenfassung

- Die MdE-Richtwerte berücksichtigen grundsätzlich die zur Verletzung dazugehörenden subjektiven Beschwerden. Eine erhöhte MdE kann sich nach einer Amputation jedoch wegen Stumpfbeschwerden oder durch Phantomschmerzen ergeben.
- Die MdE-Richtwerte gehen von einer guten prothetischen Versorgung aus.
- Auch wenn sich der Befund nach einer Amputation nicht ändert, wird in vielen Fällen die MdE nach einer Phase der Anpassung und Gewöhnung sinken.
- Vorschäden können dazu führen, dass die Unfallfolgen stärker gewichtet werden müssen. Die MdE-Bewertung kann aber auch niedriger ausfallen, wenn das amputierte Körperteil vorgeschädigt war, die Amputation einen solchen Vorschaden gewissermaßen einholt.
- Bei Beinamputierten sind Spätschäden insbesondere an der Wirbelsäule möglich. Der Gutachter muss prüfen, ob diese Spätschäden rechtlich wesentlich auf die Amputation zurückgeführt werden können. Eine höhere MdE ergibt sich in jedem Fall erst dann, wenn der Spätschaden tatsächlich auch eingetreten ist.
- Bei der Gewichtung von Amputationen an der Hand wird nicht mehr zwischen Arbeits- und Beinah unterschieden.
- Ein besonderes berufliches Betroffensein mit der Folge einer höheren MdE kann nur in wenigen Ausnahmefällen angenommen werden.
- Psychische Begleitfolgen einer Amputation soll nicht der chirurgische Gutachter, sondern der Psychiater feststellen und bewerten. Für die Einschätzung der chirurgischen MdE kommt es nicht darauf an, wie der Versicherte den Verlust der körperlichen Integrität subjektiv auf seinem kulturellen Hintergrund empfindet.

Diskussion*

Zusammengefasst und redigiert von G. Hierholzer**

Trotz aller Fortschritte der operativen Amputationstechnik und der inzwischen hochspezialisierten Prothesentechnik reichen die damit zu erzielenden Ergebnisse nicht annähernd an den Wert einer gesunden Gliedmaße. Um den Stellenwert von wiederherstellenden Eingriffen und von Replantationen beurteilen zu können, ist es erforderlich, die funktionellen Ergebnisse mit denen nach Amputationen und prothetischer Versorgung zu vergleichen. Weiterhin sind die Behandlungszeiten nach einer Replantation und auch nach den in mehreren Schritten verlaufenden operativen Wiederherstellungstechniken im Vergleich zur Amputation mit nachfolgender prothetischer Versorgung ganz entscheidend länger.

Mit diesen Feststellungen soll nun keineswegs die Amputation nach Problemfrakturen als das zu empfehlende Behandlungskonzept dargestellt werden. Sie weisen aber auf die vielfältigen Faktoren hin, die bei der im Einzelfall zu stellenden Indikation abwägend zu berücksichtigen sind.

Die Entscheidung für eine die Extremität erhaltende Therapie kann in vielen Fällen bei der Primärversorgung noch nicht sachgerecht getroffen werden. Aber bereits bei der frühsekundären Aufnahme von Patienten mit Problemfrakturen und besonders bei andauernden schwerwiegenden Komplikationen nach Frakturen sind die Erfolgsaussicht der wiederherstellenden Operationsverfahren, der Gesichtspunkt des zeitlichen Ablaufes und die Grenze der zumutbaren psychischen Belastung des Patienten zu prüfen.

> Bei Problemfrakturen ist spätestens in der frühsekundären Phase die Erfolgsaussicht eines die Gliedmasse erhaltenden Behandlungskonzeptes zu überprüfen.

Replantationstechniken und technisch sowie zeitlich anspruchsvolle Wiederherstellungseingriffe sind fehlindiziert, wenn sie die Interessen des Patienten in Bezug auf seine Lebensqualität und auf seine Rückkehr in das Berufsleben nicht eingehend berücksichtigen. Mit der gleichen Begründung ist der Wert einer Behandlung nicht allein aus dem erzielten funktionellen Ergebnis abzuleiten. Die in der Literatur beschriebenen Klassifikationen für Verletzungen und die daraus abgeleiteten Behand-

* Zu den Beiträgen von S. 169–210.

** Teilnehmer: Böhm, Dietmair, Erlinghagen, Grosser, Hax, Hierholzer, Kortmann, Könings, Kunze, Lehmann, Römer, Rompe, Schachtschneider, Scheele, Schwerdtfeger, Schröter, Settner, Trost. Leitung: Hierholzer und Peters.

lungsempfehlungen haben deshalb nur unter Einbeziehung dieser ergänzenden Überlegungen Bestand.

Der abwägende Vergleich der Indikation zur Amputation und zu wiederherstellenden operativen Behandlungsverfahren nach Problemfrakturen hat außer dem Ziel eines bestmöglichen Funktionsergebnisses die zumutbare Belastung des Patienten, die Erfolgsaussicht und den zeitlichen Ablauf einer Therapie zu berücksichtigen.

Diese Feststellungen unterstreichen die Bedeutung der bereits am Unfallort zu treffenden Entscheidungen. Die Schwere der Verletzung und das Verletzungsmuster sind bestimmend für das zu verwendende Transportmittel und für die Auswahl der Behandlungseinrichtung, in die der Patient gebracht werden soll. Das seit Jahren funktionierende und flächendeckende System der verschiedenen boden- und luftgebundenen Rettungsmittel erlaubt, die richtige Entscheidung zu treffen.

Zu den vorgetragenen Scores wird angemerkt, dass bei gleichzeitigen schwerwiegenden Höhlenverletzungen die u. U. aus Gründen der Lebenserhaltung zu stellende Indikation für eine Notamputation zu wenig berücksichtigt sei. Die Scores werden aber übereinstimmend als eine wichtige Hilfe für die zu treffenden Entscheidungen und als ein Instrument bezeichnet, Behandlungsverläufe besser auswerten zu können.

Unter Hinweis auf die Unterschiede der angewendeten Scores ist bei der Auswertung der Ergebnisse eine besondere Sorgfalt und Vorsicht geboten, sobald diese in eine vergleichende Bewertung einmündet. Nachdem keiner der Scores als allein richtig und verbindlich bezeichnet werden kann, sind die jeweils arbeiteten Daten zwar geeignet, die Ergebnisse verschiedener Behandlungsverfahren zu ermitteln und klinisch wissenschaftliche Fragen zu beantworten. Schlussfolgerungen im forensischen oder haftungsrechtlichen Sinne über die vorangegangene Therapie können daraus aber noch nicht gezogen werden. Dazu bedarf es weiterer und gesicherter Erkenntnisse, die erst dann zu einer verbindlichen Norm führen können.

Im Einzelfall wird die Indikation zur Amputation nach einem Trauma mit Berechtigung von einer Behandlungsempfehlung abweichen, die aus einem Score abzuleiten ist. Der behandelnde Chirurg muss dabei seine Entscheidungen begründen und objektivieren können, dass er der „inneren und äußeren“ ärztlichen Sorgfalt entsprochen hat. Sein Handeln muss im positiven Sinne nachvollziehbar sein.

Klassifizierungen von Verletzungen und daraus abgeleitete Behandlungsmaßnahmen sind wichtig, um wissenschaftlich begründete Befunde und Daten zu erarbeiten und zu allgemein anerkannten Leitlinien zu kommen. Erst diese erlauben dann, rechtlich relevante Schlussfolgerungen zu ziehen.

Mehrfach wird auf die Notwendigkeit hingewiesen, den Patienten sowohl unmittelbar nach der Verletzung als auch im weiteren Verlauf psychisch zu betreuen, ihn in die zu treffenden Entscheidungen so weit wie möglich einzubeziehen und diese ärztliche Aufgabe ernst zu nehmen. Die Zuständigkeit und Verantwortung des Chirurgen beschränkt sich also nicht auf den eigentlichen operativen Bereich. Er wird im Einzelfall zu entscheiden haben, ob die Besonderheit einer Problematik eine zusätzliche Unterstützung aus dem psychologischen Fachgebiet erforderlich macht.

Die Indikation zu einer Amputation verpflichtet den verantwortlichen Operateur ausdrücklich dazu, den Patienten mit der entsprechenden Empathie psychisch zu führen und zu begleiten.

Die Frage der nach einer Amputation auszuwählenden Prothese ist individuell zu entscheiden. Myoelektrische und mikroprozessorengesteuerte Modelle sind gegenüber den Standardmodellen mit unterschiedlichen Anforderungen an den Patienten verbunden. Ist erkennbar, dass eine hochtechnisierte Prothese vom Patienten nicht angenommen werden wird, so sollte diese nicht aufgedrängt werden. Technische Ausrüstungen wie eine Mikroprozessorensteuerung, Servomotoren u.a. bedürfen der regelmäßigen technischen Kontrolle.

Von technischer Seite wird auf die hohe Sicherheit der elektrisch gesteuerten Kniegelenkprothesen hingewiesen. Die wichtigen und die Funktion gewährleistenden Elemente sind weitestgehend geschützt eingebaut oder eingegossen. Überleitungen werden zunehmend durch Sensoren geregelt. Für die im Vortrag vorgestellte Knieprothese gibt es noch keine flächendeckende Produktion. Der Kostenbereich für Prothesen mit Kniegelenk liegt in Abhängigkeit der verschiedenen Ausführungen und Ausstattungen zwischen 6.000 und 30.000 DM. Wie in anderen Bereichen werden die hochtechnisierten Prothesen in größerer Stückzahl kostengünstiger hergestellt werden können.

Die Fragen der ärztlichen Einschätzung des Verlustes und des Teilverlustes der Hand wurden bereits bei zurückliegenden Kolloquien gemeinsam mit den Vertretern der berufsgenossenschaftlichen Verwaltung einvernehmlich geklärt und in Band 11 dieser Buchreihe veröffentlicht. Der Hauptverband der gewerblichen Berufsgenossenschaften hat die erarbeiteten Empfehlungen als Richtlinie übernommen.

Aus der ärztlichen Sicht geht die Frage, ob der Verletzte eine Prothese verwendet, nicht in die Einschätzung der MDE ein. Der Gutachter kann z.B. nicht beurteilen, wie oft der Verletzte eine Oberarmprothese trägt. Es hat sich als realistisch erwiesen, nach Amputationen der Einschätzung der MDE die Strukturverletzung zu Grunde zu legen und sie nicht von der Funktion abhängig zu machen. Die Funktionsbewertung bleibt bei dieser Begutachtungspraxis nicht völlig unberücksichtigt, sie wird nur im Sinne einer Durchschnittsbewertung einbezogen. Das Vorgehen ist pragmatisch, unabhängig von dem Problem der Objektivierung subjektiver Beschwerden und damit vorteilhaft. Liegen im Einzelfall besondere Funktionsstörungen vor, so werden diese vom Gutachter selbstverständlich berücksichtigt.

Bisher wird nach Amputationen der Einschätzung der MDE überwiegend die Art und das Ausmaß der Strukturverletzung zu Grunde gelegt. Damit ergibt sich nicht das Problem einer Objektivierung subjektiver Funktionsstörungen. Durchschnittswerte erfordern natürlich, objektive Besonderheiten zu berücksichtigen.

Trotz dieser seit langem geübten Begutachtungspraxis wird eingehend die Frage diskutiert, ob bei den inzwischen erfolgreich weiterentwickelten prothetischen Versorgungsmöglichkeiten die MDE-Eckwerte nach Amputationen überdacht werden sollen. Einen dahingehenden Ansatz hat man in der Augenheilkunde für die Linsenlosigkeit gewählt. Nach dem erfolgreichen Einbringen einer Intraokularlinse wird die MDE gegenüber früher mit 20% jetzt mit 10% eingeschätzt. Die Begründung liegt in dem funktionellen Ausgleich durch die Prothese und sie hat in der Rechtsprechung Bestand gefunden.

Bezüglich der Gliedmaßen erörtert man die Frage, ob die Eckwerte für die Oberschenkelamputation im Hinblick auf die ungleich schwerer wiegend erscheinenden Auswirkungen des Handverlustes aufrecht erhalten bleiben sollen, der ebenfalls mit 60% bewertet wird. Der funktionelle Ersatz durch Armprothesen würde den sehr guten Ergebnissen nach der Versorgung mit Beinprothesen nicht entsprechen.

Diese Auffassung wird allerdings nicht allgemein geteilt. Man könne auch die Einzelfunktionen für die ganz unterschiedlichen Arbeitsabläufe nur unvollständig qualitativ und quantitativ erfassen. Damit sei es nicht berechtigt, den Gebrauchswert der oberen und der unteren Gliedmasse in dem diskutierten Sinne zu vergleichen. Für eine Höherbewertung des Armverlustes gegenüber dem Beinverlust bestehe keine ausreichende und allgemeingültige Begründung. Trotz der erforderlichen Berücksichtigung des Einzelfalles handelt es sich bei dem versicherungsrechtlichen Ausgleich nach Amputationen auch immer um einen gewissen abstrakten Schadensersatz. Nochmals wird festgestellt, dass der einzuschätzende funktionelle Körperschaden nach den derzeit gültigen Richtlinien im Gutachten unabhängig davon einzuschätzen ist, wie weit es durch den Behandlungsauftrag gelingt, die Auswirkungen zu mindern.

Mit der gutachtlichen Einschätzung nach Amputationen soll nach den gültigen Richtlinien der objektive funktionelle Körperschaden unabhängig von dem Erfolg der prothetischen Versorgung beurteilt werden. Die Begründung liegt darin, dass eine Prothese für die Gliedmaßen den Schaden derzeit bei weitem noch nicht voll kompensieren kann.

Die Kosten für eine Prothese sind bei der ärztlichen Begutachtung nicht zu berücksichtigen. Die Entschädigungssystematik geht im Übrigen von den inländischen Verhältnissen aus. Geltendes inländisches Recht bedeutet in diesem Zusammenhang, dass ein anderer Kulturkreis keinen Einfluss auf das Gutachten im Sinne bewertender Schlussfolgerungen und insbesondere nicht auf die MDE-Einschätzung nehmen kann.

Der Unfallzusammenhang von Beschwerden und Veränderungen an der Wirbelsäule nach einer Oberschenkel- oder Unterschenkelamputation ohne Nachweis einer Achsabweichung der Wirbelsäule wird nach den gültigen Richtlinien abgelehnt. Diese Feststellung bezieht sich auch auf einen langjährigen Verlauf nach einer Amputation. Andererseits wird auf die Begutachtungspraxis zu den Wirbelsäulenberufskrankheiten hingewiesen. Hier ist eine mehr als zehnjährige unphysiologische Belastung ein wesentlicher Faktor für die Anerkennung. Offensichtlich besteht zu der aufgeworfenen Frage Klärungsbedarf, der zuvor weitere Sacharbeit erforderlich macht.

Diskussionsbemerkungen über eine Änderungsbedürftigkeit der gesamten MDE-Systematik, über eine Einbeziehung der funktionellen Qualität von Prothesen in die MDE-Einschätzung, über die Bedeutung einer unterschiedlichen psychischen Betroffenheit, über die Frage von Rentenzahlungnen und Lohnausfall u.a. reichen z.T. weit in die politische Zuständigkeit. Sie sollten deshalb nur nach eingehender Vorbereitung und in sorgfältiger Abstimmung mit den zuständigen Gremien der politischen Selbstverwaltung abgehandelt werden.

Teil VI

Polyneuropathie durch organische Lösungsmittel

Polyneuropathie oder Enzephalopathie durch organische Lösungsmittel – Klinik und diagnostische Verfahren

K. Mattes

Einleitung

Vor einigen Jahren wurden Erkrankungen durch Lösungsmittel in die Berufskrankheitenverordnung unter der Nummer 1317 aufgenommen. Polyneuropathie und Enzephalopathie werden als wesentliche Krankheitsfolgen neben früher schon anerkannten Atemwegs- und Hautaffektionen genannt.

Für beide Krankheitsbilder werde ich die charakteristischen klinischen Symptome, die differentialdiagnostischen Möglichkeiten und die erforderlichen Untersuchungsverfahren beschreiben.

Die Polyneuropathien

Definition – Symptomatik

Unter einer Polyneuropathie verstehen wir eine nicht entzündliche Veränderung des peripheren Nervensystems im Gegensatz zur Polyneuritis, die entzündlicher Genese ist.

Die Kardinalsymptome der Polyneuropathien sind:

- Sensibilitätsstörungen wie Missempfindungen, Taubheiten und/oder Minderung des Vibrations- und Lageempfindens,
- Lähmungen,
- Muskelatrophien,
- Minderung oder Ausfall der Muskelreflexe (Feststellung in der neurologischen Untersuchung),
- Symptome des vegetativen Nervensystems: Herzrhythmusstörungen, Störungen der Magen-Darm-Funktion, veränderte Schweißsekretion,
- selten Hirnnervenbeteiligung.

Diese genannten Symptome müssen selbstverständlich nicht alle vorhanden sein, vielfach beginnt die Krankheit mit einer Sensibilitätsstörung in der Extremitätenperipherie, das heißt in den Händen und Füßen. Neben symmetrisch auftretenden Polyneuropathiebeschwerden kennen wir auch Mononeuropathien, bei denen nur ein einziger peripherer Nerv betroffen ist. Kommt es zum wechselnden Befall von Nerven an verschiedenen Extremitäten und unter Umständen zu verschiedenen Zeiten sprechen wir von einer Schwerpunktpolyneuropathie oder Mononeuritis multiplex.

Die morphologische Schädigung liegt unmittelbar in den Ganglienzellen oder in ihrer unmittelbaren Nähe, den Wurzeln. Es gibt Polyneuropathien, die vorwiegend das sensible oder nur das motorische Neuron schädigen oder sich an beiden manifestieren. Jeder periphere Nerv besteht aus einer sogenannten Kernstruktur dem Axon und einer Myelinscheide, letztere ist für die Geschwindigkeit der Informationsübertragung wesentlich verantwortlich. Wir unterscheiden akute, subakute und chronische Polyneuropathien.

Ätiologie

Welche möglichen Ursachen müssen bei der Entstehung einer Polyneuropathie berücksichtigt werden:

- PNP bei Stoffwechselstörungen,
- PNP bei Mangel- und Fehlernährung,
- PNP bei exogen-toxischen Stoffen,
- PNP bei Kollagenosen,
- genetisch bedingte Polyneuropathien (HSMN-Typen I-VII),
- entzündliche Polyneuropathien (Polyneuritis).

Die Vielzahl der Ursachen lässt die oft schwierige Differentialdiagnose erkennen. In einigen Fällen finden wir überhaupt keine Ursache für die Polyneuropathie, obwohl die Patienten eindeutige Krankheitszeichen haben. Hierbei muss daran gedacht werden, dass wir auch im normalen Alltag sicher toxischen Substanzen ausgesetzt sind, ganz unabhängig von der beruflichen Situation. Gibt es Anhaltspunkte für Exotoxine im beruflichen und privaten Lebensbereich eines Menschen, so wird die Ursachenforschung erheblich erschwert. Leicht tun wir uns mit der Diagnose einer Polyneuropathie, wenn schwerwiegende Grundkrankheiten vorhanden sind wie ein Diabetes mellitus oder eine schwere Lebererkrankung. Bezogen auf exogen-toxische Störungen ist in der Literatur besonders die Polyneuropathie bei Bleiintoxikation bekannt. Ausgeprägte Krankheitsbilder sehen wir auch nutritiv-toxisch durch Alkohol bedingt.

Während wir sonst in der Klinik versuchen, die Polyneuropathie ursächlich abzuklären, wird in der gutachterlichen Situation bezüglich des Lösungsmittelschadens die Ursache scheinbar vorgegeben und wir müssen neurologischerseits entscheiden, inwieweit eine Polyneuropathie zugeordnet werden kann. Dabei müssen konkurrierende Krankheiten berücksichtigt werden, so dass unter Umständen eine umfangreiche Diagnostik erforderlich wird.

Diagnostik

Wie lässt sich nun neurologisch die Diagnose einer Polyneuropathie sichern:

- ausführliche Anamnese,
- neurologische Untersuchung,
- elektrophysiologische Untersuchung (NLG/EMG),
- laborchemische Diagnostik,
- Nervenbiopsie.

Bei der Anamnese ist es von besonderer Bedeutung nach familiär-gehäuften und spezifisch eigenen Erkrankungen zu fragen. Sind mehrere Polyneuropathien in der Familie bekannt, so kann es sich um ein hereditäres Leiden handeln oder es kommt eine Stoffwechselerkrankung, wie der Diabetes mellitus, gehäuft in einer Familie vor, der bei langjährigem Bestehen vielfach zur PNP als Begleitkrankheit führt. Immer muss auch gefragt werden nach den Gewohnheiten im Umgang mit Nikotin und vor allem Alkohol, den häufigsten Genussgiften; selbstverständlich fragen wir auch nach Drogen.

Die neurologische Untersuchung verifiziert Lähmungen und/oder Taubheiten, weiteren Aufschluss gibt der Reflexbefund, einen sehr subtilen Hinweis gibt ein deutlich reduziertes Vibrations- und Lageempfinden.

Ausgehend von dem Aufbau eines peripheren Nerven mit Axon- und Myelinscheiden, können wir mittels der Elektroneurographie und der Elektromyographie unterscheiden, ob es sich um einen Schaden des Axons oder des Myelins oder von beidem handelt. Verschiedene Polyneuropathien bedingen mehr eine Myelinscheidenschädigung, andere wieder sind charakterisiert durch eine primär axonale Schädigung. Einerseits können wir die Nervenleitgeschwindigkeit messen durch Oberflächenelektroden und mittels der Nadeluntersuchung im Muskel suchen wir nach einer Axonschädigung, die gekennzeichnet ist durch das Auftreten von pathologischer Spontanaktivität, einer erhöhten Polyphasierate und verminderter Anzahl von Antwortpotentialen bei Maximalinnervation.

Vor allem bei toxischen Polyneuropathien haben wir es mit der Schädigung des Axon, d.h. der Kernstruktur der peripheren Nervenfasern und weniger mit eine Beeinträchtigung der Myelinscheide, der umgebenden Hüllsubstanz zu tun. Nach n-Hexan und Methyläthylketon z.B. kommt es zur morphologischen Axonveränderung, einer Schwellung. Eine Senkung der Energieproduktion für den axonalen Transport (Sekundärschaden) oder eine Neurofilamentvernetzung (Primärschaden) wird vermutet, es entstehen kovalente Bindungen, wodurch der Informationsfluss behindert wird [13]. Aus praktischen Gründen beginnen wir meistens mit der Untersuchung der Nervenleitgeschwindigkeiten und gehen dann in Abhängigkeit von der Fragestellung zur Elektromyographie über.

Als Ultima Ratio zur Diagnosesicherung einer Polyneuropathie bleibt noch die Nervenbiopsie bis hin zu molekular-genetischen Untersuchungen zur Auffindung eines Gendefektes bei den erblichen Polyneuropathien.

Zusammenfassung

Neurologisch die Diagnose einer Polyneuropathie zu sichern, ist meist nicht schwierig, viel problematischer ist die ätiologische Zuordnung in der Begutachtung mit der Fragestellung einer toxischen Schädigung. Ohne eine eingehende zusätzliche arbeitsmedizinische Begutachtung ist die Diagnose einer umwelttoxischen Polyneuropathie kaum zu sichern. Letztlich bedarf es auch der Untersuchung des jeweiligen Arbeitsplatzes durch den technischen Aufsichtsdienst der Berufsgenossenschaften.

Die toxische Enzephalopathie

Definition

Während der Begiff Polyneuropathie klar definiert ist, gilt dies für den zweiten lösungsmittelbedingten Symptomenkomplex - die Enzephalopathie - in keiner Weise. Hier wird eine Krankheitsentität vorgetäuscht, die nicht existent ist. Als häufigstes Synonym wird heute vom hirnorganischen Psychosyndrom gesprochen, eine ebenso indifferente Diagnose wie Enzephalopathie. Andererseits benötigen wir eine international verständliche Nomenklatur, entscheidend ist, dass neben dem Oberbegriff die einzelnen Symptome mit benannt werden. (z. B. hirnorganisches Psychosyndrom mit Störungen des Gedächtnisses, der Konzentration und Aufmerksamkeit usw.) Enzephalopathie bedeutet zunächst nur die nicht entzündliche Erkrankung oder Schädigung des Gehirnes, wobei neurologische, neuropsychologische und psychopathologische Symptome auftreten können.

Klinische Symptomatik

Als mögliche Symptome sind hier zu nennen:

- Vegetative Symptome (Schwindel/Kopfschmerzen),
- Antriebsminderung,
- affektive Störungen,
- Beeinträchtigung von Gedächtnis, Aufmerksamkeit und konzentrativer Dauerbelastbarkeit (neuropychologische Symptome),
- Persönlichkeitsstörungen,
- Sprachstörungen (Aphasien/Dysarthrien),
- Apraxien (gestörter Handlungsvollzug),
- zerebrale Krampfanfälle,
- spastische Lähmungen.

Selbstverständlich sind auch bei der toxischen Enzephalopathie nicht alle Symptome gleichermaßen vorhanden, den Schwerpunkt bilden die neuropsychologischen Symptome, die in der alten Literatur als Hirnwerkzeugstörungen bezeichnet wurden und psychopathologische Veränderungen. Die Persönlichkeits- oder Wesensänderungen äußern sich überwiegend in Verhaltensauffälligkeiten.

Diagnostik

Welche Untersuchungen müssen wir durchführen, um diese Diagnose zu sichern:

- ausführliche Anamnese einschließlich der *Fremdanamnese,* die zur Einschätzung der prämorbiden Persönlichkeit besonders wichtig ist. Wichtig ist auch die Befragung nach alltäglichen Lebensgewohnheiten, insbesondere der Freizeitgestaltung, Autofahren usw.
- Elektroenzephalographie,

- Doppler- und duplexsonographische Untersuchung der hirnversorgenden Halsgefäße,
- neuroradiologische Untersuchung (CT, MRT, SPECT und PET),
- evozierte Potentiale (VEP, AEP und SEP),
- Magnetstimulation,
- ereigniskorrelierte Potentiale (P-300),
- Elektrokardiogramm,
- 24-Stunden-Blutdruckmessung,
- laborchemische Diagnostik,
- neuropsychologische Testuntersuchung.

Das Elektroenzephalogramm wird beeinflusst durch Medikamente und gewiss auch chemische Noxen. So kennen wir bei der hepatisch-bedingten Enzephalopathie ein charakteristisches EEG-Bild in Form sogenannter triphasischer Wellen. Andererseits wurde festgestellt, dass Patienten unter einer definierten Exposition von Trichloräthylen im Verlauf der Exposition nur unbedeutende Veränderungen zeigten [8]. Im Rahmen der Begutachtung sehen wir überwiegend Patienten mit dem Verdacht einer Langzeitexposition gegenüber toxischen Stoffen. Hierbei sind die EEG-Veränderungen äußerst gering, zumindest völlig unspezifisch. Bei untersuchten Arbeitern mit akuter Toluolvergiftung waren EEG-Veränderungen konstant noch nach 6 Monaten vorhanden, während sich anfänglich nachgewiesene vestibuläre Schäden merklich gebessert hatten [2]. Denkbar ist selbstverständlich, dass es Jahre nach Ende der Exposition schließlich auch zur Normalisierung der Hirnstromkurve kommt. EKG, Langzeit-Blutdruckmessung und die Dopplersonographie der hirnversorgenden Halsgefäße dienen zum Ausschluss konkurrierender Krankheiten wie der arteriellen Hypertonie und arteriellen Verschlusskrankheit.

Die Laborparameter sollen Hinweise geben auf Stoffwechselerkrankungen wie Diabetes mellitus, erhöhten Fettstoffwechsel, Schädigung der Nierenfunktion usw. Eine besondere Bedeutung kommt dem Alkohol zu, der zu Veränderungen der Transaminasen in der Leber führen kann. Gesucht wird auch nach diagnostischen Markern in der klinischen Immuntoxikologie. Es wurde eine Abschwächung der natürlichen Killerzellen nach signifikanter chemischer Exposition beschrieben. Diskutiert werden Autoimmunprozesse, ähnlich wie sie bei der Multiplen Sklerose ablaufen [5].

Die weitergehenden neurophysiologischen Untersuchungen wie die Ableitung evozierter Potentiale und die Magnetstimulation ermöglichen, Sinnesreize über die peripheren Nervenfasern und die zentralen Bahnen bis hin zu den Repräsentationsfeldern in der Hirnrinde zu verfolgen. Gemessen wird wiederum die Leitungsfähigkeit der verschiedenen Funktionen. So sind wir in der Lage, klinisch noch nicht fassbare Schädigungen des afferenten (zum Hirn hinführenden) Systems festzustellen.

Das ereigniskorrelierte Potential (P 300) ist ein gemitteltes EEG-Signal, welches z.B. nach einem akustischen Reiz nach ca. 300 ms auftritt. In wissenschaftlichen Untersuchungen konnte gezeigt werden, dass kognitive Störungen zu einer Amplitudenminderung, psychopathologische Auffälligkeiten (z. B. Wahnvorstellungen) zu Latenzverzögerungen führten [10]. Selbstverständlich sind dies keine Routineuntersuchungen, aufgezeigt werden soll die methodische Untersuchungsvielfalt.

Allein aus rechtlichen Gründen halte ich es bei einer Begutachtung für wichtig, einen neuroradiologischen Befund zu haben, um morphologische Veränderungen des

Gehirns nachzuweisen. Hierbei reicht vielfach die cerebrale Computertomographie nicht aus, da vor allem subkortikale Strukturen nicht gut dargestellt werden. Deshalb benötigen wir meist eine Kernspintomographie, um vor allem auch den Hirnstamm und das Kleinhirn mit beurteilen zu können. Sehr aufwendige Untersuchungen sind SPECT und PET (Single-Photon-Emissions-Computertomographie und Positronen-Emissions-Tomographie), Isotopenverfahren zur Messung haemodynamischer und metabolischer Funktionszustände einzelner Hirnareale. Dabei werden Störungen und auch momentane Änderungen des Hirnsauerstoff- und Glukosestoffwechsels erfasst. Diese Verfahren zeigen eine hohe Sensitivität, die Spezifität der Befunde ist gering. Die Befunddeutung ist deshalb kritisch zu werten, weil die Abhängigkeit der Messwerte von wechselnden inneren und äußeren Bedingungen während der Untersuchung abhängig sind.

Im SPECT fanden sich Hypoperfusionen betont im frontalen und parietalen Gehirnlappen. Zudem bestand eine Lateralisation des verminderten Flow in der rechten Gehirnhemisphäre bei älteren Patienten. Junge Patienten wiesen auch Hypoperfusionen in beiden Temporallappen auf, ältere nur im rechten Schläfenlappen [6].

Neuroradiologische Befunde aufgrund chronischer beruflicher Exposition wurden bislang nur in Einzelfällen veröffentlicht. Bei Patienten mit einer Lösungsmittel-Enzephalopathie wurden in der Computertomographie und insbesondere der Kernspintomographie multifokale Marklagerläsionen gesehen, welche die Diagnose stützen könnten [14]. Auszugehen ist vermutlich von umschriebenen Entmarkungsherden. Andere Autoren [3] beschreiben eine vor allem äußere Hirnatrophie neben Marklagerläsionen. Es bleibt aber festzuhalten, dass es unverändert keinen spezifischen neuroradiologischen Befund bei Lösungsmittelexposition gibt.

Differentialdiagnose

Da es auch keine typisch toxische Enzephalopathie gibt, muss die Differentialdiagnose berücksichtigt werden. Vor allem müssen akute hirnorganische Prozesse wie Hirntumoren, Gefäßverschlüsse und Entzündungen des Zentralnervensystems ausgeschlossen werden.

Als wichtige psychopathologische Differentialdiagnosen sind zu nennen:
- Depression,
- Psychose,
- neurotische Entwicklung,
- Persönlichkeitsstörung,
- Suchtleiden (Drogen/Alkohol),
- chronisches Erschöpfbarkeitssyndrom,
- Demenz.

Die bereits genannten Symptome treten bei der Enzephalopathie meist schleichend auf und verstärken sich im Laufe der Jahre. Es sind Störungen der affektiven Reaktivität, der Reduktion des gesamten Energieniveaus mit oft im Subjektiven bleibenden Klagen über Konzentration und Gedächtnisschwächen, abnorme Ermüdbarkeit und Erschöpfbarkeit in Verbindung mit vegetativen Störungen. Dies entspricht einem chronisch-pseudoneurasthenischen Syndrom, welches charakteristischerweise nach hirnorganischer Schädigung auftreten kann, also auch nach einer Lösungsmittelintoxikation [7]. Derartig unspezifische Krankheitszeichen können gleichermaßen bei Depressionen oder neurotischen Entwicklungen auftreten oder in der Remissionsphase nach abgelaufener akuter Psychose. Bei der Alkoholkrankheit stehen meist die Konzentrations- und Gedächtnisstörungen ganz im Vordergrund gegenüber affektiven Störungen. Sehr uncharakteristisch kann am Anfang auch eine beginnende Demenz vom Alzheimer-Typ ablaufen, die Diagnose lässt sich aber rasch nach eingehender neuropsychologischer Untersuchung und entsprechender Verhaltens- und Verlaufsbeobachtung abgrenzen gegenüber einer toxischen Enzephalopathie. Es wurde auch untersucht, inwieweit Exotoxine eine Prädisposition zur Demenz darstellen. In Amerika erfolgte eine epidemiologische Studie, bei der zumindest ein erhöhtes Risiko verstärkt bei Männern nach langjähriger Exposition gesehen wurde. Eine häufig konkurrierende Noxe war der Alkohol [9].

Das in der Literatur immer häufiger auftauchende chronische Erschöpfbarkeitssyndrom (Chronic-fatigue-Syndrome = CFS) hat als Hauptkriterien die dauerhafte oder wiederkehrende Ermüdung über 6 Monate, die sich bei Bettruhe nicht bessert, den täglichen Tätigkeitsumfang um über 50 Prozent einschränkt. Des Weiteren müssen dabei chronische Krankheitszustände ausgeschlossen sein, insbesondere psychiatrische Erkrankungen. Als Nebenkriterien gelten mildes Fieber, generalisierte Muskelschwäche, neuropsychologische und psychopathologische Symptome (Vergesslichkeit, Reizbarkeit, Verwirrtheit, Denkschwierigkeiten, Konzentrationsstörungen und Depression). Inwieweit das CFS wirklich ein eigenständiges Krankheitsbild darstellt, bleibt weiterhin offen [11].

Auch der von Cullen 1987 geprägte Begriff „Multiple chemical sensitivity“ (MCS) hilft in der diagnostischen Klärung wenig weiter. Zahlreiche Synonyme werden für den Begriff „MCS“ in Europa verwandt: Fibromyalgie-Syndrom, Sick-Building-Syndrome, spezifische chemische Hypersensitivität usw. [1]. Mit diesem Begriff wird eine neuartige umweltmedizinische Symptomkonstellation geschaffen ohne klare Symptomatik. Als Hypothesen zur Ätiologie werden somatische oder psychosomatische Reaktionen auf multiple Umweltchemikalien sowie eine zugrunde liegende Überempfindlichkeit bei psychischer Stressreaktion genannt. Hier wird die Umweltchemikalie als initiales Belastungstrauma charakterisiert. Andere Autoren gehen von einer Fehldiagnose oder einem Glaubenssystem aus, das von bestimmten gesellschaftlichen Gruppen installiert wurde und immer wiederzu erneuert wird. Viele Hunderte von Publikationen haben bis heute keine Klarheit schaffen können. Seitens der WHO wurde 1996 vorgeschlagen, den Begiff MCS dem Oberbegriff idiopathische Umweltintoleranzen (IEI = Idiopathic Environmental Intolerances) unterzuordnen.

Für den Patienten besteht die Gefahr bei Nennung dieser unspezifischen Diagnosebegriffe, dass es zu einer iatrogenen und/oder paramedizinischen Fixierung eines Krankheitsbildes kommt, ohne dass ursächlich überhaupt eine Lösungsmittelintoxikation zugrunde liegt. Es entsteht dann unter Umständen ein „Koryphäen-Killer-Syndrom“, der Patient läuft von einem Spezialisten zum anderen.

Aus dem Gesagten wird klar, dass die Diagnose toxische Enzephalopathie alleine keinerlei Aussagekraft hat weder über die Ätiologie noch über die Symptomatik, sondern es ist zwingend erforderlich, dass die einzelnen neurologischen, neuropsychologischen und psychopathologischen Symptome aufgeführt werden. Wir in unserer Klinik benutzen überwiegend den Begriff „Hirnorganisches Psychosyndrom“ unter zusätzlicher Nennung der Einzelsymptome, dadurch erfolgt eine klare Abgrenzung gegenüber rein psychiatrischen, vor allem endogenen Krankheiten.

Unter dem Verdacht einer Lösungsmittelintoxikation wurden uns Patienten zur Begutachtung vorgestellt mit Migräne, zerebralen Anfällen vom komplex-fokalen Typ, endogenen und neurotischen Depressionen bis hin zur paranoiden Psychose. Allerdings wurden bereits vor Jahrzehnten Patienten mit schizophrenen Psychosen [4] auch nach Lösungsmittelexpositon beschrieben, in einem Fall bestand vorher aber ein Haschischkonsum [12].

In all diesen Fällen konnte unsererseits mit an Sicherheit grenzender Wahrscheinlichkeit jeglicher Intoxikationseinfluss ausgeschlossen werden. Bei mehreren Patienten fanden wir in der neuropsychologischen Untersuchung und bei Erhebung des psychopathologischen Befundes deutliche Verbesserungen gegenüber Voruntersuchungen, was u. E. weniger auf eine tatsächlich klinische Besserung zurückzuführen ist, sondern vielmehr durch von Anfang an bestehende psychische Faktoren, die nicht hinreichend differentialdiagnostisch abgeklärt worden waren.

Zusammenfassung

Um einen Lösungsmittelschaden als ausschließliche Ursache einer toxischen Enzephalopathie anzuerkennen, dürfen keine wesentlich konkurrierenden Krankheiten bestehen, allenfalls ist dann noch zu überlegen, inwieweit es sich bei einer vorbestehenden Krankheit um eine durch Lösungsmittel bedingte Verschlimmerung handelt. Da es sich bei Lösungsmitteln meist um Stoffgemische handelt, sind eher diffuse Hirnschädigungen zu erwarten als bei der Benutzung einzelner Substanzen, die hirnlokale Schäden verursachen können, so gilt Toluol als ototoxisch und führt gleichzeitig zur Schädigung der Purkinje-Zellen im Kleinhirn. Andere Substanzen können einen Parkinsonismus hervorrufen durch eine Schädigung in der Substantia nigra, was zu einer Störung des Dopamin-Stoffwechsels führt.

Grundlegend ist eine interdisziplinäre Zusammenarbeit zwischen Neurologen, Psychiatern, Neuropsychologen und Arbeitsmedizinern erforderlich, um zu einem gerechten gutachterlichen Urteil bei Lösungsmittelschäden zu kommen.

Fehlende konkurrierende Krankheiten, eine lange Expositionszeit und ein beschriebenes pränarkotisches Syndrom während der Berufsausübung lassen aber Polyneuropathie und Enzephalopathie als Ursache einer Lösungsmittelschädigung sehr wahrscheinlich werden.

Literatur

1. Altenkirch H (1997) Gutachterliche Bewertung der Multiple Chemical Sensitivity (MCS). In: Suchenwirth R. et al.: Neurologische Begutachtung bei inadäquaten Befunden, G. Fischer, S 42–50
2. Biscaldi CP et al. (1981) Acute toluene poisoning. Electrophysiological and vestibular investigations, Toxicological European research, Bd. 3, pp 271–273
3. Ellingsen D et al. (1993) Patients with suspected solvent - induced encephalopathy examined with cerebral computed tomography, Journal of occupational medicine 35: 155–160
4. Goldbloom D et al. (1985) Schizophrenieform psychosis associated with chronic industrial toluene exposure. The journal of clinical psychiatry 46: 350–351

5. Heuser G et al. (1992) Diagnostic markers in clinical immunolotoxicology and neurotoxicology. Journal of occupational medicine and toxicology. 1 (4): 23–28
6. Heuser G et al. (1994) Neurospect findings in patients exposed to neurotoxic chemicals. Toxicology and industrial health. 10 (4/5): 561–571
7. Huber G (1994) Psychiatrie 5. Auflage, Schattauer Verlag, S 73–74
8. Konietzko H (1975) EEG-Veränderung unter definierter Trichlorethylen-Exposition. International archives of occupational and environment. Bd. 35, S 257–264
9. Kukull WA et al. (1995) Solvent exposure as a risk factor for Alzheimer disease: A case-control study. American journal of epidemiology 141 (11) 1059–1071
10. Morrow L et al. (1996) Differential associations of P300 amplitude and latency with cognitive and psychiatric function in solvent-exposed adults. The journal of neuropsychiatry and clinical neuroscience 8 (4) 446–449
11. Nix WA, Egle UT (1998) Das chronische Erschöpfungssyndrom (Chronic - Fatigue - Syndrom). Aktuelle Neurologie 25: 6–12
12. Rasmussen H et al. (1985) Risk of encephalopathia among retired solvent-exposed workers. J occupational med 27: 561–566
13. Winneke G, Wiegand H (1986) Zur Neurotoxizität der Lösungsmittel. In: Umwelthygiene, Jahresbericht, Bd. 19, S 229–248
14. Ziyeh S et al. (1994) Toxische Enzephalopathie bei chronischer beruflicher Lösungsmittelexposition. Klinische Neuroradiologie 4/2: 111–114

Neuropsychologische Funktionsausfälle nach Lösungsmittelschäden: Klinik und Diagnostik

D. Naumann

Neuropsychologie – Was ist das?

Als wissenschaftliche Disziplin beschäftigt sich die Neuropsychologie mit zentralnervösen Prozessen des Erlebens und Verhaltens. Sie untersucht insbesondere die Zusammenhänge zwischen den Funktionen des Gehirns und den geistigen Leistungen.

Neuropsychologie ist eine Spezialisierung innerhalb der Psychologie.

Klinische Neuropsychologen „testen" nicht nur, sondern sie berücksichtigen Kenntnisse über die Zuordnung von neuroanatomischen Strukturen und neuropsychologischem Funktionswissen und orientieren sich an Theorien der allgemeinen Psychologie (Gedächtnis, Aufmerksamkeit etc.). Gleichzeitig wenden sie psychologische Theorien zur Entstehung von Erkrankungen (z. B. Depression, Ängste) an.

Die Klinik neuropsychologischer Funktionsausfälle nach Lösemittelschädigung

Im Folgenden werden zunächst typische neuropsychologische Funktionsausfälle aufgeführt, die in der Literatur als Folge von Lösungsmittelschädigungen beschrieben werden. Anschließend werden häufig beobachtete Schwächen dieser wissenschaftlichen Studien dargestellt. Daraus wird die Schlussfolgerung gezogen, dass kein spezifisches Testprofil für Lösungsmittelschäden erwartet werden kann. Vielmehr sind Leistungseinbußen in nahezu allen Funktionsbereichen denkbar.

Seit Jahren ist bekannt, dass Lösemittel das zentrale Nervensystem schädigen und neuropsychologische Funktionsausfälle resultieren können.

In der Literatur werden im Zusammenhang mit übermäßiger Lösemittelexposition vor allem reduzierte Reaktionszeiten und Aufmerksamkeitsdefizite (meist nur als „Konzentrationsstörungen" bezeichnet) beschrieben. Ferner sollen verbale Inhalte und intellektuelle Verarbeitungstechniken resistenter gegenüber zerebralen Lösemittelschädigungen sein als nichtverbale, also handlungsbezogene intellektuelle Leistungen [25]. Zudem werden Persönlichkeitsveränderungen beschrieben. Typische Beschwerden nach überhöhter Exposition sind Symptome wie Erbrechen, Übelkeit, Trunkenheitsgefühl [4] und Appetitlosigkeit.

Die Beschreibung dieser Zusammenhänge könnte vermuten lassen, dass nach übermäßiger Lösemittelexposition ein solches typisches Test- oder Leistungsprofil zu erwarten wäre. Aber leider lassen die Resultate der bisherigen Studien diese Schlussfolgerungen nicht zu. Denn den meisten wissenschaftlichen Untersuchungen zu neurotoxischen Fragestellungen fehlt eine ausreichende theoretische Fundierung. Sie sind in der Regel so angelegt, dass der mehrfache Nachweis von signifikanten Zusammenhängen zu Expositionsdaten die Anwendung der Untertests einer Testbatterie rechtfertigt. Das heißt, es werden oft lediglich signifikante Zusammenhänge von Testverfahren zu Expositionsdaten beschrieben. Eine theoretische Fundierung der Testverfahren in allgemeinpsychologische Theorien wird in der Regel nicht vorgenommen. Zudem fehlt meist die theoretische Einordnung bekannten Läsionsfunktionswissens bzw. die Zuordnung von neuroanatomischen Strukturen und neuropsychologischem Funktionswissen. Dies zeigt, dass die gängigen wissenschaftlichen Studien in der Regel nicht den aktuellen Stand der Neuropsychologie berücksichtigen [20].

Zudem wird als Grundlage für die Feststellung des prämorbiden Niveaus in vielen Untersuchungen der Mehrfachwahl-Wortschatz-Intelligenztest [13] oder der Abbauquotient nach Wechsler aus dem Jahre 1958 verwendet [25]. Auch dies ist ein Vorgehen, wie es vor mehr als 20 Jahren üblich war [22] und in keiner Weise mehr neueren Ansätzen der Neuropsychologie entspricht.

Aufgrund der genannten Schwächen empirischer Untersuchungen liefern diese keine ausreichenden Grundlagen für das Vorliegen eines spezifischen Test- oder Leistungsprofils nach Lösungsmittelschädigung. Vielmehr ist davon auszugehen, dass auch andere als die genannten Funktionsausfälle aus einer übermäßigen Exposition resultieren können.

Grundsätzlich sind Leistungseinbußen in allen Funktionsbereichen denkbar.

Dementsprechend ist zu vermuten, dass Lösungsmittelschädigungen zu

- Beeinträchtigungen allgemeiner Intelligenzfunktionen,
- Beeinträchtigungen der Gedächtnisleistung,
- Beeinträchtigungen von Aufmerksamkeitsfunktionen,
- Beeinträchtigungen der visuellen Raumwahrnehmung und visuokonstruktiven Leistungen,
- allgemein reduzierter Belastbarkeit,
- Veränderungen in der Persönlichkeit,
- Störungen sog. Exekutivfunktionen,
- Seh- und Wahrnehmungsstörungen

führen können.

Obwohl nach übermäßiger Exposition grundsätzlich in allen neuropsychologischen Funktionsbereichen Defizite denkbar sind, bedeutet das nicht, dass alle objektivierbaren Minderleistungen als Lösungsmittelschädigung zu bewerten sind. Entscheidend für die Beurteilung der haftungsausfüllenden Kausalität ist, dass die haftungsbegründende Kausalität bejaht wurde und die Ergebnisse innerhalb des Testprofils konsistent sind.

Dies bedeutet, dass sich die einzelnen Befunde nicht widersprechen dürfen und nicht durch konkurrierende Variablen erklärt werden können. So sind mögliche Einflüsse (z. B. Medikamente, depressive Entwicklungen, inadäquate Krankheitsverarbeitung, Entschädigungsbegehren u. a.) zu berücksichtigen. Die Ergebnisse müssen mit psychologischen Theorien vereinbar sein. Zudem sollten die Resultate im Hinblick auf bekanntes Wissen um die Zuordnung neuroanatomischer Strukturen und neuropsychologischem Funktionswissen konsistent sein. Es muss sichergestellt werden, dass konkurrierende Variablen diese Befunde nicht erklären können.

Die Diagnostik neuropsychologischer Funktionsausfälle nach Lösungsmittelschädigung

Im Folgenden sollen Aufgaben neuropsychologischer Diagnostik kurz skizziert und diagnostische Methoden dargestellt werden.

Die neuropsychologische Diagnostik umfasst zunächst eine differenzierte Untersuchung einzelner Funktionsbereiche. Dabei geht es um die Beurteilung des sogenannten IST-Zustandes, d.h. die Beschreibung des aktuellen Leistungsvermögens. Im Anschluss daran erfolgt die Beurteilung, ob nachweisbare Minderleistungen auch tatsächlich Folge der Hirnschädigung sind oder nicht (z.B. prämorbid schon vorhanden waren oder durch andere, konkurrierende Variablen erklärt werden können).

Die neuropsychologische Diagnostik beinhaltet eine umfassende Exploration des Patienten, eine genaue Verhaltensbeobachtung und die Anwendung psychometrischer Verfahren.

Die *Exploration* als diagnostisches Mittel erfasst die subjektiven Beschwerden des Patienten (aktuelle und solche vor bzw. während der Exposition, Häufigkeit, etc.), die Attribution dieser Beschwerden, eine Selbsteinschätzung der subjektiv erlebten Leistungsminderung und den Vergleich zum subjektiven prämorbiden Niveau. Zudem wird der Verlauf der Beschwerden erfragt, der oft wichtige Hinweise für die Interpretation liefert. Zur Beurteilung des vermeintlichen prämorbiden Niveaus ist die Erfassung des schulischen und beruflichen Werdegangs unabdingbar. Falls möglich, sollte die zusätzliche Fremdanamnese durch einen Angehörigen erfolgen.

Die *Verhaltensbeobachtung* kann wichtige Hinweise über eine mögliche Demonstrationsneigung oder Aggravationstendenzen liefern. Auch die Art und Weise, wie der Patient seine Beschwerden darstellt (klagsam, übertrieben, ruhig und sachlich) ist bei der Interpretation der Befunde zu berücksichtigen.

Neben Exploration und Verhaltensbeobachtung nehmen die *psychometrischen Verfahren* einen wesentlichen Stellenwert in der neuropsychologischen Diagnostik ein. Analog zu den obigen Ausführungen sollten diese theoretisch fundiert sein, d.h. theoretische Konzepte abbilden. Dabei scheint es unerlässlich, *mindestens* die Bereiche allgemeine Intelligenz, Aufmerksamkeit, Gedächtnis, raumanalytische Funktionen und die Beurteilung von Persönlichkeitsveränderungen sowie die allgemeine Belastbarkeit zu erfassen. In Abhängigkeit von Ätiologie und Lokalisation z.B. einer zusätzlichen Schädigung oder Hypothesen über Störungen, die sich aus der Exploration ergeben können, müssen weitere Funktionsbereiche untersucht werden. Um die Zuverlässigkeit der Beurteilung zu erhöhen, sollten nach Möglichkeit mehrere Verfahren zur Erfassung eines Funktionsbereiches eingesetzt werden. Dass die ausgewählten Verfahren wesentlichen testtheoretischen Kriterien (Validität, Reliabilität, Objektivität) entsprechen müssen, ist dabei selbstverständlich.

Entsprechend der Forderung einer funktionsorientierten Diagnostik werden im Folgenden die psychometrischen Verfahren im Zusammenhang mit wesentlichen neuropsychologischen Funktionsbereichen aufgeführt. Es sind Verfahren, die in der Regel bei einer neuropsychologischen Untersuchung in der Klinik Burg Landshut eingesetzt werden. Dabei handelt es sich wie gesagt um Mindestanforderungen an eine neuropsychologische Untersuchung, die ggf. noch durch zusätzliche Verfahren ergänzt werden müssen. Aber selbst die im Folgenden aufgeführten Mindestanforderungen erfordern einen zeitlichen Aufwand von 6–8 h reiner Untersuchungszeit.

Die *Diagnostik der allgemeinen intellektuellen Leistungsfähigkeit* ermöglicht einen groben Überblick über das aktuelle intellektuelle Niveau. Das Testprofil dient ggf. zur Hypothesenbildung weiterer Funktionsausfälle.

Wir legen den Patienten die Kurzform für Hirngeschädigte des Leistungs-Prüf-Systems nach Horn [8] bzw. [23] oder die Version des Leistungs-Prüf-Systems für 50–90-jährige (LPS-K oder LPS 50+) vor. Aufgrund der hohen Reliabilitäten (im Gegensatz zum HAWIE) ermöglichen diese eine sog. Profilanalyse [9]. Manchmal erscheint auch der Einsatz des Intelligenz-Strukur-Tests (I-S-T) v. Amthauer [1] sinnvoll, da dieser für eine Reihe von Berufen sog. Berufsprofile vorgibt. In einigen Fällen wird (ergänzend) der Raven [16] eingesetzt. Dabei handelt es sich um einen sprachfreien Intelligenztest, der logisches Denken bei fortschreitend schwieriger werdenden Aufgaben erfasst.

Die *Diagnostik von Aufmerksamkeitsstörungen* sollte die wesentlichen Konzepte der gängigen Aufmerksamkeitstheorien berücksichtigen (tonische und phasische Alertness, selektive und geteilte Aufmerksamkeit sowie Vigilanzleistung).

Tonische und phasische Alertness („generelle Wachheit" oder „Aktivierung") werden von uns mit den beiden Untertests aus der Testbatterie zur Aufmerksamkeitsstörung (TAP) von Zimmermann u. Fimm [29] erfasst. Dabei wird die Fähigkeit zur Anhebung des Aufmerksamkeitsniveaus gemäß der Theorie von Posner u. Rafal [15] mit und ohne Warnton geprüft.

Die selektive Aufmerksamkeitsleistung, also die Fähigkeit selektiv auf bestimmte Reize zu reagieren und dabei andere, ähnliche aber irrelevante Reize zu ignorieren [15], wird mit dem Untertest Go/Nogo aus der TAP untersucht. Darüber hinaus liefern uns die Resultate des Zahlen-Verbindungs-Tests [14] sowie die Ergebnisse der A-Form des Trail Making Tests [17] und der Aufmerksamkeits-Belastungs-Test d2 [3] Hinweise über die Fähigkeit zur selektiven Aufmerksamkeit.

Unter geteilter Aufmerksamkeit ist im Sinne von Kahnemann [11] die Aufmerksamkeitskapazität bei 2 zu bearbeitenden Stimuli zu verstehen. Auch zu deren Bestimmung verwenden wir einen Untertest aus der TAP (U-Test geteilte Aufmerksamkeit). Ergänzend kann der Quotient der Formen A und B des Trail Making Tests oder der (Paced Auditorial Serial Addition Test) [5], der allerdings im oberen Leistungsbereich anzusiedeln ist, zur Beurteilung mit herangezogen werden.

Unter Vigilanzleistung versteht man die monotone Aufmerksamkeitsleistung über einen längeren Zeitraum hinweg, wobei die Auftretenswahrscheinlichkeit der Reize, auf die zu reagieren ist, gering ist. [15]. Die Überprüfung dieser Aufmerksamkeitsfunktion erfolgt bei uns durch den Untertest optische Vigilanz aus der TAP oder nach Quatember Maly [21].

Bei der *Diagnostik von Gedächtnisfunktionen* ist zunächst zwischen Kurzzeit- und Langzeitgedächtnisleistungen zu unterscheiden.

Da Langzeitgedächtnisleistung materialspezifisch erfolgt, sollten die angewendeten Prüfverfahren im Hinblick auf die Spezialisierung der beiden Hemisphären sprachliches und bildhaftes Material beinhalten.

Wir verwenden den Wortassoziationstest [6] i. S. eines Screening-Verfahrens für die Lern- und Behaltensleistung sprachlicher Inhalte, sowie ggf. noch den Münchner Verbalen Gedächtnistest [10].

Die Gedächtnisleistung für bildhaftes Material prüfen wir mit dem Recurring Figures Test von Kimura auf der Grundlage der deutschen Version von Hartje u. Rixecker [7].

Im Einzelfall erscheint es zusätzlich erforderlich, theoretische Konzepte zum Langzeitgedächtnis (Encodierung, Speicher, Abruf) differenziert zu untersuchen.

Bei der Diagnostik von Kurzzeitgedächtnisfunktionen ist zu berücksichtigen, dass Kurzzeitgedächtnisleistung modalitätsspezifisch erfolgt. Das heißt, hier ist nicht das Material, sondern die Art und Weise der Präsentation für die Leistung ausschlaggebend. Dementsprechend untersuchen wir Merkspannen, die auditiv oder visuell dargeboten werden. Wir verwenden die digit-span aus dem HAWIE und ggf. noch die Wortspannenmaße v. Vorländer [26], die eine Prüfung unterschiedlicher Aspekte der Theorie zum Kurzzeitgdächtnis bzw. Arbeitsgedächtnis nach Baddeley [2] ermöglichen. Die visuelle Merkspanne untersuchen wir mit dem Corsi-Block-Tapping [18].

Bei der *Untersuchung raumanalytischer Funktionen* verwenden wir in Anlehnung an Speight [19] den Mosaik-Test (U-Test HAWIE) und ggf. noch das sog. Copy Drawing With Landmarks (CDL) im Sinne eines Screening-Verfahrens. Bei auffälligem Befund kann zusätzlich noch eine Spezifizierung der Defizite über die computergestützte Prüfung räumlicher Wahrnehmungsleistungen (VS) von Kerkhoff u. Marquardt [12] erfolgen.

Die *Beurteilung der allgemeinen Belastbarkeit* erfolgt auf der Grundlage von Verhaltensbeobachtung und explorativen Daten, sowie einer 20-minütigen Belastungserprobung (Dauerturnus am Wiener Determinationsgerät). Falls möglich werden auch fremdanamnestische Daten erhoben. Manchmal ist auch der zusätzliche Einsatz von Selbstbeschreibungsskalen (z. B. Befindlichkeits- und Beschwerdelisten von Zerssen, [27, 28]) sinnvoll.

Veränderungen in der Persönlichkeit des Patienten werden bei uns durch ausgiebige Explorationen bzw. falls möglich, Fremdanamnesen erfasst. Der Einsatz von Persönlichkeitsfragebogen empfiehlt sich u. E. weniger, da die gängigen Verfahren (z. B. MMPI, FPI) in ihrer Konzeption nicht auf Veränderungsmessung ausgerichtet sind. Zudem besteht die Gefahr, dass somatische Beschwerden (z. B. Kopfschmerzen), die bei Hirngeschädigten durchaus als körperliche Symptome vorkommen können, in diesen Persönlichkeitsfragebogen fälschlicherweise als psychosomatische Beschwerden interpretiert werden.

Zusammenfassung

Festzuhalten ist, dass die wissenschaftlichen Studien keine ausreichenden Hinweise dafür liefern, dass nach übermäßiger Exposition ein lösungsmittelspezifisches Test- oder Leistungsprofil resultiert. Vielmehr ist davon auszugehen, dass grundsätzlich Defizite in allen neuropsychologischen Funktionen denkbar sind. Die Beurteilung, inwieweit objektivierbare Defizite tatsächlich hirnorganisch bedingt sind bzw. kausal mit der vermehrten Exposition in Zusammenhang stehen, verlangt mehr als nur das reine Testen einzelner Funktionsbereiche. Die Beurteilung des Leistungsprofils erfordert die Berücksichtigung psychologischer Theorien und das Wissen um Zusammenhänge von neuroanatomischen Strukturen und neuropsychologischem Funktionswissen.

Im Hinblick auf die wissenschaftliche Untersuchung neuropsychologischer Funktionsausfälle nach Lösungsmittelschädigung wäre es wünschenswert, wenn die neurotoxischen Studien mehr Wissen aus der aktuellen Neuropsychologie einbeziehen würden, damit Wissenschaftler und klinisch tätige Neuropsychologen gegenseitig mehr voneinander profitieren könnten.

Literatur

1. Amthauer R (1955) Intelligenz-Struktur-Test I-S-T 70. Hogrefe, Göttingen
2. Baddeley A (1986) Working Memory. University Press, Oxford
3. Brickenkamp R (1981) Test d2, Aufmerksamkeits-Belastungs-Test (7. Aufl). Hogrefe, Göttingen
4. Golka K, Seeber A, Kiesswetter E, Bolt HM (1992) Zur Begutachtung eines lösemittelbedingten hirnorganischen Psychosyndroms. Bericht über die 32. Arbeitstagung der Deutschen Gesellschaft für Arbeitsmedizin. Gentner, Stuttgart
5. Gronwall D, Wrightson P (1974) Delayed recovery of intellectual functions after minor head injury. Lancet 2: 995–997
6. Hartje W (1981) Neuropsychologische Diagnose zerebraler Funktionsbeeinträchtigungen. Nervenarzt 52: 649–654
7. Hartje W, Rixecker H (1978) Der Recurring Figures Test von Kimura. Normierung an einer deutschen Stichprobe. Nervenarzt 49: 354–356
8. Horn W (1983) Leistungsprüfsystem L-P-S (2. erw. Aufl) Hogrefe, Göttingen
9. Huber HP (1973) Psychometrische Einzelfalldiagnostik. Beltz, Weinheim
10. Ilmberger J (1988) Der Münchner Verbale Gedächtnistest (MVGT): Strukturen und erste Ergebnisse. Vortrag gehalten auf der 30. Tagung experimentell arbeitender Psychologen in Marburg
11. Kahnemann D, Treismann A (1984) Changing views of attention and automaticity. In: Parasuraman R, Davies D (eds) Varieties of Attention. Academic Press, New York
12. Kerkhoff G, Marquardt C (1998) Analyses of visual/spatial perception after brain damage. Journal of Neuropsychological Rehabilitation 8: 171–189
13. Lehrl S (Hrsg) (1977) Mehrfachwahl-Wortschatz-Intelligenztest (MWT-B). Staube, Erlangen
14. Oswald WD, Roth E (1978) Der Zahlen-Verbindungs-Test (ZVT). Hogrefe, Göttingen
15. Posner MI, Rafal RD (1987) Cognitive theories of attention and the rehabilitation of attentional deficits. In: Meier MJ, Benton AL, Diller L (eds) Neuropsychological Rehabilitation. Churchil Livingston, Edinburgh.
16. Raven JC, Court J, Raven J. (1979) Standard Progressive Matrices. Deutsche Bearbeitung von J. Kratzmeier unter Mitarbeit von Ralf Horn. Beltz, Weinheim
17. Reitan HM (1956) Trail Making Test: Manual for administration, scoring and interpretation. Indianapolis
18. Schellig D, Hättig HA (1993) Die Bestimmung der visuellen Merkspanne mit dem Block-Board. Zeitschrift für Neuropsychologie 2: 104–112
19. Speight I (1996) Visuelle Raumwahrnehmungsleistungen und konstruktive Störungen bei Patienten nach unilateralen cerebralen Läsionen. Bonn: Holos, Bonn
20. Stollery BT (1996) Cognitive Neurotoxicology: A luxury or necessity? Neurotoxicology and teratology 18 (4): 359–364
21. Sturm W, Büssing A (1990) Normierungs- und Reliabilitätsuntersuchungen zum Vigilanzgerät nach Quatember und Maly. Diagnostica 36 (1)
22. Sturm W, Hartje W, Kitteringham JV (1975) Zur diagnostischen Brauchbarkeit einiger neuer Abbau-Indizes aus dem HAWIE. Nervenarzt 46: 690–694
23. Sturm W, Wilmes K (1983) LPS-K – eine LPS-Kurzform für hirngeschädigte Patienten; mit Anleitung zur psychometrischen Einzelfalldiagnostik. Diagnostica 29: 346–358
24. Uzzel BP, Zimmermann RA, Dolinskas CA, Obrist WD (1979) Lateralized psychological impairment associated with CT-lesions in head injured patients. Cortex 15: 391–401
25. Verhaltenstoxikologie und MAK-Grenzwertfestlegungen: wissenschaftliche Arbeitspapiere 1997. Deutsche Forschungsgemeinschaft, Wiley-VCH
26. Vorländer T (1986) Konzeption eines klinischen Kurzzeitgedächtnistests für hirngeschädigte Patienten. Unveröffentlichte Diplomarbeit, Trier
27. Zerssen von D (1976) Die Befindlichkeits-Skala. Beltz, Weinheim
28. Zerssen von D (1976) Die Beschwerde-Liste. Beltz, Weinheim
29. Zimmermann P, Fimm B (1992) Testbatterie zur Aufmerksamkeitsprüfung (TAP). Psytest, Freiburg

Festsetzung der MdE auf neurologischem und neuropsychologischem Fachgebiet

K. Mattes und D. Naumann

Einleitung

Die Minderung der Erwerbsfähigkeit richtet sich entsprechend dem SGB VII nach dem Umfang der sich aus der Beeinträchtigung des körperlichen und geistigen Leistungsvermögens ergebenden verminderten Arbeitsmöglichkeit auf dem gesamten Gebiet des Erwerbslebens. Das Bundessozialgericht sprach im Hinblick auf die gesetzliche Unfallversicherung von einer „abstrakten Schadensbemessung". Die MdE ist somit ein Maß für die Schwere eines Gesundheitsschadens, welches alle Auswirkungen von Funktionsbeeinträchtigungen umfasst, eben auch solche, die nicht allein für die Erwerbstätigkeit, sondern auch oder eher für die ganz persönliche Sphäre von Bedeutung sind [1].

Unsere zu begutachtenden Patienten haben überwiegend das 5. oder 6. Lebensjahrzehnt erreicht, so dass auch physiologische Alterungsprozesse bei der Einschätzung einer MdE unbedingt mit zu berücksichtigen sind. Immer wieder angeführt werden Probleme mit der Gedächtnisleistung, was keinesfalls gleich als Symptom einer Enzephalopathie gedeutet werden darf. Kommen jetzt noch konkurrierende Krankheiten hinzu, bestehen erhebliche Abgrenzungsschwierigkeiten bei der Festsetzung der Einzel- und Gesamt-MdE.

Neurologische, psychopathologische und neuropsychologische Symptome sind bei den Patienten mit Lösungsmittelschaden zu beachten. In der Regel wird der Neuropsychologe beauftragt, im Rahmen eines Zusatzgutachtens zu beurteilen, ob infolge einer vermehrten Exposition hirnorganisch bedingte neuropsychologische Funktionsausfälle resultieren. Ähnlich wie Vertreter anderer Fachgebiete sollte er anschließend auch eine Einzel-MdE auf seinem Fachgebiet einschätzen [2], die im Rahmen der Zusammenhangsbegutachtung ärztlicherseits bei der Festlegung der Gesamt-MdE mit berücksichtigt werden kann.

Bedeutung der Neuropsychologie für die Einschätzung der MdE

Die neuropsychologisch bedingte MdE-Höhe hängt jeweils vom spezifischen Einzelfall ab. So kann eine reduzierte Kurzzeitgedächtnisleistung bzw. eine Störung des sog. Arbeitsgedächtnisses für einen Schreiner bedeuten, dass er nicht mehr in der Lage ist, Maßzahlen kurzfristig zu behalten und damit in seiner Arbeitsfähigkeit stark eingeschränkt ist. Dagegen würde eine defizitäre optische Vigilanzleistung wahrscheinlich die Ausführung seiner beruflichen Tätigkeit nicht bedeutsam beeinflussen. Ein Fließbandarbeiter wäre jedoch vermutlich arbeitsunfähig, wenn er unter Defiziten der optischen Vigilanz leiden würde.

Auch der Stellenwert der Einschränkung für den persönlichen Bereich ist für viele Patienten wesentlich. So können neurologische oder neuropsychologische Einschränkungen dazu führen, dass ein Patient Freizeitaktivitäten nicht mehr ausüben kann. In den Fällen, in denen der Patient sich über diese Aktivitäten definierte oder sie zu seiner sozialen Position beigetragen haben, können (reaktiv) depressive Reaktionen auftreten. Überschneidungen gibt es vielfach zwischen der Psychopathologie und der Neuropsychologie, da affektive und kognitive Leistungen sich gegenseitig beeinflussen können. Häufig stellt die Interpretation emotional-affektiver Auffälligkeiten oder Persönlichkeitsveränderungen der Probanden als mittel- oder unmittelbare Schadenfolge ein spezielles Problem dar. Einerseits gibt es wissenschaftliche Ausführungen, die die Beurteilung einer sogenannten „hirnorganischen Wesensänderung" erleichtern [3], andererseits werden z. B. depressive Veränderungen von unterschiedlichen Kostenträgern unterschiedlich gewichtet [1, 4].

Die Einschätzung der MdE auf neuropsychologischem Fachgebiet basiert somit auf der Beurteilung der Leistungen bzw. deren Veränderungen und der Persönlichkeit des Patienten [2].

MdE aus neurologischer Sicht

Die neurologische MdE ist zunächst bedingt durch die Polyneuropathie. Beurteilt werden müssen jeweils Funktionsstörungen einhergehend mit Lähmungen und/oder Sensibilitätsstörungen. Eine blande Polyneuropathie bedingt selbstverständlich keine MdE. Häufig finden wir vor allem bei älteren Menschen eine Reflexabschwächung in den unteren Extremitäten sowie ein vermindertes Vibrationsempfinden, ohne dass hierdurch irgend eine Beeinträchtigung vom Patienten angegeben wird.

Zusätzlich sind bei der MdE-Einschätzung neben polyneuropathiebedingten Schmerzen auch seelische Begleiterscheinungen bedingt durch einen Leidensdruck bei ausgeprägter Hirnleistungsminderung zu beachten. Die hirnorganisch bedingte Depression wird durch einen reaktiven Prozess häufig verstärkt. Es muss aber unbedingt differenziert werden, inwieweit nicht bereits schon vor der toxischen Exposition eine depressive Symptomatik vorlag. Dies hat besondere Bedeutung für die neuropsychologische Untersuchung. Bei Patienten mit einer endogenen Depression finden wir dann einen falsch-positiven Befund, da die Patienten nach Abklingen der depressiven Phase wieder zur vollen Leistungsfähigkeit zurückfinden. Daher sollte vor jeder MdE-Einschätzung weitgehende Diagnosesicherheit bestehen.

Diejenigen Patienten, die nach jahrelang zurückliegender Lösungsmittelexposition über eine Verschlechterung der Beschwerdesymptomatik klagen, weisen meist konkurrierende Erkrankungen auf. Handelt es sich um Krankheiten, die lösungsmittelunabhängig auch zu einer Polyneuropathie oder Encephalopathie führen können, bleibt für uns aber die Frage, inwieweit es sich bei der Einschätzung der MdE um eine richtungsweisende Verschlimmerung einer Grundkrankheit durch Lösungsmittel handelt.

Zur Frage der Einzel- und Gesamt-MdE

Die höchste Einzel-MdE resultiert nach unserer Erfahrung aus dem hirnorganischen Psychosyndrom mit Beeinträchtigungen spezifischer Hirnleistungsfunktionen. Die Prozentzahlen liegen meist im Bereich von 30–60 Prozent entsprechend einem leichten bis mittelschweren Syndrom. Bei der Polyneuropathie finden wir MdE-Werte zwischen 20–40 Prozent, nur bei ausgeprägteren Lähmungen bis 60 Prozent. Somit liegen die Gesamt-MdE-Werte gleichfalls im mittleren Bereich zwischen 40–60 Prozent. Nur in Ausnahmefällen fanden wir höhere MdE-Grade gerechtfertigt.

Zusammenfassung

Ausgehend von den ärztlichen Anzeigen über eine Berufskrankheit konnten wir unsererseits in den zurückliegenden Jahren viele vorgenannte Diagnosen auf neurologisch-psychiatrischem Gebiet nicht bestätigen, dies gilt besonders für häufig genannte Ataxien und Myopathien. Auch kann nicht der Grundsatz gelten „in dubio pro aegroto", nicht jede Lösungsmittelexposition führt zur MdE-berechtigten Schädigung. Haftungsbegründende und haftungsausfüllende Kausalität müssen gegeben sein. Selbst dann bleiben noch Probleme bei der MdE-Einschätzung bestehen, zumal offensichtlich auch wissenschaftlich keine letzte Klarheit darüber besteht, inwieweit nach Beendigung der Expositionszeit sich Symptome zwingend bessern müssen oder nicht doch Verschlechterungen möglich sind im Sinne einer chronifizierten Schädigung der peripheren Nerven und des Zentralnervensystems.

Nach Expositionsende ist in den meisten Fällen mit einer Regeneration des peripheren Nerven zu rechnen, gleichermaßen sind aufgrund der Plastizität des Gehirnes, worunter wir die funktionelle und morphologische Anpassung nach Hirnschädigung verstehen, auch Verbesserungen im zentralen Nervensystem zu erwarten.

Jede gutachterliche MdE-Einschätzung operiert mit einem Grad der Wahrscheinlichkeit, vielfach reichen die diagnostischen Kriterien nicht zur völligen Objektivierung eines Befundes aus, subjektive Momente fließen unwillkürlich in die Beurteilung ein.

Literatur

1. Rauschelbach HH (1997) Das Neurologische Gutachten. S 37–45
2. Wilhelm H, Eder G, Neumann-Zeilke L, Riepe J, Romero B, Roschmann R, Schötzau-Fürwentscher P (1998) Leitfaden zur Erstellung neuropsychologischer Gutachten. Zeitschrift für Neuropsychologie 9 (2):148–152
3. Herrmann M (1999) Klinische Neuropsychiatrie in der Neuropsychiatrie. In: Sturm W, Herrmann M, Wallesch CW (Hrsg) Lehrbuch der klinischen Neuropsychologie. Swets & Zeltinger
4. Suchenwirth RMA, Ritter G (1994) Begutachtung der hirnorganischen Wesensänderung. Fischer, Stuttgart

Sachverzeichnis